国家卫生健康委员会"十四五"规划教材

全国高等学校教材

供本科护理学类专业用

U0292415

护理教育学

第 5 版

主　审　姜安丽

主　编　段志光　孙宏玉　刘　霖

副主编　范秀珍　张　艳

编　者　（以姓氏笔画为序）

于海容（中国人民解放军海军军医大学护理系）　　林　雁（福建医科大学护理学院）

孙　颖（北京中医药大学护理学院）　　　　　　　段志光（山西医科大学）

孙宏玉（北京大学护理学院）　　　　　　　　　　胡　韵（上海交通大学护理学院）

刘　霖（中国人民解放军海军军医大学护理系）　　赵　华（山西中医药大学护理学院）

张　姮（南京中医药大学护理学院）　　　　　　　曹宝花（中国人民解放军空军军医大学护理系）

张　艳（郑州大学护理与健康学院）　　　　　　　嵇　艳（南京医科大学护理学院）

范秀珍（山东大学护理与康复学院）　　　　　　　潘　杰（佛山科学技术学院医学院）

人民卫生出版社

·北京·

图书在版编目（CIP）数据

护理教育学/段志光，孙宏玉，刘霖主编. —5 版
. —北京：人民卫生出版社，2022.6（2025.4 重印）
ISBN 978-7-117-33003-9

Ⅰ.①护… Ⅱ.①段…②孙…③刘… Ⅲ.①护理学
-教育学-医学院校-教材 Ⅳ.①R47

中国版本图书馆 CIP 数据核字（2022）第 049828 号

人卫智网	www.ipmph.com	医学教育、学术、考试、健康，购书智慧智能综合服务平台
人卫官网	www.pmph.com	人卫官方资讯发布平台

护理教育学
Huli Jiaoyuxue
第 5 版

主　　编：段志光　孙宏玉　刘　霖
出版发行：人民卫生出版社（中继线 010-59780011）
地　　址：北京市朝阳区潘家园南里 19 号
邮　　编：100021
E - mail：pmph @ pmph.com
购书热线：010-59787592　010-59787584　010-65264830
印　　刷：河北新华第一印刷有限责任公司
经　　销：新华书店
开　　本：850×1168　1/16　印张：15
字　　数：444 千字
版　　次：2002 年 8 月第 1 版　2022 年 6 月第 5 版
印　　次：2025 年 4 月第 6 次印刷
标准书号：ISBN 978-7-117-33003-9
定　　价：58.00 元

打击盗版举报电话：010-59787491　E-mail：WQ @ pmph.com
质量问题联系电话：010-59787234　E-mail：zhiliang @ pmph.com
数字融合服务电话：4001118166　E-mail：zengzhi @ pmph.com

第七轮修订说明

2020年9月国务院办公厅印发《关于加快医学教育创新发展的指导意见》(国办发〔2020〕34号),提出以新理念谋划医学发展、以新定位推进医学教育发展、以新内涵强化医学生培养、以新医科统领医学教育创新,并明确提出"加强护理专业人才培养,构建理论、实践教学与临床护理实际有效衔接的课程体系,加快建设高水平'双师型'护理教师队伍,提升学生的评判性思维和临床实践能力。"为更好地适应新时期医学教育改革发展要求,培养能够满足人民健康需求的高素质护理人才,在"十四五"期间做好护理学类专业教材的顶层设计和规划出版工作,人民卫生出版社成立了第五届全国高等学校护理学类专业教材评审委员会。人民卫生出版社在国家卫生健康委员会、教育部等的领导下,在教育部高等学校护理学类专业教学指导委员会的指导和参与下,在第六轮规划教材建设的基础上,经过深入调研和充分论证,全面启动第七轮规划教材的修订工作,并明确了在对原有教材品种优化的基础上,新增《护理临床综合思维训练》《护理信息学》《护理学专业创新创业与就业指导》等教材,在新医科背景下,更好地服务于护理教育事业和护理专业人才培养。

根据教育部《关于加快建设高水平本科教育 全面提高人才培养能力的意见》等文件要求以及人民卫生出版社对本轮教材的规划,第五届全国高等学校护理学类专业教材评审委员会确定本轮教材修订的指导思想为:立足立德树人,渗透课程思政理念;紧扣培养目标,建设护理"干细胞"教材;突出新时代护理教育理念,服务护理人才培养;深化融合理念,打造新时代融合教材。

本轮教材的编写原则如下:

1. 坚持"三基五性" 教材编写坚持"三基五性"的原则。"三基":基本知识、基本理论、基本技能;"五性":思想性、科学性、先进性、启发性、适用性。

2. 体现专业特色 护理学类专业特色体现在专业思想、专业知识、专业工作方法和技能上。教材编写体现对"人"的整体护理观,体现"以病人为中心"的优质护理指导思想,并在教材中加强对学生人文素质的培养,引领学生将预防疾病、解除病痛和维护群众健康作为自己的职业责任。

3. 把握传承与创新 修订教材在对原有教材的体系、编写体裁及优点进行继承的同时,结合上一轮教材调研的反馈意见,进一步修订和完善,并紧随学科发展,及时更新已有定论的新知识及实践发展成果,使教材更加贴近实际教学需求。同时,对于新增教材,能体现教育教学改革的先进理念,满足新时代护理人才培养在知识结构更新和综合能力提升等方面的需求。

4. 强调整体优化 教材的编写在保证单本教材的系统和全面的同时,更强调全套教材的体系性和整体性。各教材之间有序衔接、有机联系,注重多学科内容的融合,避免遗漏和不必要的重复。

5. 结合理论与实践 针对护理学科实践性强的特点,教材在强调理论知识的同时注重对实践应用的思考,通过引入案例与问题的编写形式,强化理论知识与护理实践的联系,利于培养学生应用知识、分析问题、解决问题的综合能力。

6. 推进融合创新 全套教材均为融合教材,通过扫描二维码形式,获取丰富的数字内容,增强教材的纸数融合性,增强线上与线下学习的联动性,增强教材育人育才的效果,打造具有新时代特色的本科护理学类专业融合教材。

全套教材共 59 种,均为国家卫生健康委员会"十四五"规划教材。

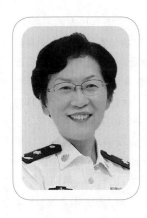

　　姜安丽,中国人民解放军海军军医大学护理系教授,博士生导师,国务院政府特殊津贴专家、国家教学团队带头人、上海市重点学科带头人、上海市高等学校教学名师、总后勤部优秀教师、特级教师。

　　教育部护理学专业认证工作委员会副主任委员、教育部高等学校护理学专业教学指导委员会特聘专家、全国护理专业执业考试用书专家委员会主任委员、全国高等学校护理学教材建设委员会顾问、全军护理专业委员会顾问。荣获军队院校育才金奖、军队院校育才银奖、上海市育才奖、中华护理学会杰出护理工作者等荣誉,荣立二等功一次。获得国家级、省部级教学科研成果奖26项,其中,国家级教学成果二等奖3项、上海市和军队教学成果一等奖6项。获评国家精品和示范系列课程4门、国家级和省部级优秀教材奖7项,主编各类教材近40部。

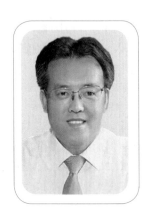

段志光，博士，二级教授，博士生导师，山西医科大学医学教育研究中心主任，健康人文研究中心主任。兼任山西省科协副主席，国务院学位委员会护理学科首届评议组成员，教育部医学人文与全科医学教育指导委员会副主任委员、高校设置评议委员会成员、本科教学工作评估专家，全国高等教育医学数字化规划教材建设委员会副主任委员，全国高校护理学教材指导委员会副主任委员；中国自然辩证法研究会理事、医学哲学专业委员会副主任委员，中华医学会医学教育分会常务委员及社会与人文教育学组组长，中国高等教育学会理事、医学教育专业委员会常务委员；《护理研究》杂志名誉总编、《医学与哲学》杂志副主编、《中国高等医学教育》杂志副主编。主持中国工程院重大咨询研究项目、国家自然科学基金项目等多项，发表学术论文 240 余篇，出版专著 3 部，主编、副主编教材 18 部（套）。获国家教学成果二等奖 2 项。入选教育部新世纪优秀人才计划。指导培养博士和硕士研究生 70 余名。

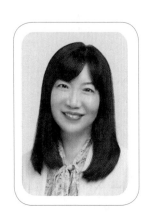

孙宏玉，教授，教育经济管理学博士，北京大学护理学院人文教研室主任，美国护理科学院院士。主要学术和社会兼职包括教育部高等学校护理学类专业教学指导委员会秘书长，教育部护理学专业认证工作委员会副主任委员兼秘书长，全国高等学校护理学类专业教材评审委员会副主任委员兼秘书长，教育部虚拟仿真创新联盟护理学类专业委员会副主任委员，《中华护理杂志》副主编，中华护理学会护理教育专业委员会副主任委员等。

主要研究方向为护理教育和慢性病管理，组织开展了《护理专业发展战略研究与开发报告》《护理本科专业培养规范》《本科医学教育标准——护理学专业》以及《护理学类教学质量国家标准》的研制工作，主持国家自然科学基金面上项目、北京市自然基金面上项目、教育部新文科项目、教育部产学研项目等课题 10 余项，主编教材 10 余部，发表论文 160 余篇。

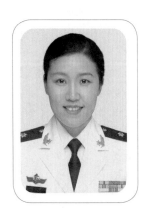

刘霖，博士，副教授，中国人民解放军海军军医大学护理系人文护理学教研室主任，硕士研究生导师。第七届国务院学位委员会护理学科评议组秘书，《解放军护理杂志》《护理学杂志》编委，护理教育学课程负责人。

主要从事护理教育、人文护理研究。主持上海市教育科学研究一般项目、上海市高峰高原学科课题、军队级课题多项。发表论文 40 余篇，主持编写论著 2 部，参编著作 20 余部。参与获得上海市教学成果奖 2 项。访学英国中央兰开夏大学，受国家留学基金委奖学金资助留学美国威斯康辛大学，获美国中华医学基金会中国护理网研究生论坛（CMB 项目）一等奖。

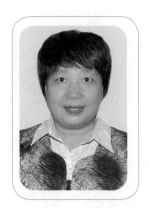

范秀珍,山东大学护理与康复学院教授、博士生导师。曾任院学术委员会主任委员、副院长、护理教育教研室主任。

主要研究方向为护理教育、心血管护理,主持研究课题10余项,以第一作者或通讯作者在国内外高水平学术期刊发表学术论文100余篇,其中中科院1区论文和封面文章近20篇,获得山东高校优秀科研成果奖4项。承担护理教育学、护理学导论等课程教学,主编、副主编全国护理教材10余部,获省级、校级教学成果奖6项。

现任中华护理学会护理教育专委会专家库成员,中国生命关怀协会人文护理教育组常务委员,山东省护理学会循证护理专业委员会副主任委员,山东省医学伦理学会护理伦理学分会副会长、常务理事,《护理研究》杂志编委,多本国内外期刊审稿人。

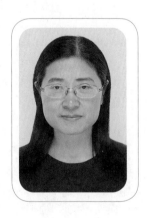

张艳,郑州大学护理与健康学院副院长,教授,博士,博士生/硕士生导师。河南省优秀教师,河南省教育厅专业技术带头人。现任中华护理学会教育专业委员会委员,河南省护理学会教育专业委员会副主任委员兼院校学组组长、河南省护理学专业教育指导委员会委员,《中华护理教育》杂志编委。

主要研究方向为护理教育、远程与智能护理。主持国家自然科学基金面上项目1项、第58批国家博士后基金课题1项,参与省部级、市厅级科研课题15项。主持、参与重点教改项目5项。发表核心期刊论文50余篇,参编护理专业规划教材、专著10部。主持的项目获得河南省高等教育教学改革成果一等奖、河南省医学科技进步奖一等奖等成果奖5项。

前 言

教材是学生获取知识进行学习的主要材料,是教师开展教学活动的主要依据,是人才培养质量的重要保证。《护理教育学》教材自2002年出版以来,以过硬的学术质量获得护理学专业师生的广泛认可,连续被评为教育部"面向21世纪课程教材"、国家"十五""十一五""十二五"规划教材、解放军原总后勤部精品教材、上海市高等学校优秀教材。《护理教育学》第5版汇集了多所高等院校的专家学者,秉承传承创新精品的理念,对教材进行修订和完善。

本教材共分为11章。第一章为导论,从宏观层面阐释教育学与护理教育学的基本概念和本质、结构和功能、特点和任务、改革与发展;第二至五章从中观层面阐释护理教育的目标和课程、心理学基础、护理学专业师生及其相互关系等理论问题;第六至十章从微观层面阐释护理教育实践过程中的理论应用、基本技术和职业素养,包括教学规律、教学原则、教学组织形式、教学方法、教学评价和职业精神等内容;第十一章为新增章节,阐释护理教育学理论在健康护理教育中的实践应用。

本教材在传承第4版教材体系和编写体裁的同时,结合学科发展,修订教学内容,更新数据资料及发展成果。在修订过程中,坚持思想性,始终围绕立德树人的根本任务,依据教育部《高等学校课程思政建设指导纲要》,基于课程的育人作用,寓价值观引导于知识传授和能力培养之中,渗透职业精神培养,注重培养德智体美劳全面发展的高素质护理人才;突出专业性,尤其强调在护理教育领域改革与发展的成就、护理人才培养的新要求等,凸显教育学与护理学的交叉融合;把握时代性,根据把人民健康放在优先发展的战略地位的要求,加快推进健康中国建设的需求,充分满足信息化社会的线上教学需要,同步编写了配套数字资源;强化实用性,本着要培养理念上心中有人和实践时眼中有人的学生的认识,新增第十一章"护理教育学理论的实践应用",主要依据健康中国建设背景、护士角色内涵和职能的变化,突出护理教育学理论知识的实践转化运用,提高护士开展健康护理教育进而服务社会的能力。

为打造高品质融合性教材,本次修订优化数字内容,提供包括教学课件、目标测试、案例等在内的多种学习资源,以满足现代信息技术飞速发展背景下学生自主学习的需要。

感谢海军军医大学护理学院姜安丽教授,她主编(含共同)了前4版教材;作为第5版教材的主审,对本版教材提出了宝贵意见和建议!感谢各版编者为教材倾注的心血和热情!愿这版《护理教育学》能满足广大护理学专业教师、学生和临床护理人员学习及使用的需求。

囿于编者知识、能力水平及编写时间,难免存有疏漏之处,恳请广大护理同仁批评指正!

段志光　孙宏玉　刘　霖

2022年3月

目 录

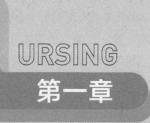

第一章

导　论

01章　数字内容

───── 教学目标 ─────

● 识记：

1. 能正确概述教育的本质和功能。

2. 能正确简述社会各子系统对教育的影响与作用。

3. 能从社会物质生产、政治、文化不同层面简述教育的主要社会职能。

4. 能正确复述护理教育的任务。

5. 能准确说出中外护理教育发展史上的重要事件及事件的意义。

6. 能正确概述我国护理教育的层次结构和形式结构。

7. 能陈述"以本为本、四个回归"的内涵。

● 理解：

1. 能用自己的语言正确解释下列概念：教育；教育学；护理教育学；身心发展；最近发展区。

2. 能比较教育与社会各子系统之间关系的性质，正确说明异同点。

3. 能比较影响人身心发展的各种因素，正确说明它们各自在人的发展中的作用。

4. 能举例说明人身心发展的基本规律。

5. 能用实例说明我国护理教育改革的主要内容。

● 运用：

1. 能运用本章知识，正确分析护理学专业学生的现有发展水平。

2. 能运用本章知识，结合我国护理教育实际，系统论述护理教育如何有效促进学生身心发展。

3. 能结合我国护理教育现状，正确评述新时代我国护理教育发展的方向与策略。

护理教育学是在普通教育学基础上分支出的新兴学科,是护理学学科体系中一门新兴的交叉学科。它将教育学及相关学科的理论、方法和技术应用于护理教育领域,研究护理教育现象与规律,涉及护理教育理论、教育目标、课程设置、教学设计、临床教学等研究范畴。为深刻理解护理教育学科的形成和发展,把握护理教育的发展趋势和方向,首先需要学习教育学的基本知识,理解教育的本质和功能,才能深刻地理解护理教育学对于培养护理人才、提高护理教育质量和推动护理教育事业发展具有的重要意义。

第一节　教育与教育学概述

一、教育的概念与本质功能

(一)教育的词源

早在我国商代的甲骨文中就有了"教"和"育"的象形文字,它们在《说文解字》里的篆体字分别是𣪊和𠫓。从字形结构看,"𣪊"字的左上方的"爻"表示占卜活动,指教的内容,左下方的"𡥀"表示一个孩子,象征教的对象;右上方的"卜"表示鞭子或棍子,象征教的手段和过程,右下方的"又"表示手。合起来表示成人手执教鞭,有督促小孩学习之意。𠫓=𠫓(头朝下出生的婴儿)+肉(肉,长肉),表示生子并且喂养,使孩子长大。按《说文解字》的解释:"教,上所施,下所效也。""育,养子使作善也。"教育"一词,在我国最早见于《孟子·尽心上》中的"得天下英才而教育之,三乐也"。之后我国的许多古籍对此均有表述,如《中庸》中说"修道之谓教";《荀子·修身》中说"以善先人者谓之教"。

在西方,教育一词源于拉丁文"educare",原意是"引出"或"导出",也是对人进行某种引导。瑞士教育家裴斯泰洛齐把教育说成是对"一切天赋能力或力量和谐发展的一种促进";美国实用主义教育家杜威认为,"教育即生活""教育即生长""教育就是经验的不断改造";英国教育家斯宾塞说"教育是自我发展""教育是完备生活之预备"。但"教育"两字在一起不是一个有确定含义的词,在 20 世纪之前,思想家在论述教育问题时,大都使用的是"教"与"学"。20 世纪之初,从日本翻译过来的"教育"一词取代了传统的"教"与"学",成为我国教育学的一个基本概念。

(二)教育的定义

不同时代对教育有不同的关注视角与诠释,展现了教育活动本身的复杂性和含义的丰富性。教育作为一个特定的科学概念,有广义和狭义之分。

1. **广义的教育**　指教育是有意识的,是以影响人的身心发展为首要和直接目标的社会活动,其外延包括学校教育和学校以外的机构性或非机构性的教育活动。

2. **狭义的教育**　专指学校教育,是由专职人员和专门机构承担的,有目的、有系统、有组织的以影响学生的身心发展为首要和直接目标的社会活动。

(三)教育的本质和功能

教育是一种培养人的社会活动,这是教育区别于其他事物和现象的根本特征,也是教育的本质属性。这一本质属性揭示了教育具有两大功能:促进人的发展和促进社会的发展。教育的基本功能就是根据社会的需要,促进人的发展,通过培养人来促进社会的发展。因此,培养人是教育的根本立足点,是教育价值的根本体现,是教育的本体功能。任何教育都只有通过培养人才能实现其为社会发展服务的功能。

二、教育的基本要素及其相互关系

(一)教育的基本要素

任何教育活动都是由教育者、受教育者、教育内容和教育物资 4 大要素组成的。教育者指在教育活动中有目的地指导和引导受教育者的人,在学校教育中主要指教师。教师是教育活动的组织者、设计者和指导者,发挥主导作用。受教育者指在教育活动中承担学习责任和接受教育影响的人,在学校教育中主要指作为学习主体的学生。受教育者的需要、动机、兴趣、主观能动性等直接影响教育活动的开展和教育的效果。

教育内容是教育者对受教育者施加影响的客体,在学校教育中,教育内容包括显性的教学计划、课程计划、教材以及隐性的价值观、思维方法、经验技巧、情感态度等。教育物资指开展教育活动的各种物质条件及方式方法,包括各种教学场所、设施以及教育的媒体及手段。

（二）教育要素之间的关系

教育的 4 个要素是构成教育系统、开展教育活动必不可少的因素,并在教育活动中相互联系、相互影响。在教育活动中,教育者和受教育者都处于主体地位,在教与学活动中分别承担不同的任务,并构成复合的主客体关系。教育者承担教的活动,发挥主导作用,受教育者是其认识和施加影响的客体;受教育者承担学的活动,是学的主体,教育者则是受教育者学习所必需的条件和客体之一。当 4 者都具备时,主体因素决定教育活动的成效,因为教育目的、内容、途径、方法的控制和调节是由教育主体决定的。因此教育者和受教育者的复合主客体关系是教育过程中最主要的关系和矛盾,教育目的能否实现,取决于这对矛盾关系的正确处理。

三、教育学的概念和发展

随着社会的发展,人们的教育经验和知识日益丰富,教育思想和理论不断更新、发展,为了更好地传承这些经验和知识,开始有了教育学的产生。

（一）教育学的概念

"教育学"（pedagogy）一词最早起源于希腊语"教仆"（pedagogue）,意为照看、管理和教育儿童的学问。随着教育实践的发展,教育学逐渐发展为一门学科。教育学（pedagogy）是研究教育现象和教育问题、揭示教育规律的一门学科。随着社会生活中对教育的需求日益增加和人们主观因素影响范围不断扩大,教育学已成为研究对各年龄段的人施加教育影响的一门科学。教育的对象已不限于青少年、儿童,而是包括各个年龄段的人。

（二）教育学的发展

任何一门科学都有它产生、发展和完善的过程,教育学自产生以来,经历了 4 个发展阶段。

1. 教育学的萌芽阶段　在奴隶社会和封建社会,教育学还没有成为独立的学科,一些哲学家、思想家开始对教育实践的经验进行总结和概括,对教育问题进行研究,代表人物有西方的苏格拉底、亚里士多德、柏拉图、昆体良等人。苏格拉底的"产婆术"教学方法是通过问答的方式让学生自己得到答案,是发现法的前身;亚里士多德最早提出教育要适应儿童的年龄阶段,进行德智体多方面和谐发展教育;柏拉图的《理想国》提出了比较系统的教育制度;昆体良的《雄辩术原理》更是比较系统地阐述了儿童教育的问题,被称为世界上第一本研究教学法的书。

我国古代则有孔子、孟子、荀子和朱熹等教育家、思想家,他们提出了许多有价值的教育观点。孔子是第一个用"因材施教"思想和方法进行教育活动的人,《论语》一书汇集了他关于哲学、政治和教育方面的言论,至今被学者传诵。孟子的名言"尽信《书》,不如无《书》"、荀子的名言"知之而不行,虽敦必困"、朱熹的名言"读书之法,在循序而渐进,熟读而精思"等教育思想至今对现代教育起着重要的启示作用。中国古代的《学记》是世界上最早的一篇专门论述教育和教学问题的论著,它系统而全面地阐明了教育的目的和作用,学校管理、教育教学原则和方法,教师的地位和作用,教育过程中的师生关系以及同学之间的关系。经过两千多年教育实践的检验,《学记》至今闪烁着生命的火花。

综上所述,外国和我国的古代思想家、教育家的教育思想均是其哲学或政治思想中的组成部分,但他们对教育经验的论述大多停留在现象的描述、形象的比喻和自我经验的总结上,缺少独立的科学命题和理论范畴,教育学还没有从哲学、政治等学科中分化而形成独立学科,因此该阶段属于教育学发展的萌芽阶段。

Note:

2. 教育学的形成阶段　从欧洲文艺复兴以来,随着教育实践的丰富、教育经验的积累,人们对教育现象、教育问题的认识逐步深入,许多教育专著相继问世,教育学开始从哲学中分化出来,逐渐形成一门相对独立的学科。1623 年,英国哲学家、科学家培根在《论科学的价值和发展》中,首次把"教育学"作为一门独立的学科提了出来,与其他学科并列。1632 年,捷克的夸美纽斯的《大教学论》成为西方第一部教育学著作。书中论述了课程、学科教学法、教学组织形式——班级授课制等,尤其是对教学原则(直观性、系统性、巩固性和量力性)的论述十分详尽、丰富,对后世的教育实践产生了重大影响,夸美纽斯被誉为"教育学之父"。1776 年,德国哲学家康德在哥尼斯堡大学首次开设教育学讲座,使教育学在西方学界开始被认为是一门独立的学科。德国哲学家和教育家赫尔巴特继承了康德的教育学讲座,于 1806 年发表了《普通教育学》,《普通教育学》被认为是第一部现代意义上的教育学著作。

在这一阶段,教育学从哲学中分化出来,形成了独立的体系,出现了一系列具有比较完整理论体系的教育论著。由于历史和阶级局限,这些论著尚未达到真正科学化的程度。

3. 科学教育学的建立　马克思主义诞生之后,历史唯物主义与辩证唯物主义不仅为科学教育学的建立提供了世界观与方法论的指导,而且对教育学中的一些根本问题,诸如教育的社会性质与作用、教育与人的发展及教育与其他社会现象之间的关系等,做出了科学的回答,使教育学走向了科学化发展的阶段,真正成为了一门科学。

4. 教育学的多元化发展　20 世纪 50 年代以来,由于科学技术发展迅速,智力的开发和运用成了提高生产效率和推动经济发展的主要因素,这引起了世界范围的新的教育改革,促进了教育学的发展。同时,由于科学的发展既越来越分化又越来越综合,教育学与社会学、经济学、心理学等学科越来越相互渗透,在理论上不断深化、丰富,促使教育学的理论背景、学科体系发生分化,产生了许多新的交叉学科与分支学科。随着社会的发展、文化的交流和人的主体性的高扬,世界呈现多元化的格局,现代教育学的发展也形成了立体、交叉的学科网络结构和多元化的研究与发展格局。

四、教育与社会发展

教育作为社会大系统中的子系统,其发展水平和功能作用是社会诸方面因素综合作用的结果。因此,了解教育与社会及其子系统的相互关系和相互作用的性质、特点和规律,有助于我们认清社会现状与发展趋向对护理专业人才发展的客观需求,从而按照社会发展的趋势和要求造就一代新型护理人才。

（一）教育与社会物质生产

1. 社会物质生产是发展教育的基础

（1）制约教育发展的规模与速度:办教育需要一定的人力、物力和财力作为基础性条件。这些条件依赖于社会物质生产的发展水平。

（2）制约人才培养的规格和教育结构:随着社会物质生产的进步和生产规模的扩大,现代新技术、新工具等的开发要求学校培养的人才不仅应具有扎实的科学知识基础和实用的专业技能,还应具有独立学习能力和创造精神。社会物质生产水平还制约着教育内部结构的变化,包括设立什么样的学校、开设哪些专业、各级各类学校之间和各种专业间的结构、比例等。

（3）促进教学内容、设备和手段的发展:社会物质生产的发展必然推动科学技术的发展,使得人们对世界及人类自身的认识日益丰富,教学的内容也必然随之不断丰富、更新。社会物质生产发展对教育的作用,还反映在为教育提供的物质、设备数量与现代化水平上,如 20 世纪以来,电视、录像机、计算机、互联网等被广泛应用于教育教学,就是以社会物质生产和现代科学技术发展为前提条件的。

2. 教育对社会物质生产具有促进作用

（1）实现劳动力再生产和提高劳动能力:人的劳动能力不是与生俱有的,而是通过教育和训练而形成的。自近代资本主义社会起,随着劳动过程的复杂化、知识化,学校教育就成为培养、训练劳动

Note:

者,提高已成为社会生产力的劳动者的劳动能力,使劳动者适应社会生产发展需要的重要手段。

（2）实现科学文化知识再生产和产生新的科学技术:科学技术也是生产力,但在未应用于生产实践之前,还只是潜在的生产力,只有通过教育,培养出掌握科学技术的生产者,才能使潜在生产力转化为现实生产力。人类要把在与自然的长期斗争中形成的科学理论和技术体系继承和发展下去,必须通过教育。而且,通过教育进行科学知识的再生产是一种扩大性、高效率、创造性和发展性的再生产。它通过有经验的教师和有效的组织形式与方法,大大缩短了生产科学的必要时间,扩大了科学知识的传播范围,并利用学校所具有的资源优势,开展科学研究,发展和创造新的科学理论与技术。

3. 教育与社会物质生产关系的性质　社会物质生产是人类最基本的社会活动。它是其他一切社会活动的基础和决定性因素。因此,社会物质生产是教育的基础并起决定性作用。社会物质生产发展的需要决定教育发展的需要,但教育对社会物质生产具有一定的反作用,它为社会物质生产的发展创造条件。随着现代科学技术与生产的发展,教育对经济发展的巨大推动作用已日益为人们所认识。

（二）教育与社会政治

1. 政治决定教育的性质

（1）政治决定教育的领导权:在人类社会发展史中可以看到,任何在政治上占统治地位的阶级为了使教育能够体现本阶级的利益,都必然利用政治来控制教育的领导权。这种控制主要是通过组织手段对教育机构直接领导,以及颁布教育的方针、政策和法令,派遣和任免学校的管理人员和教师等强制性手段来实现。

（2）政治决定受教育的权利:什么人接受什么样的教育,进入不同教育系列的标准如何确定,是由社会的政治制度决定的,以此实现原有社会政治关系的延续、发展或加速改变。

（3）政治制约教育的目的与内容:教育的根本任务是培养人。在一定社会中,培养具有什么样政治方向、思想意识的人是由政治所决定的。

2. 教育为政治服务

（1）宣传一定的政治观点、路线、方针,造成舆论:社会舆论对社会政治的巩固或动摇有着重要的作用,而任何一种教育都可以成为宣传社会思想、形成社会政治舆论的工具。

（2）培养合格的公民和所需人才:任何时代、任何国家都要通过教育造就具有相应世界观、人生观、思想品德、知识技能的人才和公民;通过各种形式的教育,促进年轻一代的政治社会化,以维持社会政治的稳固。

3. 教育与社会政治关系的性质　社会政治与教育之间关系的性质是决定与被决定的关系,即社会政治的性质决定教育的性质。政治对教育的决定作用具有双向性,即积极促进或消极破坏。但是社会政治对教育的决定作用是有限度的,社会政治不能违背教育自身的发展规律,也不能用政治的要求去替代社会其他方面,如经济、文化方面对教育的要求。

（三）教育与文化

1. 文化推动教育的发展　文化是指人类社会在一定物质资料生产方式基础上进行的创造精神财富的活动及成果,包括传播这些精神财富的活动及手段,还包括一定的时代社会中各民族或阶级在长期的社会实践中形成的群体特性、传统、风俗习惯、行为方式等。文化是教育内容的最基本构成,但教育内容不是社会文化的简单复制,而是根据教育的目的和学生的特点,从文化整体中进行选择、加工,组成教育的课程体系,并随着文化的发展而不断丰富、更新。此外,传播文化手段和途径的多样化使得每个受教育的个体获取知识的独立性和自主性大大提高,这些为教育教学的改革、教学组织形式的灵活多样化、教学效率的提高创造了条件。文化的发展不仅是知识量的增加,而且还将进一步影响学生的价值观、思维方式和由此而产生的行为方式。它最终将影响教育的目的,使得每个时代文化的内在气质在每一代新人身上得到体现和发扬。

Note:

2. 教育传播和普及文化

（1）延续和更新文化：科学知识作为人类文化的组成部分，它可通过以物为载体和以人为载体延续，但这两种方式都离不开人对这部分文化的掌握，因而也都离不开教育。如果没有人对已有的科学知识加以运用，就不可能有新的科学知识的创造。

（2）普及文化：普及教育是提高全民族文化水平的重要手段。从当代社会发展看，教育普及的问题还包括形成科学、健康的生活方式，提升国民的精神文明品质。这就要通过教育，使每个公民懂得运用科学知识和技能进行工作、学习和生活。

3. 教育与文化关系的性质
文化与教育关系是相互部分包含、相互作用，并互为目的与手段的交融关系。但教育与文化之间各有自己的相对独立性：教育是以人为对象的社会活动，主要功能是为人和社会的发展服务；文化是以人的精神活动产品为对象的活动，主要功能是丰富社会和人的精神生活。

五、教育与个体发展

教育的对象是人，教育要培养人，促进人的发展，就必须了解影响人身心发展的因素，遵循人身心发展的规律。

（一）身心发展概念的界定

身心发展（development of body and mind）指个体从胚胎、出生、成熟到死亡的整个生命进程中，在身体和心理两个方面连续不断地变化过程。这些变化是有顺序的，不可逆的，而且能保持相当长的时间。身体的发展包括机体的正常发育和体质增强两个方面。心理的发展也包括两个方面：认识的发展，如感觉、知觉及思维等；个性的发展，如需要、兴趣、情感及意志等。个体的身体和心理的发展是密切相关的。身体的健康发展是心理发展的自然基础，而认识、情感及意志等心理过程和特征，也会影响身体的发展。

（二）影响个体身心发展的基本因素及作用

按照个体身心发展的实质是个体生命多种潜能逐渐转化为现实个性的过程这一理解，我们把影响个体身心发展的因素分为遗传因素、个体后天因素、环境因素、个体实践活动因素和教育因素。

1. 遗传因素（heredity factor）
指通过某种遗传物质所传递的父母的和种系发展过程中所形成的一些解剖生理特点。遗传因素决定着人的主要形态特征、机体的组织结构和功能以及某些心理特征。遗传因素是人身心发展的物质前提。因此，不同个体所表现出来的智力水平、才能及个性特征等的差异都在一定程度上受遗传因素的影响。遗传因素为个体的发展提供了可能性，但这种可能性必须在一定的环境和各种实践活动等因素的影响下才能实现。正如人生来具有学习知识、技能等的条件，但不是生来就具有知识、技能的。遗传因素对个体发展影响的性质与其自身是否处于常态有关，且人的低级生理、心理功能，如眨眼、手腕活动等受遗传影响程度较大，而人的高级生理、心理功能，如认知活动等受遗传影响程度较小。此外，遗传因素对个体发展的影响在整个发展过程中呈减弱趋势。

2. 个体后天因素（individual acquired factor）
指个体出生后在发展过程中逐渐形成的身心特征，包括身体生长的健康状态、知识经验的积累水平、对外界倾向性的情感和态度等，影响个体对环境的选择与作用方式，也影响个体对自身发展的自觉、自控能力，因此个体后天因素赋予个体在一定条件下主宰自己命运的可能。

3. 环境因素（environmental factor）
指直接或间接影响个体形成和发展的一切外部因素。环境因素是任何个体生存和发展必不可少的条件，为个体的发展提供多种可能性，同时对个体的发展具有一定限制性。环境因素对个体发展的影响是一个变量，随着个体自我意识的形成而相对减弱，又随着个体活动能力大小而变化。

4. 个体实践活动因素（factors of individual practical activity）
个体与环境的相互作用，无论

是精神的,还是物质的,都要通过个体实践活动来实现。按活动水平划分,个体的活动可分为 3 个层次,从低到高依次为生理活动、心理活动和社会实践活动。生理活动是满足人的生存与发展最基本需要的活动,与人的身体发展直接相关,是人的心理、社会实践活动的基础。心理活动是个体认识外部世界和认识并构建自己内部世界的过程,具有调控主体活动的作用。社会实践活动是人作为社会成员为满足社会、群体和自己发展需要所从事的各种活动。这 3 类不同水平的活动在实际进行时是交融为一体的。随着社会实践活动的范围不断扩大,内容不断丰富,人的身心发展水平不断提高。所以,从个体发展的各种可能性变为现实性这个意义上来说,个体实践活动因素是个体发展的决定性因素。其中高于个体发展现有水平,又是个体有能力进行的,经过努力能够达到目标的活动,能够有效促进个体的发展;活动的目标越明确、步骤越清晰、手段越具体,活动主体越容易从结构上把握活动,有助于个体学习的迁移和思维逻辑的形成。对于有一定难度的活动,只有通过一定量的重复,才能形成熟练的操作技能与技巧,并把思维的重点转向事物的本质联系和活动的结构本身,进而内化为相应的思维结构。活动中个体自主程度越高,活动的成效及个体对成效的感受越明显,对个体发展的影响越大。

5. **教育因素(educational factor)**　教育是根据一定的社会需要,按照一定培养目标来进行的有计划、有组织的影响活动,并由经过专门训练的专职教育工作者负责进行。因此,教育因素对个体的影响力更加集中、持久,对受教育者更易发生作用,它能够帮助个体对发展的多种可能性作出判断与价值选择。教育能对环境加以一定的控制和利用,利用其中对个体发展有积极意义的因素,克服或排除不利于个体发展的消极因素。教育可以为遗传素质的充分发展提供最大可能性。教育还可以根据不同个体已有的发展水平,组织多种形式的活动,加快个体的发展,可使受教育者在短期内达到当代社会对人的要求,为人的终身发展奠定基础。教育对人身心发展作用的限度受到环境、年龄阶段、个体发展的不同方面及教育本身水平的影响。

（三）教育要遵循个体身心发展的规律

在以上因素的综合作用下,个体的身心发展呈现出某些共同规律,教育者必须了解并遵循这些规律,才能有效地开展教育、教学工作。

1. **身心发展的顺序性与阶段性**　个体的身心发展是一个由低级到高级、由量变到质变的连续不断的发展过程,这个发展过程具有一定的顺序,且在不同的年龄阶段,个体身心发展的总体特征、主要矛盾和面临的发展任务不同。因此,个体发展的顺序性决定了教育与教学工作必须按照由具体到抽象、由浅入深、由简到繁、由低级到高级的顺序进行。个体发展的阶段性要求教育者在确定教育的具体任务、内容和方法时,既要从受教育者的实际情况出发,又要着眼于发展,不迁就学生的现有水平。

2. **身心发展速度的不均衡性**　个体在不同年龄阶段的发展速度是不均衡的,不同方面的发展成熟速度也是不同的。教育实践已证明:在学生智力、品德发展的关键期,给予合理的教育与良好的环境影响,可取得事半功倍的效果。

3. **身心发展的稳定性与可变性**　表现为在一定的社会和教育条件下个体的发展和变化过程大体是相同的。但由于社会和教育条件不完全相同,在每个个体身上作用大小不同、性质不同,以及个体主观努力程度的不同,身心发展的速度、水平是有差异的。教育者既要注意受教育者发展的稳定性,掌握每一阶段那些比较稳定的共同特征,确定合适的教育、教学内容与方法,同时,又要重视受教育者发展的可变性,通过教育、教学工作,充分利用发展的可变性,促使他们较快、较大地发展。

4. **身心发展的共同性与差异性**　共同性是指同一年龄阶段的个体在发展过程中,必须经历基本相同的变化过程,具有某些典型的、本质的一般特征。但由于遗传、环境与教育及主观能动性不同,同一年龄阶段的个体在身心发展上又存在个别差异。教育者不仅要认识个体发展的共同特征,也要充分重视每个学生的个体差异,做到因材施教,最大限度地发挥每个学生的潜力和积极因素,弥补短处与不足,选择有效的教育途径,使得学生都能各尽所能地获得最大限度的发展。

第二节　护理教育学概述

一、护理教育学的概念

护理教育学(nursing pedagogy)是护理学与教育学相结合而形成的一门新兴交叉学科,是一门研究护理领域内教育现象和教育问题、揭示护理教育规律的应用学科。

二、护理教育学与其他学科的关系

1. 护理教育学与教育学的关系　教育学研究的是教育活动中一般的、共同的规律,对教育实践具有普遍指导意义。护理教育学是以护理教育现象与活动为研究对象,揭示护理教育的特殊规律,研究护理教育中的特殊问题,因此教育学与护理教育学的关系是一般与特殊的关系。我们在研究护理领域中的教育现象和问题时,必须以教育学的基本原理为指导,根据我国医疗卫生保健事业现代化建设的要求,探索护理教育的结构和功能,护理教学的内容、方法和组织形式,以及教学管理等的特殊规律。护理教育学的发展与完善,又进一步丰富了教育学的内容,扩大了教育学的应用范围。

2. 护理教育学与护理学的关系　护理学与护理教育学的关系是母学科和子学科的关系。研究表明,护理学在其发展过程中,与教育学发生互动、互补关系,继而形成了护理教育学。护理学是研究促进正常人健康、减轻患者痛苦、保护危重患者生命的护理理论、技术及发展规律的应用学科。护理学的理论和技术构成了护理教育教学的基本内容,未来或现在的护理工作人员构成了护理教育的基本对象。护理教育学研究的是护理学实践领域中一类特殊的现象和活动。这种研究,一方面进一步丰富了护理科学的理论体系,拓宽了护理学研究领域;另一方面,大大推动了护理教育从经验教学转向在现代科学、教育学及心理学理论指导下科学化教学的进程。

3. 护理教育学与心理学的关系　护理教育学是以人为对象的,因此,它既要分析人的社会属性,也要深刻认识人作为生物实体的自然属性。心理学是人类了解自身的一门科学,主要是研究和探索人脑的奥秘和人的行为规律的科学,为教育人、培养人的工作提供依据。尤其是教育心理学,直接研究教育情境中教与学双方的基本心理活动规律,它的许多研究成果、研究方法都有助于我们科学地认识和解决护理教育实践中的一些问题。由此可见,心理学与护理教育学是紧密联系的。心理学是护理教育学的重要科学基础,在解决护理教育问题,解释、说明护理教育现象,预测、控制护理教育质量等方面发挥着重要作用。

三、护理教育的性质和任务

(一)护理教育的性质

就社会系统而言,护理教育的性质与教育的性质是一致的,属于社会意识的传递系统。就整个教育系统而言,护理教育是一种培养护理人才的专业教育活动。学生接受这种教育的直接目的是为今后从事护理工作做好准备。护理教育是具有很强实践性的教育,是一种院校与医院临床密切结合、共同完成的教育。

(二)护理教育的任务

1. 培养合格的护理人才　护理教育担负着为国家、为社会培养各层次合格的护理人才的重要使命,这是护理教育的基本任务。当前,面对世界高科技发展的挑战,院校应认真思考如何提高护理人才培养的质量,不仅要适应现代医疗卫生保健事业的需要,而且要放眼世界、面向未来。护理教育必须把主要力量放在使学生掌握护理学基础理论、基本技能和发展智力与能力上。只有具备宽厚而扎实的知识基础,才能较好地适应现代化科学技术的发展。为了推动现代化护理的发展,护理教育的内容必须反映现代科学、现代医学和现代护理学方面的最新成就,引导学生接近护理学发展前沿。为了使护理教育面向世界,就必须加强国际信息交流,了解世界护理发展趋势,并据此采取对策,及时调整、改革培养护理人才的方法与措施,以培养学生具有开阔的视野、较强的国际意识和国际竞争能力。为了使护理教育面向未来,就必须培养学生主动、独立获取知识和自我教育的能力,特别是培养学生勇于探索、不断创新的精神,以适应时代的飞速发展与科学技术的日新月异。护理教育还必须重视职业道德品质的教育,要注重培养学生的社会责任感、职业精神和深切的人文情怀,树立为提高人类健康水平而终身奉献的专业信念,加强身心锻炼,使未来的护理工作者首先成为身心健康、社会适应良好、能为护理事业奋斗几十年的人。

2. **开展护理科学研究和护理教育研究** 院校是护理研究的重要力量。院校集中了较高专业水平的教师、科研人员,专业较齐全,实验设备条件好,信息交流快,学术活动丰富,同时又有研究生等科研所需的人力保证。因此,有条件的院校应建成教学与科研两个中心。这不仅有益于更新教育教学内容,提高教育质量,培养护理人才的科学研究能力,而且对于开发护理学理论与技术、促进护理事业的发展都有着十分重要而深远的意义。

3. **发展社会服务项目** 社会服务是专指院校除教学、科研以外的面向社会的服务活动。例如,开展各种护理咨询活动、护理科研成果的推广与应用、举办护理技能培训班、进行卫生保健知识讲座,为社会承担教育、预防保健的任务等。院校为社会服务,不仅有助于增进人们健康保健意识,促进社会物质文明和精神文明的发展,而且加强了护理教育与社会的联系、理论与实际的联系,帮助院校不断根据社会需要改进教育、教学和科研工作,提高所培养护理人才的社会适应性。

四、护理教育的基本特点

1. **护理专业性质与任务的特点** 护理教育是以培养各层次护理专门人才为目标的,是为国家卫生保健事业发展服务的。因此,护理教育须根据国家卫生保健事业发展的需要确定其目标任务。近年来,随着社会对高级护理人才的需求及社会大众保健意识的增强,以及信息技术的发展,高等护理教育与社区护理教育、智慧护理等已在护理教育中占据重要地位。

2. **护理教育内容的特点** 护理学是一门综合自然科学和人文社会科学的应用性学科,具有较强的实践性。为了使服务对象在生理、心理和社会各方面都达到良好状态,护士需要成为懂知识、精技术、善关怀的专业人才。因此,护理教育的内容具有综合性、整体性、实践性的特点。学生除了学习医学基础知识、护理专业知识外,还要学习人文社会学科的知识。护理教育特别注重实践教学,以培养学生的动手能力和解决实际问题的能力。护理教育还应特别加强学生人文素质的培养。

3. **护理教育形式与方法的特点** 护理学是关乎人类生命与健康的科学,在教学过程中,许多知识的理解、技能的掌握需要通过对人直接或间接的护理行为来实现。因此,相当一部分教育教学需要安排在临床或社区,采用真人模拟、角色扮演、案例讨论、护理床边教学、导师制带教等方法开展,使学生能够理论联系实际,达到知识、技能与情感态度的统一。

4. **护理教育管理与评价的特点** 护理教育教学内容和方法的多样化决定了护理教学评价体系应该是立体多元的。评价的内容包括学生的知识、能力、态度等。评价的方法包括考核法、观察法、问卷法、访谈法、建立学习档案法、自陈法、模拟考核法、床边考核法、客观结构化临床考试等多样化方法。

第三节 护理教育体系的结构

护理教育系统具有特定的体系结构,反映了护理教育内部各因素间相互关系与相互作用方式,决定了护理教育的特定功能和发展规律。

一、护理教育体系的层次结构

我国现行护理教育体系的层次结构,按培养护理人才的等级从低到高可以分为中等护理学教育、护理学专科教育、护理学本科教育和护理学研究生教育 4 个层次。

1. **中等护理学教育**（secondary diploma nursing programs）　该层次护理教育培养实用型中级护理人才。招生对象为初中或高中毕业生，学习年限一般为 3 年。毕业后取得执业资格证后进行注册，方可在各级医疗卫生机构从事护理工作。

2. **护理学专科教育**（advanced diploma nursing programs）　该层次护理教育培养应用型护理人才。办学形式主要有两种，一种是全日制办学，由大学、高等专科学校、职业技术学校、民办高校等招收应届初中或高中毕业生，学习年限一般为 3~5 年。第二种办学形式为函授办学，由上述院校招收具有同等学力的青年、中专毕业的在职护士，学习年限一般为 2~3 年。毕业后取得执业资格证后进行注册，方可在各级医疗卫生机构从事护理工作。

3. **护理学本科教育**（baccalaureate degree nursing programs）　该层次护理教育培养高级应用型护理人才。办学形式同护理专科教育，招生对象为应届高中毕业生或取得护理专科文凭的护士，学习年限一般为 2~5 年。毕业后取得执业资格证后进行注册，方可在各级医疗卫生机构从事护理工作。

4. **护理学研究生教育**　该层次护理教育包括护理学博士研究生教育和护理学硕士研究生教育。护理学博士研究生教育（doctoral degree nursing program）是护理人才培养的最高层次，由具有护理学博士学位授予资格的高等学校培养能够独立从事科学研究并在专门领域内做出创造性成果的高级学术型护理人才，修业年限一般为 3~6 年。招生对象为护理学专业或相关专业具有硕士学位的人员，经国家统一考试，择优录取。研究生毕业后经国家授权的博士学位评定委员会批准，授予博士学位。护理学硕士研究生教育（master's degree nursing programs）由具有护理学硕士学位授予权的高等学校负责培养从事专科护理、护理管理、护理教育和护理科研工作的高级应用型或学术型护理人才，学习年限一般为 3 年。招生对象是护理学专业或相关专业本科毕业具有学士学位或具有同等学力者，经国家统一考试，择优录取。研究生毕业后经国家授权的硕士学位评定委员会批准，授予硕士学位。

二、护理教育体系的形式结构

护理教育体系的形式结构，是根据教育对象、办学形式和教育时间不同等所形成的教育结构。

（一）根据教育对象分类

1. **基本护理学教育**（formal schooling nursing education）　是建立在普通教育基础上的护理学专业教育，根据教育目标目前在两种水平上实施，即中等护理学教育和高等护理学教育。高等护理学教育含护理学专科教育和护理学本科、研究生教育，其目的是为学生毕业后从事各类护理工作或进入后续教育做准备。

2. **毕业后护理学教育**（postgraduate nursing education）　是指在完成基本护理学教育并取得注册护士资格后所实施的教育培训。根据我国和世界大多数国家现行的护理教育制度，毕业后护理教育采取两种方式进行，即注册后护理学教育（post-registration education）和研究生教育（post graduated education）。其目的是：①岗前培训（进入医院工作前的培训），了解医院规章制度，学习护理工作组织、规章制度、操作常规、护理标准、设备的使用和管理等；②在职结合临床病例学习，提高护理质量；③学习现代护理学及相关学科新知识，了解护理专业的最新发展；④培养从事专科护理、护理研究、护理教育和护理管理的高级护理人才。

3. **继续护理学教育**（continuing nursing education）　是为正在从事实际工作的护理人员提供的教育，是以学习新理论、新知识、新技术和新方法为目标的持续终身的在职教育。1970 年美国护理学会正式成立了继续教育委员会，随后世界各国都相继成立了继续护理学教育委员会，印发了一系列继续护理学教育的规章制度和认可继续护理学教育项目的标准，把继续护理学教育作为保持护士个人工作能力，促进个人成长和业务水平提高的基本途径。接受继续护理学教育是护士的一种权利，也是一种义务。1997 年 4 月，中华护理学会在无锡召开了全国继续护理学教育会议，对继续护理学教

Note:

育的定义、对象及试行办法等给予了具体规定。近年来，随着专科护理实践的发展，国内部分省市获得授权的专科护士培训基地开设了各类专科护士培训班，培训时间可长达数月至一年不等，培训期满，经考核合格后授予相应专科护士资格证书。目前我国的继续护理学教育已走向制度化、规范化，对促进护士个人成长和业务水平的提高起到了积极促进作用。

（二）根据教育时间分类

1. 全日制护理教育（full-time nursing education） 指除节假日和寒暑假外全日进行的护理学历教育，护理教育体系中属于此类结构的有高等院校、护士学校、中等卫生学校中的护理专业及全脱产的护理专业班级。

2. 非全日制护理教育（part-time nursing education） 是利用业余时间开展的各种护理学历教育。目前，我国属于这一类型的护理教育机构有普通高等院校、成人教育院校、护理函授大学自学辅导站等，覆盖了硕士研究生、本科及专科各层次的护理教育。

（三）根据办学形式与教学方法分类

1. 护理学远程教育（nursing correspondence education） 是运用通信技术进行的远距离护理教育，实施机构为具有各类函授资格的高等院校的函授部。学生以自学函授教材为主，并由函授学校给予书面辅导或必要的面授。目前，我国护理函授教育有高等护理教育自学考试、大专升本科高等护理教育等形式。

2. 护理学进修教育（nursing advanced education） 是各级护理人员通过到条件较好的预防、护理、科研、教学单位进行有目的、有计划的学习，以提高业务能力的一种教育形式。由于护理学实践性很强，此类教育一般以实践为主。由选送单位向进修单位提出申请，填写进修人员登记表，写明进修目的和要求，经进修单位审查认可，即可按期进修，进修单位定期组织一定的理论教学，进修人员在水平较高的教师的指导下从事实际的护理、教学、科研活动，进修期间无严格考试；进修结束时由进修单位对进修人员进修期内的表现写出评语并作出鉴定，寄往选送单位，通常不发结业证书。此类进修教育和各种专门进修班的区别是后者组织规模较大，系统性比较强，理论教学的比重较大，进修班修业期满，经考试或考核合格者，由办班单位发给进修结业证书。

3. 护理学短期培训（nursing short-term training） 多作为继续护理学教育的一种形式，学习时间较短，为数天至数周不等，通常不发学历证明。每一个短期培训班主要讲习一个护理专题及相关知识，多为新理论、新知识、新技术和新方法的知识更新培训，既可以是提高性质的，也可以是普及性质的，内容深浅幅度差别很大，一般的学术讲座也属于此类教育。

总之，在统一的护理教育目的、教育目标指导下，有组织、有计划地采用多种办学途径，多层次、多形式地兴办护理教育，已经是护理教育体系结构的基本型态和走向。合理的护理教育体系应是一个上尖下宽的多层次、多规格及多类型的结构系统，既体现社会发展对护理人才需求的定位，也反映个体发展平衡规律。

第四节 护理教育的发展与改革

一、护理教育发展与改革的背景

（一）公众的健康需求发生新变化

护理学知识创新与传播的终极目的，是使所培养的人才能够满足公众健康需求。伴随生命科学、医疗技术和社会经济的高速发展，人们对疾病和健康的理解、认识也有了新的变化，由此对护理人才培养的目标、定位、核心知识与能力提出新要求。21世纪的医学发展与科技同步，与社会需求变化密切相关。目前，各类医学新技术不断得到广泛应用，新的医学理念对以往的健康理念不断提出挑战。

Note:

微创手术、介入治疗、基因诊断、靶向药物治疗技术、生物组织工程技术等提高了人类战胜疾病的能力;生态医学、健康老龄化、替代治疗等理念已渗入卫生服务体系。因此,中华医学会专家提出新时期"环境-社会-心理-生物-工程医学模式",把决定健康和疾病的各种重大因素,从内因到外因,包括遗传、环境和技能因素,社会、心理和行为因素,哲学、人文和技术因素等均纳入研究的范围,开创了从多视角、全方位进行医学研究和实践的崭新时代。

（二）学科交叉发展趋势日益明显

随着科学理论的发展,护理学科的知识领域逐步呈现横向交叉综合、纵向分化、专门化趋势,构成一个多层次、综合性的知识网络。新的护理学交叉学科、分支学科不断涌现,原有学科内容也日益更新,临床护理、社区护理、护理心理等知识创新成果不断增多,新出现的护理经济学、护理信息学等领域尚待开展全面研究。护理教育实践需要适应目前护理学学科体系建设的需要,不断创新护理知识传播策略,培养信息时代护理人才运用知识、创新知识的能力,以促进护理实践健康发展。

（三）国际护理专科化发展迅速

随着医疗市场全球化趋势发展,进入国际卫生保健人才竞争市场的中国护士人数日益增加,使国内护理教育面临如何与国际护理教育标准、护理实践标准衔接的问题。自20世纪下半叶始,美国、英国、德国、加拿大、澳大利亚、日本等国兴起了高级护理实践活动,推动了护理学科的知识和技术向更加先进、复杂、综合化发展,总体上表现为专科化的趋势。

（四）我国护理教育进入高质量发展时期

2007年,教育部成立了高等学校护理学专业教学指导委员会,组织开展高等学校本科教学工作的研究、咨询、指导、评估和服务等工作。该指导委员会制定了《护理学本科专业规范》《本科医学教育标准——护理学专业》等以指导我国护理学本科专业设置和专业认证,并于2010年开始对护理专业进行认证试点工作,有力地促进了我国护理学本科教育质量提升。2011年,国务院学位委员会正式批准护理学为医学门类下属的一级学科,这是我国护理学科发展历史进程中具有里程碑意义的事件,它极大地推动了护理学研究生教育的发展和护理学科的进一步成熟与完善。2015年,国务院学位委员会增设了护理学科评议组,就护理学科建设、人才培养、学位授予和研究生教育发展与改革等开展研究、咨询、指导、审核、评议等工作。

2018年,《教育部关于加快建设高水平本科教育全面提高人才培养能力的意见》正式提出新医科建设理念,要求医学教育应立足全人群和全生命周期,培养能够适应以人工智能、大数据为代表的新一轮科技革命和产业革命、能够运用交叉学科知识解决医学领域前沿问题的高层次医学创新人才,对护理教育提出了新要求。同年,国家卫生健康委员会、国家发展和改革委员会、教育部等11个部门联合印发的《关于促进护理服务业改革与发展的指导意见》指出,要以需求为导向,以岗位胜任力为核心建立临床护士培训制度,加强院校护理教育对高质量护理人才的培养。2019年,为落实《国务院办公厅关于深化医教协同进一步推进医学教育改革与发展的意见》要求,教育部成立了护理学专业认证工作委员会,旨在进一步加强对护理学专业办学质量的宏观管理,促进护理学专业综合改革。2020年,《国家卫生健康委关于学习贯彻习近平总书记重要指示精神进一步加强护士队伍建设的通知》提出增加护士队伍数量、加强护士培养培训、拓宽护士职业路径等加强护士队伍建设的举措。相关政策文件的出台,对护理高等教育人才培养目标、培养模式、课程体系、护教协同等各环节均提出了新挑战,我国护理教育进入高质量发展阶段。

二、国外护理教育的发展与改革

（一）国外护理教育的发展

国外护理教育始于17世纪,纵观三百多年来护理教育的发展,大致上可分为三个时期。

1. 19世纪中叶前的非正规护理教育 19世纪以前的护理活动以家庭式的照顾为主,护理没有成为专业。欧洲虽然建立了医院,但医院条件差,患者和医务人员的交叉感染率和死亡率高,做护理工作的多为修女,她们对患者提供一些生活照顾和精神安慰,未接受过科学的、正规的护理训练和教育。

1633年,保罗在巴黎成立"慈善姐妹社",召集有一定文化的教徒学习护理知识,然后到医院和母婴室服务。1798年,席曼博士在美国纽约医院创办了第一个有组织的护理课程,但并没有产生大的影响。直至1836年,德国的西奥多·弗里德尔在凯塞威尔斯城设立了护士训练学校,实质上是护士短期训练班。弗罗伦斯·南丁格尔初次接受护理训练就在这里。

2. **19世纪中叶后的以医院护士学校为基础的正规护理教育** 欧洲和北美的女权主义者因反对歧视妇女从事医疗职业,从19世纪50年代开始在医院中采用培训的方式,在医生指导下,培养女青年从事护理工作,当时护生须从事6个月不付报酬的护理工作,然后取得护士的资格。她们出色的临床工作显著地提高了医疗质量,受到了医生和患者的普遍赞扬。1854年,欧洲爆发了克里米亚战争,英国护士南丁格尔带领34名护士在战地医院护理伤员,使得英军伤员的死亡率由42%下降到2.2%。南丁格尔卓有成效的护理工作使社会第一次认识到护理工作的重要性,且南丁格尔得到了英国女王的奖励。1860年,南丁格尔用4 000英镑的奖金在英国伦敦圣玛多医院开办了世界上第一所护士学校。此后,以医院为基础的护士学校开启了现代护理教育的新阶段。在南丁格尔的不懈努力下,她创立的护理教育模式成为欧洲、北美及日本等国家和地区护理教育的标准模式,这些国家和地区普遍建立了以医院为基础的护士学校,护理工作成为一项得到社会认可的职业,护理教育摆脱了学徒制模式,走向正规的学校教育发展之路。美国从1872年建立第一所护士学校——新英格兰妇儿医院护士学校开始,至1910年,医院护士学校发展到1 300余所,在校学生达30 000余人。直到20世纪50年代以前,以医院为基础的护士学校都是培养合格护士的主要途径。

人物速写

南丁格尔

南丁格尔(1820—1910年)出生于英国望族家庭,她以医院管理工作和战地救护工作积累的经验,提出了全新的护理教育思想,创立了世界上第一所护士学校,强调具有职业观点的科学技术训练,使护理学开始成为学科和专业。她认为护理应当是一个专业,护理教育必须有自主权,护理教学一定要坚持理论联系实际,同时她还非常重视道德规范的形成及人文素养的培育。南丁格尔不仅确立了护理的地位,还开创了护理理论与实践,留下了大量报告和论著,是统计图形学先驱。南丁格尔培养的学生遍及世界各地,她树立了奉献与创新护理事业的榜样。

3. **20世纪高等护理教育的兴起和发展** 高等护理教育最初在美国兴起。1899年,哥伦比亚大学教育学院家政系开设了一门称为医院经济学的课程,专门培养为护理教育服务的护士,被称为高等护理教育的先声;1909年,明尼苏达大学设立了学制为3年的护理本科教育;1924年,耶鲁大学成立护理学院,第一个开设以大学为基础、以授予学士学位为目标的4年制护理本科专业教育,这在世界护理教育发展史上有重大的历史意义。自此以后,护理教育逐步从职业培训向专业教育转化,并成为高等教育的一部分。1932年,美国天主教大学首先开展护理硕士教育,目标是培养教学和管理人才及高级专科护理专家;1933年,美国哥伦比亚大学教育学院开设了第一个培养护理教师的博士项目;1934年,美国纽约大学为护士创办了第一个哲学博士学位,旨在提高护理教育和护理科研水平;1963年,美国加利福尼亚大学开设了护理博士教育。1964年,美国加利福尼亚大学旧金山分校开设了第一个护理博士学位项目。在发展护理理论精神的倡导下,美国的护理博士学位教育得到了快速发展,到20世纪70年代末,护理博士项目已经从3个增加到21个,培养出了大批护理学博士。据美国护理

Note:

学院学会(American Association of Colleges of Nursing,AACN)和美国护理联盟(National League for Nursing,NLN)统计数据:2020 年,全美提供护理学本科教育的院校有 805 所,开设护理学硕士研究生教育的院校有 636 所。截至 2020 年秋,全美开设护理学博士研究生教育的院校及机构共有 533 所,其中设护理学哲学博士学位和护理学科学博士学位的有 147 所,设护理学实践博士学位的有 386 所。

在欧洲,受南丁格尔教育思想的影响,以医院为基础的护士学校一直是培训护士的标准模式。1928 年,随着英国皇家护理学院的建立,毕业后护理学教育成为护理教育的一部分,但从培训职能来说,英国皇家护理学院的毕业后护理学教育是一种向医院护士学校毕业生提供的,以培养护理管理人员、医院护士学校教师和专科护士为目标的进修教育,学制 1~2 年。其他国家,如法国、德国,虽然也向护士提供高级培训的机会,但是基础水平的护理教育仍以医院护士学校为主。因此,从护理教育的发展史来看,在欧美和日本等国家和地区,1950 年以前,随着高等护理教育的发展,基本上形成了由学历教育和毕业后继续教育两部分所组成的完整体系。1977 年 6 月 27 日,根据欧洲共同体《护理指导法》,护理教育学校应从高中毕业生中招生,学制 3 年,教学总时数不得低于 4 600 学时,由此欧洲共同体各国护理教育的学制和课程也进行了相应的改革,但相应法律并没有规定护理人员参与执业注册的学历要求。随着欧盟的正式确立与发展,1999 年 6 月 29 日,欧洲 29 国教育部长共同签署《博洛尼亚宣言》(The Bologna Declaration),提出在欧盟成员国中推进护理学学士学位作为执业准入条件,同时促进护理学硕士及博士学位的认证。目前,日本、美国、加拿大、韩国、泰国等均已形成了从学士到博士的完整护理教育体系。

随着护士角色功能越发重要,护理技能在 20 世纪迅速发展,重症监护病房和医学专科领域的崛起导致了护理专业领域的扩展。护理教学机构的授课技能在一些领域受到重视,如骨科、儿科、重症监护和创伤护理、新生儿护理以及精神科护理。护理不仅在专科领域拓展很快,在 20 世纪 50 年代后,发达国家的护理教育规模和发展速度均十分惊人,护理教育水平的高低已经成为衡量一个国家护理事业发展的重要标志。

（二）国外护理教育的改革趋势

进入 20 世纪后半叶,在世界范围内掀起了新的护理教育改革浪潮,其主要的改革重点如下:

1. 加速发展高等护理教育 以大专、本科、研究生为主体的教育体系已在全世界很多国家实现。其原因是:①人类社会迈进信息时代,随着经济全球化、竞争综合化及社会老龄化,人们的健康需求日益增加,对高质量护理的要求普遍提高。②高等护理教育是投入少、产出多的潜在预防保健措施,提高护理教育层次,扩大护士工作内容及职责,可显著提高医疗护理质量,降低病残率和死亡率,有效降低医疗成本。发展高等护理教育、提高护理人才素质已是国际护理改革的根本举措。

2. 建立适应时代需求的护理人才培养目标 进入 21 世纪以来,人类健康面临着人口学和流行病学急速转变过程中新型传染病、环境风险、行为风险的挑战,公众对健康的关注度提高,全球卫生系统日趋复杂,医疗成本越来越高,这对医疗卫生人才提出了更高的要求。为保证本国医疗卫生系统的适应性,许多国家纷纷制定或修订本国的护理教育标准和护理人才培养目标,以造就能应对挑战的新一代护理人才。新的培养目标展现了以下特点:①强调与患者需求相匹配的岗位胜任能力的培养,岗位胜任力包括特定岗位的知识、技术、能力,以及各种品质修养;②强调社会责任感、职业精神和职业道德的培养;③强调对卫生保健政策的知晓和提供成本-效益合理的护理;④强调能适应复杂、多样化卫生保健的实践环境;⑤提出个性化目标,要求教育尊重人的个性,培养独特的个体;⑥强调核心能力培养,包括领导能力、评判性思维能力、沟通交流能力、理论和实践结合能力、终身学习能力等。

3. 进行课程改革,提高教育质量 各国在调整培养目标的同时,相应地进行课程改革,努力提高教育质量,有一些趋势值得重视:①淡化学科界限,建立综合性课程,提升学生整体认识和应用知识的能力;②开设核心课程,实施通识教育,实现科学教育与人文教育的统一,促进学生品格、心智全面发展,使学生具备可持续学习与发展能力;③理论教育与实践相结合,训练学生的思维及交流、动手能力;④加强护理科研教育,让学生参加各种科研活动,为学生创造发展智能的环境和条件,培养创新能力;⑤注意将最新医学、护理学成就和本国、本民族传统文化相结合,北欧各国在课程改革中注意在体现本国文化传统知识的基础上,有选择地吸收最新的科学成就;⑥开设多样性选修课,给学生更多的选课自由,以发展学生的个性和特长。

4. 改革教学策略与方法 在以学生为主体,以职业胜任力为核心,体现"做中学"(learning by doing)现代教育理念导引下,护理教学策略从替代式教学策略为主转变成以生产式教学策略为主,改变学生的学习过程,将思考与学习结合,从"吸收—储存—再现"的传统模式变革为"探索—转化—创造"的创造型模式,广泛采取情境化教学、合作教学、以问题为基础的教学、服务性学习等方法,培养学生多维的职业核心能力,如批判和反思能力、自我学习能力、人际交往能力、合作能力、运用信息技术能力、独立决策能力和问题解决能力。

5. 广泛采用慕课、虚拟仿真、增强现实技术等信息技术 计算机辅助教学的广泛采用,大量的网络课程被开发出来,如美国护理网络教育已经可以覆盖护理全层次教育,计算机全球网络已成为现实。一些发达国家还利用计算机远程教育向其他国家输出护理教育,最大限度地发挥了护理教育资源的共享性,为千百万在职护士的专业学习提供了经济、便利、有效的途径。

6. 加强护理学教师队伍建设 主要趋势和措施是:①制定教师专业标准,以提升教师形象和推动教师专业化进程。②关注教师本人的全面成长,关注师德,关注教师的情感、价值观和态度的培养。③建立以联合国教科文组织(United Nations Educational, Scientific and Cultural Organization, UNESCO)领导下的国际教师教育协作组织,加强各国教师的合作和交流,为教师的专业化发展提供有质量的国际资源。④提高教师选任标准,强化教师在职培训。美国一些院校规定应聘护理教授必须具有博士学位者才能参与竞争。学术交流、进修学习、读书报告、著作出版、论文发表均成为任职培训的有效方法。⑤提高教师的工资和福利待遇,以吸引优秀护理人才从教,并确保现有教师队伍的稳定。

三、我国护理教育的发展与改革

(一)我国护理教育的发展

1. 中华人民共和国成立以前的护理教育 1840年前后,随着各国军队、宗教和西方医学的进入,我国的护理教育开始兴起。1887年,美国第一个来华护士兼传教士麦克尼在我国率先开办护士训练班,可认为这是我国近代护理教育的开端。1888年,美国护士约翰逊女士在福州医院开办了我国第一所护士学校,我国开始了较为正规的近代护理教育。1912年3月,在牯岭召开的中国护士会第三次会议决定,统一全国护士学校的课程,规定全国护士统一考试时间并订立章程,同时成立护士教育委员会,促使我国近代护理向初步规范化迈出了开创性的一步。1914年7月,第一届全国护士委员代表大会讨论并制定了全国护士学校的注册章程和护士会考文凭制度,目的是统一全国各地护士学校办学标准和提高护士教育水准。1920年10月,由美国洛克菲勒基金会捐建的北京协和医学院与燕京大学、南京金陵女子文理学院、苏州东吴大学、广州岭南大学及山东齐鲁大学5所私立大学合办了协和医学院高等护士学校,学制4~5年,学生毕业后授予学士学位,这是我国第一所培养高等护理人才的学校。到1953年,学校共毕业263人,她们大多成为中华人民共和国护理界的中坚力量。1932年11月,南京国立中央高级护士职业学校正式开办,这是我国第一所由中央政府开办的护士学校,朱碧辉任校长。1934年12月,当时的国民党政府批准成立的中央护士教育专门委员会,成为中华人民共和国成立前我国护士教育的最高行政领导机构,该机构将护士教育改为高级护士职业教育,学制为3~4年,护士教育遂被纳入国家正式教育系统,直至1950年停办。战争时期,我国沿海省市许多护士学校被迫关闭或向内地迁移。北京协和医学院护士专科学校在聂玉婵校长和王琇瑛老师领导下,迁往成都办校,继续招收学生,培养高级护理人才。1946年,联合国善后救济总署(United Nation Relief and Rehabilitation Association, UNRRA)在美国举办护士师资进修班,我国派出20名优秀护士赴美,为期4个月。这是我国护理教育史上第一次派出护士留学。

在革命根据地,护理教育工作者受到党中央的高度重视和关怀,得到很大发展。1931年,毛泽东、朱德同志授意傅连暲同志在福建汀州开办了中央工农红军中央看护学校。1940—1946年,在延安中央医院基础上,共办了6期护士训练班,造就了一大批革命的护理工作者。1941—1942年,中华护士学会在延安成立分会。毛泽东为大会题词:"护士工作有很大的政治重要性"和"尊重护士,爱护护士"。在1949年前,由于国内政治动荡和帝国主义列强侵略,护理教育屡受挫折,发展缓慢。至1948年,在中华护士学会注册的护士学校仅183所,培训护士约3万人,远远不能满足4亿多人民的需要。

2. **中华人民共和国成立初期的护理教育** 1949年中华人民共和国成立后,为满足战后经济建设对中级护理人员的大量需求,1950年8月,第一届全国卫生工作会议决定将护理教育列为中等专业教育,由卫生部领导,制定全国统一的教育计划、教学大纲和教科书。招生对象为初中毕业生,学制2年,停办高等护理教育。1953年4月,北京协和高等护理专科学校正式宣布停办。1954年,卫生部决定将中专护理教育学制改为3年。1961年,北京第一医科大学再度开办护理系,招收在职护士进修大专学业,王琇瑛任系主任。

3. **1966—1976年的护理教育** 1966—1976年,全国护士学校停办。当时由于医疗工作的实际需要,不少医院自办护士班,大批未接受正规教育的初级护理人员进入护理队伍,使护理质量大幅度下降,导致我国护理教育与世界护理教育之间的差距拉大。

4. **改革开放以后的护理教育** 1976年以后,尤其是在党的十一届三中全会以后,护理教育重获新生。为迅速改善护理工作状况,卫生部在1979—1980年间先后发出《关于加强护理工作的意见》的通知和关于试行《中等卫生学校三年制医士、护士、药剂专业学生基本技能训练项目(草案)》,加强了对护理教育的领导与扶持。1980年,南京军区总医院和上海卫生干部进修学院(后改名为上海职工医学院)在卫生部和市卫生局支持下,率先开办了"高级护理专修班"。1983年,天津医学院成立护理系。1984年1月,教育部与卫生部在天津召开了"全国护理专业教育座谈会",决定在国家高等医学院校内设置护理专业。首批获教育部批准成立护理系,开设护理本科专业的有北京医科大学、协和医科大学、上海医科大学、上海第二医学院、第二军医大学、山东医科大学、中山医科大学、西安医学院、中国医科大学等10所院校,学制4~5年,毕业后授予学士学位。1992年,北京医科大学获准正式招收护理学硕士研究生。随后,第二军医大学、协和医科大学、上海医科大学、华西医科大学等也相继获批护理学硕士研究生学位授予权。2003年,第二军医大学护理学系以独立二级学科获批护理学博士学位授予权,2004年开始,第二军医大学、中南大学、中山大学等院校相继开始招收护理学博士生。至此,我国护理教育层次基本完全,同时也表明我国护理人员的学历层次结构正在逐渐提高和优化。2010年,国务院学位委员会批准全国28所院校开设护理学专业学位研究生教育,有力推进了临床高素质护理人才队伍建设和临床护理科学化水平。2012年,国家人力资源和社会保障部以及全国博士后科研流动站管理协调委员会首次批准8所具有较强科研实力和较高学术水平的院校设立博士后科研流动站,进一步推进了高水平护理科研人才队伍建设。截至2019年底,全国护理专业布点的高等职业院校达到了608所,2019年高职护理专业毕业生人数约为27万人。2018年数据显示,我国护理本科专业点达到268个,护理本科招生数量为5.03万人,护理本科招生占比从2006年的5.3%增加到11%,而护理中专和大专的占比从2006年的68%和26.6%变为38%和46%;护理一级学科博士学位授权点有24个、硕士学位授权点有100个,其中67所院校招收学术学位硕士研究生,86所院校招收专业学位硕士研究生,53所院校同时招收学术学位和专业学位硕士研究生;全国共培养护理学硕士1 861人、护理学博士40人,注册护士中具有本科学历人员从2009年的8.1%上升至2018年的20.8%,同期具有研究生学历人员从0.1%上升至0.2%,但2018年全国共授予临床医学硕士41 341人、博士8 680人,说明我国护理学高层次人才培养规模虽较以往有了快速发展,但仍需进一步优化人才培养结构。此外,2020年AACN提供的数据显示,美国护理学本科教育院校为805所,开设研究生教育的院校为636所,其中博士学位授权点为533个,说明我国高层次护理人才培养规模急需扩大。

（二）我国护理教育的改革

自 2011 年护理学由临床医学一级学科下设的二级学科单列为一级学科后，我国护理教育者围绕教育理念、创新创业能力培养、循证护理实践、护教协同等主题开展了广泛的护理教育改革。改革的主要内容如下：

1. 以高等教育新理念引领护理教育改革 2018 年 5 月 2 日，习近平总书记在北京大学师生座谈会上发表了重要讲话。这次讲话强调了 4 项主要内容："一个根本任务"，就是培养社会主义建设者和接班人；"两个重要标准"，就是要把立德树人的成效作为检验学校一切工作的根本标准，把师德师风作为评价教师队伍素质的第一标准；"三项基础性工作"，就是要坚持正确的政治方向，建设高素质教师队伍，形成高水平人才培养体系；"四点希望"，就是要求青年学生要爱国、励志、求真、力行。这 4 项内容形成了一个完整的逻辑体系，明确回答了培养什么人、怎样培养人的问题，对高等教育工作的要求更加明确、具体。2018 年 6 月，教育部召开了"新时代全国高等学校本科教育工作会议"，这是党中央在中国特色社会主义进入新时代后召开的第一次全国性教育工作会议，会议明确提出本科教育应"以本为本、四个回归"两个基本点，加强立德树人及课程思政、专业思政建设，加强一流本科教育，会议同时印发了《关于加快建设高水平本科教育全面提高人才培养能力的意见》和"六卓越一拔尖"计划 2.0 配套文件，提出了做好本科教育工作的具体举措。护理教育改革由此进入新阶段，开展了新医科背景下"五大金课""一流专业"建设，并从"立德树人""德智体美劳全面发展""课程思政、专业思政融合发展"等方面启动护教协同、课程体系、教材建设改革方案，已经初见成效。具体举措包括：

（1）以"五大金课"建设促进护理课程体系改革：通过"线上课程""线下课程""线上线下混合式课程""社会实践课程""虚拟仿真实验"课程项目申报，推动了各院校课程质量提升，并促进精品课程资源共享、满足学生个性化学习需求。2018 年，教育部推出首批 490 门"国家精品在线开放课程"，其中本科 468 门，含 25 门医学类课程，1 门护理专业课程；在 22 门专科课程中，共计 11 门医学及护理类课程，其中 7 门是护理专业课程。已有多门国家级一流课程上线。线上课程助力学生居家学习及课程思政教育，有效保障了大学生的学习进度和质量。2021 年，教育部启动第二轮一流课程建设计划，将进一步推进护理学专业的线上线下混合式课程体系改革，在线教学质量评价、在线师生互动、混合式教学质量评价及专业思政教育融入等新的教学改革议题开始进入研讨议程。

（2）护理教材编写质量提升：2020 年，我国首次设立"国家教材建设奖"，以促进教材建设。自 2011 年开始，各出版社均严格把控教材思政内容、编委团队资质，陆续出版纸质教材与数字资源相结合的立体化教材，体现了信息时代学习特征与改革后的课程体系改革配套，重新构建护理学科理论和技术体系，编写了一批适应信息时代需求的课程教材和国家重点规划教材。新教材展现了以下特点：①重构学科知识体系，增加护理信息学、公共卫生护理学等教材；②强化"三基"内容，突出实用性；③通过二维码链接、配套课件及音视频等数字资源拓宽专业视野；④融入专业思政元素，以护理人文精神培养贯穿教材各章节；⑤设置启发性、情境性案例，注重学生临床思维能力培养；⑥提高教材的可读性；⑦加强教材的助学功能。

（3）扩宽教育渠道，加速护理人才培养速度：①通过专科护士基地培养卒中、糖尿病、手术室、中医护理等多种类别的专科护士，提升在岗护士的专科护理能力；②通过非全日制硕士研究生、在职同等学力研究生等培养途径，提升护士学历，优化知识结构并提升其科研能力；③与国际知名大学合作，引进先进课程和优秀师资开展多层次的联合办学，选送优秀护士赴境外攻读硕士、博士学位。

2. 以专业认证为契机推动护理教育全方位改革 2010 年，我国护理学专业认证试点工作首先在南方医科大学、吉林大学护理学专业启动，已有 44 所高等院校开展了护理学专业认证，并逐步成为保障护理高等教育质量的重要措施，由此推动各院校从引领和服务区域经济社会发展的需要出发，深入解读《护理学类教学质量国家标准》及专业认证内涵，从培养目标、课程计划、师资队伍、学生成绩评定、科研与教学等 10 大模块进行全方位梳理与改革，引导本校师生反思护理教学实践，凝炼区域办学优势和特色，确立定性评价与定量评价相结合的现代教育评价观，促进整体护理学专业影响力的提

升,推动专业建设健康发展。具体改革举措包括:

(1) 调整护理专业培养目标,体现时代要求:在对经济全球化、社会健康需求、学科发展趋势和新时期青年学生特征分析的基础上,许多学校调整了护理本科生的培养目标。新修订培养目标的总体特征是:①突出了护理人才培养的国际化要求;②突出护理人才的专业发展和德智体美劳全面发展统一起来,重视培养复合型护理人才;③强调护理人才信息素养、终身学习能力、评判性思维、创新创业能力等可持续发展能力的培养;④重视奉献、审慎、关爱等护理职业精神的培养。

(2) 调整课程设置,突出专业特色:遵循整体性和综合性原则,努力探索既符合国情,又能与国际接轨的高等护理教育课程体系。课程改革的主要特点为:①强化培养目标,淡化学科界限,注重与信息学、工程学、社会学、遗传学、经济学等学科领域的交叉;②体现生物-心理-社会-环境这一现代医学模式的特点,减少公共基础课程比例,不断增加人文社会学科课程比例;③以护理为主线,突出整体人的概念,精简整合医学基础课,优化重组护理学专业课程,同时增加创新创业、劳动教育课程;④强调理论与实践结合,许多学校已实施“早接触临床、多接触临床”原则下的集中见习、课间见习、渐进式实习等实践教学模式,实践学时比例日渐增加。

(3) 优化教学方法与手段,注重素质教育:改变以教师为中心的灌输式教学法,探索以学生为中心的有效培养学生能力和专业情感的新教学方法,如以问题为基础的教学法、实践反思讨论法、情境教学法、案例教学法、服务性学习等。根据信息时代教育特点,实施对分课堂、翻转课堂、慕课与微课在线学习、远程查房、高仿真模拟等教学改革,给学生创造了与工作情境、专业角色和特定的工作任务相关联的学习,使学生的专业能力得到整合性的训练,提高未来职业岗位的适应性。

(4) 创新临床教学模式,强化学生综合实践能力训练:①建立健全临床教学管理组织机构,设立在护理部领导下的临床教研室、总带教、科室带教三级护理教学管理体系;②制订科学实习计划,强化对学生综合能力如临床技能、科研能力和管理能力的训练;③实施科学的评价方法:加强过程评价和终末评价,引入标准化病人为对象的多站式临床技能综合考评,有效测评学生的护理操作技能、沟通能力、团队协作能力、评判性思维能力和职业态度等。

(5) 营造护理专业文化氛围,培养学生的人文情怀与使命感:①丰富学生第二课堂,利用“5.12”国际护士节、各类卫生主题纪念日等开展活动,培养学生笃爱护理、珍爱生命的专业情怀;②建立本科生导师制,强化对学生综合能力如临床技能、科研能力和管理能力的全过程指导;③依托大学优势,指导学生参与各类讲坛、学术报告、护理夏令营、读书报告会、艺术欣赏等,培养学生的评判性思维及人文素养,拓展专业学术视野。

(6) 改革评估方法,构建科学的评价体系:围绕护理本科生的专业素质需要,从院校办学水平评价和护理人才专业素质质量评价两条线分别开展护理教育教学评价指标体系、评价工具和评价方法的研究,增加了线上线下相结合的试卷点评、成绩分析、在线答疑、成长档案袋等环节,建立了相应的闭环式教育教学管理和运行制度。

3. 护理高职教育进入规范化、高质量发展期　2019 年 1 月,国务院印发了《国家职业教育改革实施方案》,教育部办公厅下发了《高等职业学校专业教学标准》修(制)订工作的通知,全国卫生职业教育教学指导委员会组织标准制订专家工作组,制订了《高等职业学校护理专业教学标准》,这是我国第一个高等职业学校护理专业教学标准。《标准》在护理人才培养目标的设置方面,补充了“劳育”的内容,融入了人文素养、职业道德、创新意识、工匠精神等综合素养方面的内容,在注重高技能技能护理人才培养的同时,更强调了德技并修、全面发展的育人新理念。坚持就业导向,展现了理实兼重、知行合一的育人新模式,强调了产教融合、校企合作的育人新路径;建立了动态调整、持续改进的育人新机制,对我国高职学校护理专业人才高质量的培养起到了规范与引领的重要作用,也为我国护理职业教育标准体系建设提供了方向和依据。

2020 年,教育部等 9 部门印发了《职业教育提质培优行动计划(2020—2023 年)》,明确要求构建职业教育“三全育人”新格局、提升教师“双师”素质、加强职业教育教材建设、推动信息技术与教育教学深度融合等举措的落实。2021年4月召开的全国职业教育大会,进一步明确坚持立德树人,优化职业教育类型定位,深化产教融合、校企合作,深入推进育人方式、办学模式、管理体制、保障机制改革,稳步发展职业本科教育,进一步为护理高职高专教育指明了改革发展方向与策略。

（三）新时代我国护理教育的高质量发展方向和策略

2018年,国家卫生健康委员会、国家发展和改革委员会、教育部等11个部门联合印发的《关于促进护理服务业改革与发展的指导意见》指出,要以需求为导向,以岗位胜任力为核心,建立临床护士培训制度,加强院校护理教育对高质量护理人才的培养。相关政策文件的出台,从护教协同完善人才培养供需体制和推动护理人才培养模式改革两个方面都提出了新的要求。面对全球政治、经济、科学文化迅速发展并趋于一体化的时代大背景,考察分析国内外护理教育改革新趋势,剖析我国人民日益增长的美好生活需要和不平衡不充分的发展之间的矛盾内因,尤其是在信息技术革新、医药卫生体制深化改革和医教协同推进医学教育改革与发展的背景下,如何构建符合新时代需求的护理人才培养体系是护理专业教育教学改革的关键问题。当前我国高等护理教育发展方向和策略主要着眼于以下几方面:

1. 确立适应时代需求的人才培养目标 为了适应21世纪卫生保健事业发展和学科发展的需求,护理教育应以科学发展观为指导,建立可持续发展的护理人才培养目标体系,具体包括两方面任务:

从目标层次上,应根据国内外护理人才培养趋势及公众健康需求、实践岗位需求,重构层次清晰、方向明确、岗位适合的全层次护理人才培养目标体系。从目标性质上,新构建的培养目标应具有国际化、胜任力本位、以人为本、个性化的特质。其具体内涵如下:

（1）国际化:指着眼于培养具有全球意识、国际活动能力、国际护理执业资格的高素质的护理人才。

（2）胜任力本位:指高度重视培养具有强烈社会责任感和职业精神,以患者为中心的护理能力、评判性思维能力,有创新精神,能够在复杂多样的卫生保健环境中从事跨学科护理实践的可持续发展的护理人才。

（3）以人为本:指着力于培养具有强烈的人文关怀意识和良好的职业伦理素养,高水平的人际沟通技能和善于理解他人、尊重差异、善于合作的护理人才。

（4）个性化:指应立足人的自身全面发展,尊重受教育者的个性和个别差异,体现人自身价值,在此基础上,培养具有独特的品质和丰富多彩个性的、可持续发展的护理人才。各学校应根据自身的实际情况和发展规划,细化学校的护理专业人才培养目标,在培养目标的制订中体现学校的本土化培养特色。

2. 建立完整的护理学学科体系 党的十九大提出"实施健康中国战略",以人民健康为中心,关注生命全周期、健康全过程的大卫生、大健康理念,对新时代护理教育提出了更高的要求。新医科建设对当前医学、护理教育提出了新要求,即立足全人群和全生命周期,培养能够适应以人工智能、大数据为代表的新一轮科技革命和产业革命、能够运用交叉学科知识解决医学领域前沿问题的高层次医学创新人才。由此要求护理学科建设进一步规范和提高护理学学位点建设水平,通过学位点水平审核评估及学科评估的纲领性指引,促进护理学科高端人才高质量培养。认真开展学科建设研究,运用科学的理论,建立科学的学科分类、分级标准,完善护理学二级学科体系建设,在此基础上建立我国护理学学科体系。此外,借鉴国外护理人才培养的经验,推动护理研究生教育与专科护士培养的衔接。

3. 建设高素质专业化护理学师资队伍 新时代对护理师资队伍建设提出新的要求:护理教师应立德树人,牢记作为教师的职责与使命。应充分利用国际和国内教育资源,加强国际和国内院校间合作交流,采取多样化的培养途径,加强各层次师资队伍的培训,提高护理师资的学历水平,完善护理教师以德育人、以智启人、以体育人、以美成人、以劳塑人的能力结构,全面提升其教育教学、科教融合水平,制订统一完善的师资培养及准入标准,从而进一步有效提高人才培养质量。应进一步密切院校与临床、社区的合作,实施院校师资和临床师资双向交流,完善双师型师资的培养机制,使现代护理学师资队伍既能适应社会政治、经济、科学文化发展的需要,又能胜任培养基于岗位胜任力为核心的现代护理学专业人才的任务。

4. 加速护理教育国际化进程 医学教育全球化趋势是社会发展的必然趋势,应基于全球性视角设置课程体系及内容,拓展新生代护士的专业视野,关注全人类的健康。同时进一步加强国际间护理学术交流,充分利用国际护理教育信息与技术资源,汲取国际经验,加速我国高层次护理人才的培养。还应积极发展国际合作办学,探索线上线下相结合、灵活多样的合作办学模式,在东西方文化交融中培养国际化护理人才。同时,依托双语课程、海外虚拟研究院等平台吸纳留学生来华学习,加强护理教育国际化政策与机制研究,将中国护理智慧推向国际,提升我国护理教育的国际影响力。

5. 构建护教协同背景下新的护理人才培养模式 护教协同推进护理教育事业优先发展的战略,是人才强国战略在护理领域的具体体现。需要强化学校和医院合作,在教育过程中增加学生所学知识和技能的深度和广度,提高学生促进健康和解决实际问题的能力,提升以护理职业道德、职业态度和职业价值观为基本内容的职业素质教育,实现专业教育与素质教育的有机结合。具体以行业岗位需求锚定学校办学方向,以行业培训标准确立学校办学标准,以行业岗位能力要求检验学校办学质量,如基于疫情期间护理工作经验提出的加强学生突发事件的综合应急能力、环境适应能力、循证科研能力等要求,应纳入培养内容。具体针对各层次人才培养目标,可有所侧重。如推进护理专科教育改革,着力提升护理专科生解决实际问题的能力;深化基础性本科护理人才培养改革,夯实本科人才培养在护理人才成长中的基础地位,推进以胜任力为导向的教育教学改革;试点院校教育与毕业后教育相衔接的高素质、高层次护理人才培养模式改革,促进硕士专业学位研究生教育与专科护士规范化培训有机衔接,试点开办护理博士专业学位教育,培养临床护理专家。推动护理拔尖创新人才培养改革,以高层次、高水平、国际化的护理学科未来领军人才为目标,加强护理硕士、博士科学学位研究生的科研能力、创新能力的培养。

6. 加强多学科、跨学科的科研合作 当前护理教育重心已经从疾病照护发展到健康照护,多学科交叉融合是新医科背景下学科发展的必然趋势。高等院校可把握各自的优势特色,瞄准社会重大健康问题,寻求与其他学科的契合点,开展跨学科、多背景的研究,努力增强护理学科的优势和特色。通过跨学科模式培养出具备多学科思维、较高创新精神和较强实践能力的高素质复合型人才。2020年,在新型冠状病毒感染疫情防控中涌现出对防护设施有效、舒适、便捷的需求,护理机器人的需求,消毒隔离智能设施的需求,护士进行自身心理建设的需求等,需要护理学、工程学、物理学、计算机信息学、心理学等专业进行跨学科合作,促进研发转化,实践智慧护理。为照护复杂疾病的患者,护理专业与其他专业之间需要加强对跨专业语言和能力的了解,在教学模拟中拟定标准化护理方案,使用程序化的临床病例、环境设备促使相关人员进行情景/视频创作,提高内部跨专业合作和团队效率的能力。各学校可打破学科间壁垒,以工作任务或问题为轴心,组合跨学科课程,实现各课程知识体系的整合。

7. 强调思想政治教育与专业教育、人文教育的全程融合 现代社会要求护理专业人才不仅要有扎实的基础知识、熟练的护理技能,还要有人文关怀能力、正确的价值观念、良好的思想品德等,这些品质和能力的培养仅靠专业知识与技能的传授无法完成。贴合全人教育的理念和护理学科的行业特点,围绕需要进一步优化护理本科课程结构体系,实现"知识和技能的传授"与"价值引领"的有机统一,围绕立德树人根本任务,加强课程思政与专业教育和人文教育的融合和统一,除专业能力的培养外,加强思想政治教育及人文内涵和综合素质的培养,重视人格、情志及文化素养和思维方法的培育,使学生人文素养的培养符合中国特色社会主义核心价值观的根本要求。为此,必须使学生在掌握马克思主义、邓小平理论、毛泽东思想和习近平新时代中国特色社会主义思想等科学理论的同时,提高学生对于我国传统文化的认识,对于社会主义核心价值观的理解与认同,培养学生的爱国主义思想和民族精神,并进一步将其内化为自觉的信念,提升其人文关怀能力。

Note:

8. 建设"互联网+"教育背景下的常态化线上规范教学体系　在线教育有利于打破地域、时间等壁垒,提供人与人之间、人与机器之间的交互平台,有效支持了大量线上教学和研究活动。可以预见,在全球不稳定性、不确定性的环境中,将越来越依赖在线教育实现高等教育的主要功能。护理教育的线上教学将向常态化、规范化发展,应重点推进以下工作:①将线上与线下、授课与辅导答疑等重要环节进行有机组合,在教、学、练、测、评等环节进行多元设计和策划。②积极拓展护理线上学习社区和线下学习中心相结合的教学空间,持续改进学生的学习体验与效果,创新学习支持模式。③努力打造线上"金课"集群,实现护理课程内容、教学方法与信息技术的深度融合,以促进护理在线教育从保运行到求卓越的转变。④建立护理课堂教学质量大数据采集与分析平台以及质量常态监控体系,记录和收集教与学各项行为专项数据,教师得以在此基础上进一步对教学进行调整,提升教学质量和水平。同时建立基于数据反馈的护理教学管理制度以及个性化学习支持服务模式,拓展基于在线教育的服务范畴,将传统的管理和服务逐步转变为适应学生在线学习需要的教学管理和支持服务,重视教学管理和服务方式的灵活性、有效性和体验感。

（张　艳）

思　考　题

1. 请辨析教育、教育学、护理教育学这 3 个概念的异同点。
2. 请思考影响健康中国背景下护理教育发展的因素有哪些?
3. 请结合实际分析影响护理专业学生身心发展的因素有哪些?
4. 请比较中外护理教育发展历程,分析护理教育发展的规律有哪些?
5. 请结合自己所在学校和学习生活现状,思考新时代我国护理教育改革的主要方向是什么?

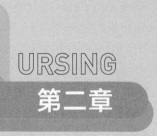

第二章

护理教育的目标体系

02章　数字内容

───── 教学目标 ─────

识记:

1. 能正确简述确定教育目的的依据。

2. 能正确说出布卢姆等的教育目标分类学中 3 个领域各层次目标的名称。

理解:

1. 能用自己的语言正确解释下列概念:教育目的;培养目标;教学目标;全面发展;全面发展教育。

2. 能比较社会本位论和个人本位论的教育目的理论,正确说出两者之间的区别。

3. 能举例说明我国教育目的的基本精神。

4. 能举例说明德、智、体、美、劳五育在护理教育过程中的作用与关系。

运用:

能运用教育目标分类理论编制符合要求的 3 个领域各个层次的教学目标,正确率达 80%。

护理教育目标是护理教育理论和实践中的一个重要问题,是护理教育工作的出发点和归宿。它对于护理教育任务的确定、制度的建立、内容的选择以及全部护理教育过程的组织都起着指导作用。正确认识、理解和把握护理教育目标对护理教育工作具有极其重要的指导意义。护理教育的目标体系可分为教育目的、培养目标、课程目标(详见第四章第一节)和教学目标4个层次。

第一节　教 育 目 的

教育目的是教育工作的出发点和总目标,制约着教育体制和教育过程的方向,体现了对新一代人才素质的总体要求。教育目的是院校制订培养目标、确定教育内容、选择教学方法和评价教育效果的根本依据,是护理教育活动的第一要素和前提。因此,我们需要明确教育目的的概念、确定教育目的的主要依据和我国的教育目的及基本精神。

一、教育目的的概念

教育目的(aims of education)是指一定社会对教育所要造就的社会个体的质量规格的总的设想或规定。教育目的由国家根据社会的政治、经济、文化、科学技术发展的要求和受教育者身心发展的状况确定。它是教育工作的出发点和总目标,制约着整个教育体制和教育过程的方向,体现了对新一代人才素质的总体要求,对所有学校都具有普遍的指导意义。护理教育是培养护理学专业人才的教育,但同样要努力使受教育者符合国家提出的总要求。因此,教育目的是院校制订培养目标、确定教育内容、选择教学方法和评价教育效果的根本依据,是护理教育活动的第一要素和前提。

知 识 链 接

教育方针和教育目的的区别

教育方针(guiding principle for education)是国家在一定历史阶段提出的有关教育工作的总方向和总的指导思想,是教育基本政策的总概括。它是确定教育事业发展方向、指导整个教育事业发展的战略原则和行动纲领,内容包括教育的性质、地位、目的和基本途径等。不同的历史时期有不同的教育方针。从两者定义可看出,教育方针和教育目的的制订者都是国家,它们之间有着密不可分的联系,后者为前者提供基础。但两者也有区别,它们是不同层次的概念。教育方针是政策层面的概念,属政治性概念,一般体现在党和政府的文件中;教育目的是学术层面的概念,属学术性概念,一般是教育学的研究范畴和内容。

二、确定教育目的的依据

（一）客观依据

1. 社会发展的客观需要　教育是发展人的一种特殊活动,离开促进人的发展,教育就无从反映和促进社会发展。但是个人的生存、发展离不开社会,无论是教育者还是受教育者都是一定社会现实中的人,他们只能在现实社会生活条件的基础上与社会交互作用,在现实社会生活条件下获得发展或促进受教育者的发展。由此可见,个人的发展是以社会的发展为基础,受社会发展的制约,服从社会发展的需要,这就决定了教育的目的必然为社会所制约,为社会历史发展的客观进程所制约。

（1）生产力发展水平制约教育目的:生产力是人类征服和改造自然,获取物质资料的能力。生产力发展水平体现人类已有的发展程度,又对人的进一步发展提供可能和提出要求。例如,在奴隶社会、封建社会,生产力水平很低,人们生活在以手工技术为基础的自然经济条件下,劳动者依靠从实践中积累的经验和技艺从事物质生产。同这种生产力发展水平相适应,古代社会劳动者的教育主要是在劳动中进行,而专门学校教育则为脱离直接生产劳动的阶层所垄断,教育目的是为国家机构培养官吏。随着大机器生产和商品经济的发展,科学技术在生产中的广泛应用,学校教育不仅要培养从事国家事务的官吏和生产管理者、技术人员,还需培养有一定文化和职业技能的熟练工人。这样,生产力和科学技术的发展以及产业结构的变化就成为制订学校教育目的的重要依据。

（2）生产关系制约教育目的:从社会发展的根本原因看,生产力起最终的决定作用,但无论是资本主义社会,还是社会主义社会,直接决定教育目的的是生产关系。生产力的要求只能通过生产关系的中介作用,在教育目的上反映出来。因此,在阶级社会中,教育目的总是带有鲜明的阶级性,反映了统治阶级的政治经济利益。例如,我国封建社会的教育目的就是"明人伦",把剥削阶级的子弟培养成懂得社会伦常关系的君子、未来的统治者,以维护封建制度。这说明教育目的的制订必须依据社会的生产关系与生产力发展状况与需要。我国的教育目的要依据社会主义现代化建设与发展的需要,依据社会主义物质文明、精神文明建设的需要,依据社会主义民主建设的需要制订。

2. 人的身心发展规律　在肯定教育目的的社会制约性时,并不意味着提出教育目的时,无须考虑受教育者的特点。事实上,对受教育者特点的认识是提出教育目的的必要条件。

首先,教育目的直接指向的对象是受教育者。人们提出教育目的是期望引起受教育者的身心发生预期的变化,使之成长为具有一定个性的社会个体。这是以承认受教育者有接受教育、获得发展的潜能为前提的。其次,人们既然希望将所提出的教育目的转化为受教育者的个性,就不能不考虑受教育者的认识发展、心理发展和生理发展的规律和进程。教育目的所勾勒的受教育者所要形成的素质结构,是社会规定性在受教育者个体身上的体现,同时也包含着个体的生理、心理特征,是这两个方面的统一。再次,教育目的主要是通过各级各类学校的教育活动实现的,在把教育目的具体化成各级各类学校的培养目标的同时,还应注意受教育者身心发展水平和经验储备。最后,受教育者在教育活动中不仅是教育的对象,而且也是教育活动的主体,这是教育活动对象区别于其他活动对象的显著特点。教育目的的提出必须考虑这个特点,为受教育者能动性的发挥与发展留下充分的空间。从这个意义上说,教育目的的制订,还要受到受教育者身心发展水平的制约,要适应个体身心发展的规律与特点。

（二）理论依据

制订教育目的的理论依据反映的是教育目的的提出者对教育、个体、社会3者之间关系的认识,反映了其对教育目的的价值取向。

1. 个人本位论（theory of individual as standard）　主张教育目的应根据人的发展需要来制订。持这种教育目的理论的教育家与哲学家有法国的卢梭、德国的福禄贝尔和瑞士的裴斯泰洛齐。在他们看来,个人的价值高于社会的价值,社会只有在有助于个人发展时才有价值。教育的价值也应当以其对个人的发展所起的作用来衡量。人生来就有健全的本能,教育的职能就在于使这种本能不受影响地得到发展。

这种把人的需要作为制订教育目的的理论依据,重视教育对象的自然素质和自身的需要、兴趣等积极因素与发展状况,强调教育个性化,是有积极意义的。但是,教育目的取决于人的天性的观点是片面的,他们没有把人看成现实社会的人,没有看到人的社会制约性,没有认识到个人的个性化过程同时也是个人的社会化过程,因而不可能科学地阐明人的本质和教育的价值。

2. 社会本位论（theory of society as standard）　主张教育目的应根据社会需要来确定。代表人物有法国社会学家孔德、迪尔凯姆,以及德国的凯兴斯泰纳和那托普。在他们看来,社会的价值高于个人的价值,个人只是教育加工的原料,个人的存在与发展依赖并从属于社会。教育的职能在于把受教育者培养成符合社会准则的公民,使受教育者社会化,保证社会生活的稳定与延续。评价教育的价值只能以其对社会的效益来衡量。社会本位论的产生同样有其社会根源。

社会本位论强调社会的价值,重视社会的稳定性和个体的社会化,强调人的发展和教育对社会的依赖性,主张教育应使个人认同社会,与社会合作,为社会服务,有一定的道理。但他们忽视个人发展

Note:

的需要,把个人与社会完全等同一致,无视个人的价值,看不到社会还有待变革,看不到个人能动性在社会变革和发展中的巨大作用,就失之偏颇了。

3. 马克思主义关于个人全面发展的学说　马克思在对个人发展与社会发展及其关系做了哲学、经济学、社会学考察后,提出了关于个人全面发展的学说,为社会主义教育目的的确立奠定了科学的理论基础和方法论指导。其基本观点包括以下几个方面的内容:

(1) 人的全面发展的含义:马克思主义认为人的全面发展包括两个方面的有机联系,即体力和智力、道德和审美的统一发展。人的体力和智力是构成人的劳动能力的两个对立统一的因素。人的体力指的是"人体所有的自然力",人的智力指的是"精神方面的生产能力",包括科学文化知识、劳动能力和生产经验;而人的道德和审美能力是个人全面发展不可缺少的条件。人作为社会关系的总和,必然是一定道德和美感的主体。人不仅是物质财富和精神财富的创造者,同时也是物质财富与精神财富的享受者。人的个性得到充分、自由的发展,他们的道德和审美的情趣、审美能力也必然得到高度发展。

综上所述,马克思主义的人的全面发展(all-round development)是指智力和体力、个性和社会性、道德和审美情趣的高度统一的发展。

(2) 个人的全面发展与社会生产的发展相一致:马克思认为在规定个人的发展时,不能脱离具体的历史条件,停留在抽象的"人"上,而必须"从人们现有的社会关系,从那些使人们成为现在这种样子的周围生活条件来观察人们"。基于这一历史唯物主义的基本立场,马克思详尽考察了资本主义生产方式,提出社会分工带来了社会的进步,也造成了人的片面发展,资本主义大工业生产为人的全面发展提供了客观的物质基础的科学结论。

(3) 社会制约着个人全面发展实现的可能性:尽管资本主义大工业生产对个人全面发展提供了客观要求和实现的物质基础,但由于资本主义生产社会化和生产资料私人占有的基本矛盾以及旧的分工制度,个人全面发展不可能得到真正实现。只有根除造成劳动者片面发展的社会根源与阶级根源,劳动者成为社会和生产的主人,并能充分享受全面发展的教育,个人全面发展才有可能转变成现实。

(4) 教育与生产劳动相结合是造就全面发展的人的唯一方法:人不仅凭借劳动满足最基本的生存需要,实现社会财富的创造和积累,而且人最终也要通过劳动来实现人之为人的自由本质。劳动不但创造了人的物质生活,也充盈着人的精神世界,使人得以成长。教育与生产劳动相结合是大工业生产发展提出的客观要求,是教育与生产劳动从分离走向结合的必然趋势,是不以人的意志为转移的客观规律。但由于资本主义社会存在种种不可克服的矛盾,教育与生产相结合很难完全实现。只有在社会主义社会,才可能最终实现全体社会成员的普遍教育与普遍生产劳动相结合,造就一代全面发展的新型劳动者。

三、我国的教育目的及基本精神

(一)我国现行的教育目的

我国的教育目的是在马克思主义关于个人全面发展理论指导下,党和国家根据我国社会主义的政治、经济、文化、科学技术和生产力发展的需要而制订的。1949 年中华人民共和国成立以来,各个历史节点的教育文件对教育目的都作出了必要的说明。

我国教育方针的最新表述为 2017 年党的十九大报告提出的"落实立德树人根本任务,发展素质教育,推进教育公平,培养德智体美全面发展的社会主义建设者和接班人。"2018 年,习近平总书记在全国教育大会上发表的重要讲话中把"劳"字列入全面发展教育理念。我国教育目的的最新表述为2021 年十三届全国人大四次会议批准的《中华人民共和国国民经济和社会发展第十四个五年规划和2035 年远景目标纲要》中提出的"全面贯彻党的教育方针,坚持优先发展教育事业,坚持立德树人,增强学生文明素养、社会责任意识、实践本领,培养德智体美劳全面发展的社会主义建设者和接班人"。

Note:

（二）我国教育目的的基本精神

1. 我国的教育是培养劳动者和社会主义建设者　教育目的的这个规定，明确了我国教育的社会主义方向，也指出了我国教育培养出来的人的社会地位和社会价值。

我国是社会主义国家，劳动是每一个有劳动能力的公民的光荣职责，因此，必须教育全体青少年要把用辛勤劳动建设一个富强、民主、文明的社会主义现代化国家作为自己肩负的历史使命，立志做社会主义的自觉的劳动者。同时，我们的教育要培养社会主义事业的建设者，就要树立全面人才观念。不仅需要科技人才，而且需要经济、文化、教育、政治等各类人才；不仅需要高级人才，而且需要中级、初级人才。我们的事业只有依靠各级各类人才的共同劳动、创造才能前进。

2. 我国的教育是以素质发展为核心的教育　素质是对人自身的生理心理、学识才智、道德品行、审美情趣、个性能力等方面的发展质量或品质的总称，也可以是对人的某方面发展质量或品质的指称，如心理素质、思想素质、公民素质等。以素质为核心的教育关注的是人发展的质量，是以注重人各方面发展的实际程度和水平为主要特征，包含两个方面的内涵：①人的发展的全面性与和谐性；②人的发展的差异性和多样性，不强求一致，重视个性发展的多样性。

3. 我国的教育是全面发展的教育　教育目的的实现，不仅需要关注人发展的实际程度和水平的素质教育（quality-oriented education），也需要关注人发展的内容的全面发展教育。全面发展教育（all-round developmental education）主要由5个有机部分组成。

（1）**德育**（moral education）：是全面发展教育的方向和立德树人的首要问题，主要培养受教育者正确的世界观、人生观和价值观，使之具有良好的道德品质，培养受教育者正确的政治观念和规范的职业精神，使之具有为民族振兴、国家富强和人民富裕而艰苦创业的献身精神，树立为提高国民健康质量和人类健康水平服务的崇高志向。

对护生在德育方面的要求是：使学生确立马克思主义的基本观点和历史唯物主义与辩证唯物主义的基本立场，逐步形成热爱祖国、热爱护理事业、尊重生命、关爱患者、全心全意为护理对象服务的高尚职业道德品质和为人类健康献身的精神，体现慎独修养和人道主义精神，逐步树立社会主义核心价值观。

（2）**智育**（intellectual education）：是全面发展教育的核心，是向学生传授知识、培养能力、培养科学精神和创新思维习惯的教育，是使受教育者掌握建设社会主义具体本领的教育。

对护生在智育方面的要求是：不仅要使学生掌握护理学专业的基本知识、基本理论和基本技能，而且要求学生了解社会人文科学的有关知识及本学科的新成就与发展趋势，具有良好的人文素养和科学素质，提高动脑、动手能力，逐步发展学生胜任未来岗位要求的自学能力、思维能力、创新能力、表达能力、人际沟通与交往能力、组织管理能力、科学研究能力和社会活动能力，使之具有较强的职业适应性并形成热爱科学、团结协作、勇于探索和创新的优良品质。

（3）**体育**（physical education）：是全面发展教育的重要组成部分，通过体育课和各种体育活动、保健措施，授予受教育者体育运动、卫生保健的基本知识和技能，增强体质，提高运动能力的教育。通过体育培养受教育者良好的健康意识、锻炼习惯和卫生习惯，培养受教育者的意志、毅力、坚持与合作精神、勇敢顽强的优秀品质和革命乐观主义精神。

对护生在体育方面的要求是：通过体育，使学生拥有健康的体魄、充沛的精力、顽强的意志和敏锐的反应能力，具有灵巧轻捷的动作能力、连续工作的耐力，以及团结互助、合作、理解的基本态度，以适应护理工作的需要，并掌握医疗体育的知识和技能，服务于护理对象。

（4）**美育**（aesthetical education）：是全面发展教育的重要组成部分，通过有关艺术课程和丰富多彩的课外文化艺术活动，培养受教育者正确的审美观点，发展他们感受美、鉴赏美、表现美及创造美的能力，并丰富受教育者的精神生活，陶冶高尚情操，养成文明行为，丰富想象力，发展形象思维能力，培养和激励学生热爱生活、追求美好事物的思想感情。

对护生在美育方面的要求是：树立正确的审美观念，提高审美修养，培养鉴别美丑的能力和美的表现力、创造力，形成美的语言、美的仪表、美的风度、美的形体动作、美的情操及美的心灵，具有为护理对象创造美的环境，激励护理对象产生热爱生命、热爱生活的美好情操的能力。

（5）劳育（labour education）：也是全面发展教育的重要组成部分，劳动教育具有长期性、多维性和融通性的特质，开辟了马克思主义劳动思想新范畴。坚持劳动教育是坚持中国特色社会主义教育发展道路的应有之举，是否坚持劳动教育是检验是否正确把握中国特色社会主义教育发展道路走向的标准之一。劳动教育是培养更高水平人才的关键工程，需要建立劳动教育体系。

对护生在劳育方面的要求是：学会崇尚劳动、尊重劳动，真正懂得"劳动最光荣、最崇高、最伟大、最美丽"的道理，树立劳动光荣、劳动致富的观点，培养热爱劳动的良好习惯，锻炼吃苦耐劳的精神，能够辛勤劳动、诚实劳动、创造性劳动，为人生发展奠定坚实的基础。

4. 正确处理我国教育目的中的一些关系与问题

（1）正确处理德、智、体、美、劳五育之间的关系：在实现我国教育目的的整个护理教育过程中，德、智、体、美、劳五育是相辅相成、缺一不可的。任何一育都有自己的独特任务，在培养人的过程中起着其他各育不可替代的作用。但是各育又是相互依存、相互联系和相互渗透的，形成全面发展教育的统一整体。

首先，要处理好德育和智育的关系。德育对智育起着指明方向和保持学习动力的作用。受教育者思想觉悟越高，越热爱护理工作，就越能为建设社会主义、发展护理事业而刻苦学习科学文化知识，并树立远大理想，克服困难，攀登科学高峰。智育是德育的基础，辩证唯物主义世界观是建立在对科学真理的认识上的，共产主义道德品质也要求以科学的理论为依据。

其次，要处理好德育、智育和体育的关系。在人的发展中，体育能够提供物质前提，使学生有强健的体魄、充沛的精力及顽强的意志，顺利、有效地学习掌握知识与技能。德育、智育对体育也有促进作用。学生思想觉悟越高，为护理事业锻炼身体的自觉性就越高；学生的科学文化知识水平越高，对卫生保健和身体健康的要求也越高，越能自觉运用科学方法锻炼身体、预防疾病。

再次，要处理好德育、智育、体育、美育和劳育的关系。美的观点、情趣属于德育范畴。美的感受、理解、创造与智育关系密切。对人体美的理解与要求，良好卫生习惯的养成，又与体育密切相关。通过劳育可以以劳树德，以劳增智，以劳强体，以劳育美，以劳创新。德、智、体、美、劳五育是有机结合的整体，既相对独立，又辩证统一。关系处理得当，则相互促进，相得益彰；关系处理不当，则相互干扰，一败俱伤。因此，护理教育者必须全面理解各育之间对立统一的辩证关系，统筹安排，五育并举，才能发挥护理教育整体功能，实现全面发展的教育目的。

（2）正确处理教育与生产劳动的关系：教育与生产劳动相结合是指现代科学技术与现代护理实践的有机结合。护理教育是培养护理人员的社会活动，护理教育最终是要提高受教育者的体力、智力和从事护理工作的能力，从而保护和促进社会生产力发展，护理教育也才能真正发挥应有的作用。现代化护理不能依赖增加投入的护理劳动量，而要靠提高护理劳动效率。这就需要通过教育、科研，提高护理人才的专业素质，运用科学技术新成就，改进护理仪器、设备，改进护理工作方法与过程来实现。所以，护理教育必须是教育、生产、科研三者紧密结合的教育。

护理卫生保健服务是护理人员最主要的生产方式。护理教育与生产劳动相结合就是使护理教育与护理实践、卫生保健紧密结合，这也是理论与实践相结合的最好形式。护理教育具有很强的实践性，一方面可以帮助学生彻底理解、掌握教育内容，有利于培养他们独立分析、解决问题的能力；另一方面也有利于培养学生全心全意为人民服务的精神和高尚的职业道德。

（3）正确处理全面发展与独立个性的关系：从唯物主义辩证法来看，全面发展与独立个性的关系是对立统一的关系。全面发展是以每个人的自由发展为条件，包含着个性的多样性与丰富性。由于受教育者生活在不同的社会环境中，有不同的经历和体验，不同的智力品质、兴趣爱好，全面发展在不同受教育者身上必然形成不同的组合，因此全面发展的过程也是个人的个性形成过程。教育目的作为社会对其成员质量规格需求的反映，无疑要有统一标准，但统一性不排斥个性的自由发展。我们

Note：

的教育要促进受教育者的社会化,为社会主义事业做贡献,但社会化也不排斥个性化。教育改革要解决的重要课题就是培养受教育者的独立个性,使受教育者个性自由发展,增强受教育者主体意识,形成受教育者开拓精神、创造才能,提高受教育者的个人价值。

必须指出,我们所说的个性化、自由发展是与社会同向的个性化、自由发展。我们反对与社会利益、社会秩序背道而驰,为所欲为的个性。

(4)正确处理当前发展和可持续发展的关系:学校的教育目的是使受教育者从准社会人成为社会人。学科的知识体系、对人才的素质要求等都是相对稳定的动态因素,是在不断发展变化的。任何学校的教育都只能在一定程度上满足社会的需求。学校教育所提供的仅是基础,个体走出校门进入社会后,还必须不断充实自己,更新自己的素质结构,才能适应社会的需求。尤其在当代,知识增长和更新的惊人速度使得任何一流学校和优秀的教师都不可能使学生在校学习期间学到其终身够用的知识。因此,学校教育必须坚持把实现学生的当前发展和可持续发展有机统一起来,把形成学生自我发展能力,增强学生的自我意识、发展意识和创造意识及相应的能力作为学校教育教学的重要任务和教育质量评价的重要标准。

第二节 护理教育的培养目标

护理教育的培养目标是开展护理教育教学工作的必要前提。护理教育培养目标的制订必须全面贯彻国家的教育方针,有明确的专业定向和人才层次规定,符合人才培养的规格。我国现行2个等级4个层次护理教育的培养目标的内涵各不相同。

一、护理教育的目标体系

国家提出的教育目的是各级各类学校要实现的人才培养规格的总要求,不能代替各级各类学校对所培养人才的特殊要求。因此,在总的教育目的的指导下,护理教育还需确定更为专门的、具体的培养目标,而教育目的和培养目标又可细化为一系列更为具体的课程目标和教学目标。因此,护理教育的目标体系由4个部分组成,见图2-1。

护理学专业培养目标与教育目的之间的关系是特殊与普遍的关系,课程目标与教育目的和培养目标之间的关系是具体与抽象的关系,

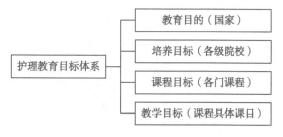

图2-1 护理教育的目标体系

教学目标是对课程目标的进一步具体化和可操作化。教育目的和护理学专业培养目标落实在一系列实现课程目标和教学目标的行动中,而所有的课程目标和教学目标都运行在通向教育目的和培养目标的轨道上,有次序地、积累地、渐进地向教育目的和培养目标接近。这样就保证了每一项教育活动都是指向教育目的过程的一部分。

二、护理教育培养目标的概念

培养目标(training objectives)是指各级各类学校、各专业培养人才的具体质量规格与培养要求。

教育目的是各级各类学校培养学生的共同准则。培养目标则是根据特定的社会领域(如教育工作领域、化学工业生产领域和医疗卫生工作领域等)和特定的社会层次(如技术工人、管理人员、高级行政人员和专家等)的需要制订的,并随受教育者所处学校的类别和层次而变化,是针对特定对象提出的。没有总的培养目标,制订具体的培养目标就会失去方向。没有具体的培养目标,总的目标也无法在各级各类学校中落实。

护理教育的培养目标是指院校培养护理人才的具体质量规格与培养要求。根据实际需要，制订科学、合理的护理培养目标是开展护理教育教学工作的必要前提。护理教育的培养目标一经确定，院校的各项工作就要紧紧围绕这一目标而展开。例如，要确定与培养目标相适应的合理的知识结构、能力结构以及最佳培养方案，精心设计和安排课程体系，精选教学内容，改进教学方法等。同时，要验证院校教育工作成效，最根本的应视其是否实现了培养目标的要求。

三、护理教育培养目标的制订原则

（一）必须全面贯彻国家的教育方针

党的教育方针是根据社会政治、经济发展的要求，为实现教育目的所规定的教育工作总方向，是教育政策的总概括。内容包括教育的指导思想、培养人才的基本规格及实现教育目的的基本途径。因此，在制订培养目标时，就必须全面贯彻、落实国家的教育方针，以保证具体培养目标的方向性，避免发生各种偏差。

（二）必须有明确的专业定向和人才层次规定

在培养目标中，应有明确的专业定向，应反映不同层次护理人才的具体培养规格和要求。这样有利于院校有针对性地实施教育培养计划，有利于教师按目标明确地组织教学，有利于学生确定努力方向，有利于对护理教育质量进行检查，也有利于用人单位合理使用人才。

（三）必须符合人才培养的规格

在制订护理培养目标时，要正确评估不同层次学生入校时的知识水平，实事求是地衡量学生在校期间教与学所能达到的最大限度，充分考虑学生毕业时应具备的基本知识、基本理论和基本技能。护理人才的培养不是"一次教育"所能完成的，把培养目标定得过高或过低，要求与规格相脱离，都会给实施培养计划带来困难，达不到预期的效果。

四、护理教育培养目标的内涵

我国现行的护理教育大致可分为 2 个等级 4 个层次。2 个等级教育是高等护理教育和中等护理教育。4 个层次教育是护理学研究生教育、护理学本科教育、护理学专科教育和护理学中专教育。各层次培养目标都是根据国家的教育方针和卫生工作方针制订的，并从德、智、体、美、劳五个方面提出了具体要求。但不同层次的护理教育培养出来的人才规格不同。

（一）护理学研究生教育的培养目标

护理学研究生教育的培养目标包括护理学博士研究生和硕士研究生两个层次。2010 年，国务院学位办公室批准了护理学硕士专业学位设置方案。至此，我国护理学硕士研究生教育包含学术学位和专业学位两个培养类型。

教育部依据《中华人民共和国教育法》《中华人民共和国高等教育法》《中华人民共和国学位条例》制定的《全国招收攻读博士学位研究生工作管理办法》和《全国硕士研究生招生工作管理规定》明确规定了高等学校和科研机构招收博士研究生的培养目标是："培养德智体全面发展，在本门学科上掌握坚实宽广的基础理论和系统深入的专门知识，具有独立从事科学研究工作的能力，在科学或专门技术上做出创造性成果的高级专门人才。"硕士研究生的培养目标是："培养热爱祖国，拥护中国共产党的领导，拥护社会主义制度，遵纪守法，品德良好，具有服务国家服务人民的社会责任感，掌握本学科坚实的基础理论和系统的专业知识，具有创新精神、创新能力和从事科学研究、教学、管理等工作能力的高层次学术型专门人才以及具有较强解决实际问题的能力、能够承担专业技术或管理工作、具有良好职业素养的高层次应用型专门人才。"这两个培养目标是全国各专业，包括护理学博士和硕士研究生培养目标制订的依据。

2010 年，国务院学位委员会批准通过的《护理硕士专业学位设置方案》中明确规定，护理硕士专业学位研究生的培养目标是："培养具备良好的政治思想素质和职业道德素养，具有本学科坚实的基础理论和系统的专业知识、较强的临床分析和思维能力,能独立解决本学科领域内的常见护理问题,并具有较强的研究、教学能力的高层次、应用型、专科型护理专门人才。"

（二）护理学本科教育的培养目标

进入 21 世纪后高等护理教育进入加速发展时期,特别是随着硕士研究生教育规模的扩大和博士研究生教育的开展,产生了调整护理本科生培养目标的需求。2012 年,教育部编制的《普通高等学校本科专业目录和专业介绍》中提出护理学专业本科生的培养目标是:培养具备较系统的护理学及相关医学和人文社会科学知识,具有基本的临床护理能力、初步的教学能力、管理能力、科研能力以及终身学习能力和良好的职业素养,能在各类医疗卫生保健机构从事护理工作的应用型专业人才。

2018 年,护理学专业教学指导委员会在原有《护理学本科专业规范》和护理学专业认证标准实践总结的基础上制订了《护理学类教学质量国家标准》,提出护理学专业本科教育的培养目标是:培养适应我国社会主义现代化建设和卫生保健事业发展需要的德、智、体、美全面发展,比较系统地掌握护理学的基础理论、基本知识和基本技能,具有基本的临床护理工作能力,初步的教学能力、管理能力、科研能力及创新能力,能在各类医疗卫生、保健机构从事护理和预防保健工作的专业人才。并在总的培养目标下,设立了思想道德与职业态度、知识、技能三类具体目标。

（三）护理学专科教育的培养目标

2015 年,教育部颁布的《普通高等学校高等职业教育（专科）专业目录及专业简介》中明确提出护理学专业专科生培养目标是:培养德、智、体、美全面发展,具有良好职业道德和人文素养,掌握护理专业基础理论、基本知识和基本技能,具备现代护理理念和自我发展潜力,在各级医疗、预防、保健机构从事临床护理、社区护理和健康保健等工作的高素质实用型护理专门人才。

（四）护理学中等教育的培养目标

2014 年,教育部颁布的《中等职业学校专业教学标准（试行）》明确提出护理专业中专生的培养目标是:坚持立德树人,面向医疗、卫生、康复和保健机构等,培养从事临床护理、社区护理和健康保健等工作,德智体美全面发展的技能型卫生专业人才。

第三节　护理教学目标

护理教学目标是教育目的和护理教育培养目标在护理教学活动中的具体落实。理想的护理教学目标,应该是护理教师的教授目标和护理学专业学生的学习目标的统一体。教学目标有不同的分类和功能,但都有其局限性。护理教学目标的编制,有其特定的基本要求和标准与步骤。

教育目的和护理教育培养目标是通过一系列课程目标和每门课程具体的教学目标落实到教学活动中去的。教学目标(objective of teaching)是指教学中师生预期达到的学习结果和标准,是教与学双方都应努力去实现的。教学目标总是以一定的课程内容为媒介,它的确定与学生的需求、课程内容的选择和组织紧密联系,并和具体的教学内容一起呈现给教师和学生。对教师而言,它是教授的目标;对学生而言,它是学习的目标。但由于教学目标主要是由教师制订的,更多地体现了教师的个人意志,而对学生来说,要使教学目标成为自己的学习行为,则还有一个内化的过程。内化得好,就可以使它成为学生个人内心的要求,否则就成了教师强加于他们的外在物。理想的教学目标应该是教授目标和学习目标的统一体。

一、教学目标分类理论

20 世纪下半叶以来,世界各国的一些心理学家对教学目标曾提出各种不同的分类法,其中影响最大的是布卢姆的教育目标分类理论(taxonomy of educational objectives)。

本杰明·布卢姆

　　本杰明·布卢姆是美国著名的教育家和心理学家,1913 年 2 月 21 日出生于美国宾夕法尼亚州的兰斯富,1999 年 9 月 13 日去世,享年 86 岁。布卢姆早期专注于考试、测量和评价方面的研究,70 年代后从事学校学习理论的研究。布卢姆曾担任美国教育研究协会(American Educational Research Association,AERA)的主席,并且是国际教育成绩评价协会(International Association for the Evaluation of Educational Achievement,IEA)的创始人之一,1968 年获得约翰·杜威学会颁发的杜威奖,1972 年获得美国心理学会颁发的桑代克奖。代表作《布卢姆教育目标分类学手册》被认为是 20 世纪教育领域影响最大的 4 本著作之一,被译成 20 多种文字出版,自 1956 年出版至今,一直是教育测验与评价、课程编制、教育研究的重要参考书。

　　布卢姆和他的同事们将教学目标分为 3 大领域,即认知领域、情感领域和动作技能领域。

（一）认知领域

　　认知领域(cognitive domain)涉及的是一些心理及智力方面的能力和运算,按认知技能从简单到复杂的顺序排列,分为 6 个层次。

　　1. **知识**　指记忆所学的材料,包括特定事物的知识、专门术语的知识、特定事实的知识、处理问题的方法和手段的知识、常规和标准的知识、分类和范畴的知识、某一学科领域中理论和应用的知识等。知识水平的目标要求学生记住和回忆所学的知识。

　　2. **领会**　指领悟学习材料的意义,可借助 3 种形式表明,即转化、解释和推断。领会水平的目标要求学生不仅要记忆知识,而且能理解、解释知识。

　　3. **应用**　指将所学知识运用于新的情境,包括规则、方法和概念等的应用。应用水平的目标要求学生会应用所学的知识。

　　4. **分析**　指将所学整体材料分解成构成成分,了解各部分之间的联系,包括要素、关系、结构原理的分析。分析水平的目标要求学生能够对事实、观点、假设或判断进行分析,从而进行比较和对比。

　　5. **综合**　指将所学的知识综合起来,使之成为新的整体,包括归纳个人所要表达的见解、拟订计划或实现计划、引出一套抽象关系等。综合水平的目标要求学生能融会贯通地掌握知识,并能超越给定的信息,独立解决新问题。

　　6. **评价**　指对学习材料作出价值判断,包括依据内在证据的评价和依据外部标准的评价。评价水平的目标居于认知技能的最高层次,包含了以上 5 种能力要素,要求学生创造性地对客观事物进行判断、权衡、检验和分析。

　　认知领域教学目标的各层次具体内容、范例和编制目标常用的行为词语参见表 2-1。

表 2-1　认知领域教学目标解析

层次	知识	领会	应用	分析	综合	评价
各亚领域目标基本内容	记忆所学教材、单一事实以及"完整学说"的记忆,最低等级的智性行为	把握教材意义的能力,如解释所学教材、做摘要,理解能力中较低的行为	将所学的知识应用于新的情况,包括原理、学说、观念及原则的应用	将所学知识分解为各个构成部分,包括对各组成部分的认识及其间的关联,需要知识、领会及应用能力	将所学知识综合为新的整体,包括独特的发表能力、规范实验和注重新结构、新创作	判断价值的能力,居于智性行为目标中最高层,它必须建立在前面各项能力的基础上

续表

层次	知识	领会	应用	分析	综合	评价
各亚领域目标范例	记忆普通名词,记忆单一事实,记忆方法、步骤及记忆基本观念、原则	数字转为数式,看懂乐谱的能力,解释图表、数据的能力,预测趋势发展的技能	应用科学的概括和结论解决实际工作问题的能力	认出未加说明的假说的能力,区分因果关系与其他顺序关系的能力,识别材料中作者观点或倾向的能力	有效地表达个人体验的能力,提出检验各种假设途径的能力	判断实验结论是否有充分的数据支持,判断研究工作对专业的价值
各亚领域目标描述时常用行为动词	阐明、描述、陈述、复述、认出、列举、复制	转换、区别、估计、解释、举例、摘要	计算、示范、发现、预测、解决、修改	分解、区别、指出、选择、辨别、对照、选出	联合、编制、创造、设计、组织、综合、筹划、重组	批判、评定、断定、支持、比较、评论、推测

(二) 情感领域

情感领域(affective domain)的教学目标以克拉斯沃尔为首,于1964年提出,分为5个层次。

1. **接受** 指注意特定的事件、现象或活动,可分为发现、接受的意愿、受控制和有选择的注意3个亚层次。

2. **反应** 指参与或主动参与某事或某活动,可分为默认(如阅读指定的教材)、愿意反应(如自愿阅读未指定的教材)和反应中的满足(如为满足兴趣而阅读)3个亚层次。

3. **形成价值观念** 指认识到某一事物、行为的价值,在行为上可表现出一定的坚定性,可分为领会一种价值、选择一种价值及确信一种价值3个亚层次。

4. **组织价值观念系统** 指将不同的价值标准组合、比较,确定各种价值观的相互关系,克服它们之间的矛盾,形成一致的价值观念体系,可分为价值的概念化、价值系统的组织化两个亚层次。

5. **价值体系个性化** 指个人的价值观、信念及态度等应该形成和谐的系统,内化为个性的一部分,可分为组合化(一般态度的建立)和性格化(形成价值观、世界观)两个亚层次。

从表2-2中可看出情感领域各层次目标的具体内容、范例和编制目标的常用行为词语。

表2-2 情感领域教学目标解析

层次	接受	反应	形成价值观念	组织价值观念系统	价值体系个性化
各亚领域目标基本内容	学习者对特定现象和刺激物的存在有所察觉,愿意参加学习活动	积极参加学习活动,积极反应,表示较高的兴趣	对所接触的现象或行为进行价值判断,以此指导自己的行为,对所做的事负责	把内化的价值组成一个体系并确定它们之间的内在联系以建立主要价值和普遍价值	学习者的行为已为自己的价值观所支配并逐步形成自己的价值观和世界观
各亚领域目标范例	静听讲解,参加班级活动,认真做实验,表示对科学问题的关切	认真完成作业,积极参加讨论活动,乐意帮助他人学习	欣赏优美的文艺作品,在讨论问题中提出自己的观点	根据自己的能力、兴趣及信仰规划自己的工作	对独立开展工作具有信心,在团体中表现合作精神,坚持良好的学习习惯
各亚领域目标描述时常用行为动词	发问、选择、描述、认识、回答、使用、把握	顺从、表现、帮助、讨论、提出、实施、遵守	描写、判别、区别、解释、探究、追随、评价	坚持、指出、修改、统合、安排、规划、保护	展示、影响、解决、辨别、修订、鉴赏

（三）动作技能领域

布卢姆在创立教育目标分类时仅意识到动作技能领域（psychomotor domain）的存在，未制订出具体的目标层次。1972年辛普森提出动作技能领域教学目标分7个层次。

1. **知觉**　指运用感官能领会操作信息、指导动作，可分为感觉刺激、线索选择、转化3个亚层次。

2. **定势**　指为适应某种动作技能的学习做好准备，包括3个方面：心理定势、生理定势和情绪定势。

3. **指导下的反应**　指能在教师指导下完成有关动作行为。该层次有两个亚层次：模仿和试误。

4. **机械动作**　指学习者能按程序步骤完成动作操作，不需要指导。

5. **复杂的外显反应**　指能熟练地完成全套动作技能。操作熟练性以迅速、连贯、精确和轻松为标志。该层次有两个亚层次：消除不确定性和自动化操作。

6. **适应**　指技能达到高度发展水平，具有应变性，以适应具体环境、条件及要求等方面的变化。

7. **创新**　指能创造新的动作模式以满足具体环境、条件等的需要。

二、教学目标的功能与局限性

（一）教学目标的功能

1. **标准功能**　教学目标有助于教师清晰、准确地描述教学目标、要求，使之具体化、可操作化，为教学效果的测定提供客观的标准和衡量尺度。

2. **导向功能**　教学目标是教与学双方的共同目标，既有助于教师主导、管理教学活动，把握教学重点、难点，又有助于学生把注意力集中在与教学目标有关的教学内容上，消除学习的盲目性与被动性。

3. **整合功能**　教学目标的分层设计，为正确处理知识与能力培养的关系提供了切实可行的方法，为学生创造了运用、练习各种能力的机会。

4. **激励功能**　教学目标对学生的知识与能力的发展提出了不断递增的等级要求，可使学生对所学的学科产生浓厚的认识兴趣和强烈的达标动机，从而提高教学效率。

5. **沟通功能**　教学目标可为各类教育人员以及不同学科教学人员有效沟通创造条件。

（二）教学目标的局限性

1. **具有一定的适用范围**　并不是所有学习结果或能力都可以通过行为清楚地表现出来。

2. **更多地体现教师的意志**　由于学生对教育目的、培养目标和课程目标的理解程度较浅，对教学设计参与机会、参与程度和话语权较少等，无形中加大了教师对教学目标的决策权。

3. **影响教学的整体构思**　由于教学目标按行为结果分类，层次多、分类细，会导致教师过分注意易于说明的低水平的目标，而忽视较难严谨表达、把握的目标，使目标间内在联系难以充分表现。

知 识 链 接

教育目标分类研究的进展

布卢姆去世后，美国南加州大学课程与教学论专家安德森主持修订1956年版的《认知目标分类学》，修订后的书名改为《学习、教学和评估的分类学：布卢姆教育目标分类学修订版（简缩本）》。与原版相比，该书的最大变化是提供了一个两维目标分类表，它将认知教育目标按两个维度分类：一个是知识维度，一个是认知过程维度。知识被分为4类：事实性知识、概念性知识、程序性知识和元认知知识（也称反省认知知识）。认知过程维度分为6级水平，即记忆、理解、运用、分析、评价和创造。最低的智育目标是知识的记忆水平，最高的智育目标是知识的运用达到创造水平。

Note：

三、护理教学目标的编制技术

（一）基本要求

1. **必须与总体目标相结合**　教学目标必须以护理教学计划所规定的总体目标为指导，对学科更具体的分类目标作出规定，使具体目标与总体目标相互联系、相互支持。

2. **必须包含本学科课程全部重要成果**　教师必须认真分析教材，找出那些具有一定稳定性，对学生从事护理工作最有用、最重要的知识和技能作为教学目标。

3. **必须符合教育心理学原则**　护理教学目标的制订必须符合教育心理学原则，如准备性原则、动机性原则和保持性原则等。

4. **必须具有可行性**　教学目标的制订必须考虑护理师资的经验能力、学生的知识背景与能力水平，以及可利用的教学时间与设备条件等实际情况。过高或过低的教学目标都会挫伤教与学双方的积极性，浪费宝贵的时间与精力。

5. **必须具有可测性**　在描述教学目标时，应将可随意推论的动词如熟悉、了解等转换为可测量的行为动词，如写出、复述等。

6. **必须与非目标教学结合**　再具体、再完整的教学目标，也不可能包括护理教学活动可能达到的所有成果。要注重教师自身思想情感、人格魅力对学生思想品德、态度情感的非目标教学作用。

（二）护理教学目标编制的标准与步骤

1. **确定教学目标等级层次**　根据护理教学特点，可将教学目标分为 3 个层次水平：识记、理解及运用。识记，要求的是记忆能力，学生要回答"是什么"的问题。理解，要求学生掌握教材的内在联系和新旧知识的联系，能回答"为什么"的问题。运用，包含两种水平：①直接应用，要求学生将习得的护理学知识应用于与教学情境相似的情境中，要求学生具有水平迁移的能力；②综合运用，要求学生能将习得的护理学知识应用到与原先教学情境不同的新情境中，要求学生具备在不同水平上进行纵向迁移的能力。

2. **分析教材**　分析教材的目的是找出学科知识点及知识点之间的相互联系，确定每个知识点在学科教学中占据的相对重要程度以及学生的接受能力，对号列入相应的目标层次。

3. **描述教学目标**　一个表述得好的教学目标应具有 3 个基本要素并符合 3 条标准。

3 个基本要素：①提供构成目标的具体条件；②规定学生实现目标的行为方式；③规定学生完成任务的合格标准。

3 条标准：①陈述的是学生学习的结果，而非教师做了些什么；②明确、具体，避免应用含糊和不可测量的词语；③反映出学生习得知识的水平层次。举例见表 2-3。

表 2-3　护理教学目标范例分析

目标要素	解释	教学目标举例
构成目标的条件	做什么	青霉素过敏反应的急救步骤
护生的行为方式	怎么做	能够说出
合格标准	做得怎样	正确率达 90% 以上

4. **各领域教学目标表述举例**

（1）认知领域：常用规定标准的词语有正确、准确、在××分钟内、正确率达……、至少列举出××种（特征、不同点等）、误差小于、按正确顺序等。

常用行为动词：①知识层次：列举、说出、背诵、复述、认出、标明、陈述、写出和默写等；②理解层次：用自己的语言解释、比较、区别、举例说明、摘要、归纳、转换、分类、鉴别和选择等；③运用层次：计

Note:

算、发现、修改、制订、分析、评价、设计、编写、组织、判断和论证等。

举例:正确说出影响人需要满足的主要因素。

比较干热消毒与湿热消毒,正确说出两者之间的异同点。

能运用所学公式,正确计算不同氧浓度的每分钟氧流量。

(2)情感领域:由于情感的学习过程较知识和技能的学习复杂得多,而且学生外显的行为动作往往与其内在的真实情感不相符合,这就使得情感领域教学目标的描述常带有一定的模糊性,也给情感、态度学习结果的准确测评带来很大困难。我国教育专家将情感领域的教学目标分为 4 个层次,可作为我们制订情感领域教学目标的参照。

1)接受:情感反应过程是被动的,情感状态是中性的。

常用的描述词语:接受、觉察、默认、认可、参加、顺从、参与和注意等。

举例:能参加周日义诊活动。

能执行整体护理的工作程序。

2)反应:情感反应是积极的,是一种自愿的行动。

常用的描述词语:选择、表示、赞成、反对、拒绝、请求、提出、同意、纠正、尝试和模仿等。

举例:赞成开展社区保健活动。

请求教师提供更多的整体护理学习资料。

3)爱好:指对某一类事物、现象等表现出定向性的,具有一定稳定性、一致性的积极情感反应。

常用的描述词语:专注、主动、驳斥、渴望、坚持和评价等。

举例:渴望参加社区护理活动。

主动与他人讨论整体护理的实践意义。

4)个性化:指个体的情感行为所表现的价值取向具有高度的稳定性和一致性,体现出一种习惯性。

常用的描述词语:习惯、指导、判断、保持、养成、自觉、探索、贡献、创造和固守等。

举例:自觉运用整体护理观指导自己的护理服务行为。

在护理工作中始终保持热情、和蔼的态度。

(3)动作技能领域:常用规定标准的词语有依次、按顺序、正确、准确、连贯、在××分钟内、误差小于、一次成功、步骤正确、协调和无多余动作等。

常用行为动词:发现、装卸、完成、实施、排除、测量和检查等。

举例:能正确测量血压,误差小于 4mmHg。

能正确依次装卸氧气表。

能正确完成皮内注射操作,做到步骤正确,动作连贯协调,进针角度、进针深度、药量三准确。

(段志光)

思 考 题

1. 试评价个人本位论和社会本位论两种教育目的理论。

2. 根据我国教育目的的基本精神,讨论护理教育如何提高受教育者的整体素质。

3. 在护理教育中,如何正确处理五育的关系?

4. 思考教育目的、培养目标和教学目标三者之间的关系与相互作用是怎样的?

5. 运用教育目标分类理论编制护理学专业有关课程的 3 个领域教学目标各 2 条,并按合格教学标准相互进行评价。

Note:

N URSING

第三章

护理学专业的教师与学生

03章 数字内容

教学目标

识记：

1. 能准确说出教师与学生的权利与义务。

2. 能正确简述护理学专业教师培养的主要途径。

理解：

1. 能运用自己的语言正确解释下列概念：教育机智；教师专业化；敏感性；移情理解。

2. 能比较其他职业劳动，正确说明教师劳动的特点。

3. 能运用实例正确说明护理学专业教师应具备的职业素质。

4. 能联系实际说出良好护理学专业师生关系的特征、作用和构建策略。

运用：

能运用本章所学知识，对你所熟悉的教师的心理品质及教学效果作出恰当的分析。

护理学专业的教师与学生是护理教育系统中两个最基本的要素。护理学专业的教师(nursing teacher)是护理教育活动的直接组织者和实施者,护理学专业的学生(nursing student)是护理教育活动的对象。因此,正确认识教师劳动的价值、特点、权利和义务,全面了解学生的基本属性,研究探索护理学专业教师培养的方法与途径,以及和谐师生关系的构建,对于实现护理教育培养目标、完成护理教育任务、提高护理教育质量具有十分重要的意义。

第一节 护理学专业的教师

护理学专业的教师是引导护理教育活动的主体,是护理教育质量的保证。高质量的护理人才培养离不开高素质的护理教师队伍。作为广大教师群体中的一员,护理学专业教师既具有一般教师的职业特性,又因护理教育的专业性而具有其自身的特殊性。

一、教师劳动的价值与特点

(一)教师劳动的价值

教师劳动的价值主要体现在教师对社会和学生发展中所起到的作用上。

教师是人类文化的传播者与创造者。教师把千百年来人类所积累的科学文化知识与实践经验传递给新生一代,使人类的文化得以延续。同时,教师又是新的科学知识的创造者,他们不断传承、改造古今中外各种科学理论与技术,不断创造新的科学思想、理论及技术,对社会实践与发展具有极大的推动与促进作用。

教师是新一代的塑造者与培育者。教师代表了社会的要求,担负着为社会培养新一代人才的重任,是教育活动的设计者、组织者。青年学生正处于心智发展的关键时期,教师通过自己的科学性劳动,可以有效帮助学生构建合理的认知结构,最大限度地开发学生的心智潜能,并按照社会的要求,用自己高尚的情操、品德、人格,陶冶学生的心灵,塑造学生的行为。三寸粉笔,三尺讲台系国运;一颗丹心,一生秉烛铸民魂。可以说,教师的劳动推动着个体精神世界的升华和人类社会精神文明的进步。

(二)教师劳动的特点

任何劳动都有自身的特点,只有认识教师劳动的特点,才能深刻认识护理学专业教师。概括起来,教师的劳动具有如下特点:

1. **劳动的高度责任性** 教师劳动的高度责任性主要来自两方面。首先,教育事业是关于人类今天和未来的事业。教育的成功常常影响社会的进步和发展、人类生活与生存质量的提高,因而社会与人民对教师寄予厚望。其次,教师是直接从事各类人才培养工作的,他们的劳动优劣将直接关系到学生的身心发展和前途,因而家长和学生本人也对教师寄予较高期望。这种高度责任性要求教师必须提高责任意识,以高度的责任心和使命感,在铸魂育人中始终兢兢业业、精益求精。

2. **劳动的复杂性** 教师劳动的复杂性是由教育对象及其教育过程本身的特点决定的。

(1)劳动对象具有多样性、主动性:教师的劳动对象是具有主观能动性的人。教育过程如不能与学生主观能动性发生联系,则不可能取得良好的教育效果。教育的劳动对象在身心特点、气质、特长及发展倾向上各不相同,并且在劳动过程中不断变化,这就使得教师的劳动不像其他许多职业一样具有统一的操作规程,而是经常受到许多变化和不可控因素的影响。

教师劳动对象的主动性还赋予劳动过程以反作用特点。这种反作用表现出特有的丰富形式和复杂程度。学生作为一种客体,也随时用其思想、感情、态度等影响甚至改造教师的劳动。

(2)影响学生发展的途径具有多元性:学生在接受学校教育的同时,还接受来自家庭、社会及同学等各方面的影响。这些影响常常不一致,甚至出现相悖的情况。这就要求教师不仅精通对学生的工作,还必须善于利用有利的校内外影响,排斥、转化和抵御不利的校内外影响。

(3)教育内容的传播具有较高的专业性和技巧性:一个教师必须有深厚扎实的知识基础,才能保证教学内容的正确性。同时,教师还应该接受教育学的专门学习和训练,这样才能在教育过程中表现出高超的教育技巧。教师劳动的复杂性就在于它在任何时候都应当是科学与艺术、情感与技巧的完美统一。

3. 劳动的繁重性

(1)担负的任务具有多样性:教师担负着多方面任务。他们既要关心学生学习的进步,又要关心学生政治思想提高、道德品质的养成和身心健康;既要在课内向学生传授科学知识,又要在课外组织学生开展丰富多彩、形式多样的活动,发展学生兴趣、爱好、才能;既要全面指导学生校内学习、生活,也要关心他们的校外交往、活动;既要进行知识传授、技能训练,又要从事科学研究。这些繁重的任务耗费了教师的大量心血和精力。

(2)劳动时间的无限性和空间的广泛性:时间上,教师劳动没有上下班的严格界限。空间上,教师劳动的地点没有校内外明确划分,只要有学生的地方,就是教师劳动的场所。班上、班下,校内、校外都可以成为教师劳动的时空。人的发展的无限性向教师劳动提出无限量的时空要求。

4. 劳动的长期性与效果的滞后性

(1)人的身心发展特点决定教师劳动的长期性:十年树木,百年树人。人的成长不是在短时间内完成的,无论是一种知识的掌握,还是道德观念、行为习惯的养成都是一个长期反复的过程,这就需要教师付出长期的努力。其次,通过教师的劳动,把教育对象培养成人类健康所需要的各类人才,需要较长的周期。

(2)教育规律决定教育劳动效果的滞后性:教育规律表明,教育劳动的效果不是立竿见影、立刻就能看到的,它需要一个积累的过程。教师工作质量的好坏,往往要等到学生走上社会、服务社会时才能得到检验。这就决定了教师的劳动是一种潜在形式的劳动。也由于教师劳动的长期性决定教师劳动不仅要从当前社会需要出发,而且还应从社会发展需要考虑。教师的劳动总是指向未来的。

5. 劳动的创造性
教育对象的特殊性决定了教师劳动的创造性,这种创造性体现在以下几方面:

(1)因材施教进行有区别的教育教学:学生的身心发展各有其特点,尤其在个性发展方面有着各自的兴趣、爱好和特长。教师要想取得好的工作成绩,就必须不断探索创新,因人而异、因时而异、因地而异地选择和创造新的教育方式和方法。只有因材施教,才能扬长避短,灵活地、创造性地解决问题。

(2)创造性地运用教育教学原则和方法:教学有原则可循,但无死框框可套;教学有法可依,但无定法可抄。教学内容不同,教学对象不同,教学条件和教师水平不同,所运用的教学原则、方法就有所不同。同样的教学原则、方法,在一种情况下适用,到另一种情况下可能完全不适用。因此,教师必须根据不同情况,创造性地选择、运用教学原则、方法,并经常探索新的、行之有效的教育教学原则和方法。

(3)创造性地组织加工教育教学内容:教师劳动的创造性,还表现在对教育教学内容的不断更新改造。就像导演对剧本的再创造一样,教师备课也是对教育教学内容再创造的过程,使之既符合当代科学和文化艺术的发展水平,又符合学生的年龄特征、认知发展水平和学习特点。

(4)创造性地运用各种教育影响:影响学生发展的因素错综复杂,并随着社会发展不断变化。如何巧妙运用这些影响,化其弊,扬其益,就必须发挥每个教师的判断能力、综合能力、驾驭能力和创造能力。

(5)灵活运用教育机智:教育机智(wisdom of education)是对突发性教育情景做出迅速、恰当处理的随机应变能力。教育工作不能千篇一律,教育条件不可能毫无差异地重复出现。在师生交互作用中,教育情景往往难于控制,预料不到的情况随时可能发生。教师要善于捕捉教育情景中的细微变化,迅速机敏地采取恰当措施,并创造性地利用突然发生的情况把教育活动引向深入。

6. 劳动的示范性与感染性

（1）劳动的示范性：教师劳动与其他劳动的最大不同点在于教师主要是用自己的思想意识和言行，通过示范方式去直接影响劳动对象。著名教育家第斯多惠说："教师本人是学校最重要的师表，是最直观、最有效益的模范，是学生最鲜活的榜样。"教师劳动的示范性几乎表现在教育活动的每个方面，无论传授知识技能，还是思想品德，凡是要求学生做到的，教师都要明确做出示范。此外，教师的思维方式、学习方法和人格特征，都在潜移默化地影响学生。

（2）劳动的感染性：教师在引导学生认识客观世界的同时，自己也作为其中的一部分出现在学生面前，参与学生的认识过程。教师要想取得好的教育效果，就必须用真挚的感情和优良的个性品质去打动学生，善于理解学生、关心学生和启迪学生。

7. 劳动的专业性

1966 年，国际劳工组织、联合国教科文组织在《关于教师地位的建议》中提出："教育工作应被视为专门职业"。1993 年 10 月 31 日第八届全国人民代表大会常务委员会第四次会议通过的《中华人民共和国教师法》也明确规定，"教师是履行教育教学职责的专业人员"。1995 年颁布的《教师资格条例》明确了"从事教师职业所需的专业条件"。《中华人民共和国职业分类大典》将教师归类为"专业技术人员"。这从根本上肯定了教师劳动的专业性。

专业性是表征教师之所以是教师的根本属性，是用以描述教师职业本质的一个概念。教师专业化（teacher professionalization）指教师在整个专业生涯中，依托专业组织，通过终身专业训练，习得教育专业知识技能，实施专业自主，表现专业道德，逐步提高自身从教素质，成为一个良好教育专业工作者的专业成长过程。护理教育者所体现出来的专业价值，不仅影响护理专业学生知识和技能的学习，而且对其今后工作的价值取向及人生都有极其重要的指导意义。

二、教师的权利与义务

明确教师的权利与义务既是教师管理民主化、法制化的需要，也是保障教师的权利与义务、提高教师自身素养、顺利开展教育教学工作的需要。

（一）教师的权利

教师除了享有国家宪法规定的公民的一般权利外，还应依法享有相关法律所赋予的各种权利。《中华人民共和国教师法》对教师的权利规定如下：

1. 进行教育教学活动，开展教育教学改革和实验。

2. 从事科学研究、学术交流，参加专业的学术团体，在学术活动中充分发表意见。

3. 指导学生的学习和发展，评定学生的品行和学业成绩。

4. 按时获取工资报酬，享受国家规定的福利待遇以及寒暑假期的带薪休假。

5. 对学校教育教学、管理工作和教育行政部门的工作提出意见和建议，通过教职工代表大会或者其他形式，参与学校的民主管理。

6. 参加进修或者其他方式的培训。

（二）教师的义务

教师除了必须承担国家宪法规定的公民的一般义务外，还应依法履行相关法律所要求的各种义务。《中华人民共和国教师法》对教师的义务规定如下：

1. 遵守宪法、法律和职业道德，为人师表。

2. 贯彻国家的教育方针，遵守规章制度，执行学校的教学计划，履行教师聘约，完成教育教学工作任务。

3. 对学生进行宪法所确定的基本原则的教育和爱国主义、民族团结的教育，法制教育及思想品德、文化、科学技术教育，组织、带领学生开展有益的社会活动。

4. 关心、爱护全体学生，尊重学生人格，促进学生在品德、智力、体质等方面全面发展。

5. 制止有害于学生的行为或者其他侵犯学生合法权益的行为，批评和抵制有害于学生健康成长

Note：

的现象。

6. 不断提高思想政治觉悟和教育教学业务水平。

三、教师的职责与角色

（一）教师的职责

教师的职责涵盖了教师的责任和使命，是教师工作的核心内容。教师的根本职责是"教书育人"，承载着传播知识、传播思想、传播真理，塑造灵魂、塑造生命、塑造新人的时代重任。

1. **做好教育教学工作** 传播知识、传播思想、传播真理是"教书"层面的职责。教育教学是教师的主要任务。教师要明确教育教学目的和学校的培养目标，遵循教育和教学规律，在认真钻研教材、全面了解学生的基础上，组织好教育教学活动，使学生掌握课程标准中所规定的科学文化知识，形成相应的技能技巧，发展学生的智力、能力，并积极进行教育教学改革，不断提高护理教育教学质量。

2. **做好思想品德教育工作** 塑造灵魂、塑造生命、塑造新人是"育人"层面的职责。对学生进行思想品德教育是教师的经常性工作之一。教师应通过教育教学活动、课外活动、班导师工作等多种途径教育学生，努力培养学生具有明确的社会主义政治方向、辩证唯物主义的世界观和良好的道德品质。

3. **关心学生的身心健康** 我国的教育目的要求培养学生既具有良好的智能素质、思想素质，又具有良好的身心素质。因此，教师在教育教学工作中必须关心学生的健康，合理安排学生的学习和文体活动，培养学生良好的心理素质和行为习惯，不断提高学生的身心素质。

（二）教师的角色

"角色"是一个人在多层面、多方位的人际关系中的身份和地位，是一个人在某种特定场合下的义务、权利和行为准则。社会要求每个人必须履行自己的角色功能。根据国内外教育学家对教师角色的理解，将教师角色概括如下：

1. **知识的传递者** 教师应具有合理的知识结构及一定程度的文化知识水平，掌握精湛的教育教学艺术，对学生进行学习方法的指导，使学生学会学习，善于学习，培养学生的思维及创造能力。

2. **教育教学的设计者** 教师要根据教育教学目标和学生特点，选择教材、教具和教学手段，设计教育教学过程，设计学生和学习材料之间的相互作用。作为设计者，教师要考虑3个问题：教育教学目标是什么？选择什么样的教育教学策略来实现这一目标？选择什么样的评价手段来检验教育教学效果？

3. **学习的促进者** 教师要善于激发学生的学习动机，培养学生对专业学习的兴趣，采取各种方式促进学生的学习，使学生的学习不断深入，学习能力不断提高。

4. **学习的组织者和管理者** 教师要进行教育教学环境的控制和管理，有效地组织各种形式的教育教学，妥善处理教育教学过程中出现的偶发事件；建立各种教育教学规章制度，维护正常的教育教学秩序。

5. **学生的伙伴** 教师要了解学生的需求、学习特点、兴趣、个性爱好等，与学生建立和谐融洽的师生关系，以保证因材施教的落实。教育教学过程中，教师应以平等的身份和态度与学生进行讨论和交流，共同解决教育教学过程中出现的问题。

6. **科学的研究者** 教师要不断对教育教学进行反思和评价，分析不足，提出改革方案；教师还要从事教育教学相关的科学研究，不断提高自身学术水平。

四、护理学专业教师的职业素质

（一）护理学专业教师的职业精神

教师职业精神是目前一个使用非常广泛、概念指向又极其宽泛的术语。我们认为，教师职业精神是教师在教育教学活动中所展示的行为特征、人格特征、职业风范和精神品质，反映着教师的精神追求和人生境界。护理学专业教师的职业精神既形成于护理教育教学的职业实践中，又反过来引领和激励着教师的职业行为，决定着护理教育工作的价值方向。良好的职业精神在高素质教师队伍建设中发挥着巨大的推动作用。

1. **爱国**　爱国主义是中华民族精神的核心。护理学专业教师担负着培养我国社会主义现代化建设所需护理人才的重任。因此，必须牢固树立爱国主义精神，以先进典型为榜样，把自己的理想同祖国的前途紧密联系在一起、把自己的人生同民族的命运紧密联系在一起。在护理教育教学中加强对学生的爱国主义教育，引领示范学生始终以国家发展和人民健康需求为己任，积极投身健康中国建设，矢志不渝维护人民健康。

2. **敬业**　教师的敬业精神应贯穿于教书育人的整个过程。护理学专业教师应满怀对护理教育事业的无限忠诚，秉持职业操守、爱岗敬业、恪尽职守、潜心钻研，切实提升护理教育教学水平。用自己在教育教学工作中严于律己、身正为范的精心施教，促进学生对教师的爱戴和信任，使学生乐于接受教师的教育。如此，才能最大限度地发挥教育对学生的引领作用。

3. **奉献**　"育苗有志闲逸少，润物无声辛劳多"。要培养仁心仁术、无私奉献的优秀护理人才，护理学专业教师首先要有一颗淡泊名利之心，不计得失，树立勇于奉献的意识，养成乐于奉献的品质，以高度的责任感、事业心和甘为人梯的奉献精神，在教书育人中影响和激励学生坚守高尚的职业理想，继承和发扬南丁格尔式护理榜样人物的优秀品格和光荣传统。

4. **创新**　护理发展日新月异，这就要求护理学专业教师在教育教学工作中，保持旺盛的学习和创新意识，锐意进取、勇于开拓，不断追求真理，探寻护理学科最新进展，将科学的、先进的研究成果融入护理教育教学之中。带领学生开展研究型学习，引导学生探索未知领域，培养适应社会发展、满足社会需求的高素质护理人才，推动护理教育事业不断前行。

（二）护理学专业教师的职业道德

护理学专业教师的职业道德是护理学专业教师从事护理教育工作时应当遵循的行为准则和规范，既与社会主义道德规范保持一致，又与护理教育职业相联系。

1. **对待学生的道德**　热爱学生是护理学专业教师职业道德的核心，是护理学专业教师最崇高的道德感情，是护理学专业教师处理师生关系的行为准则。

（1）平等对待学生：护理学专业教师对学生的爱反映了他们对党、对人民、对护理学专业的热爱，护理教学的根本目的是培养护理学专业的接班人。因此，护理学专业教师应公平公正、一视同仁地对待每个学生，不以感情亲疏、个人好恶和学生成绩、品德优劣而区别对待学生。

（2）关爱学生，尊重学生：教师对学生的关爱，可以开启学生心灵，密切师生情感，提高护理教育教学质量。尊重学生就是尊重学生的人格、自尊心和正当的兴趣爱好，这是促使学生健康成长的重要条件。因此，护理学专业教师应力求全面关心和了解每一个学生，熟悉学生的特点，努力使自己成为学生的知心朋友，唤起学生的自信心和对美好前途的追求。

（3）严格要求学生：教师对学生的爱既表现出强烈的感情色彩，又表现出清晰的理智性和长远的目的性。教育应严而有度，严而有理，严而有方，严而有情，促使学生在思想品德、专业技能和个性方面都能健康成长，成为能适应社会需要、现代护理事业需要的专门人才。

2. **对待教师集体的道德**　学生在学校里全面发展，有赖于教师集体的共同努力。因此，护理学专业教师要正确处理好与其他教师、教师集体的关系。这不仅反映了护理学专业教师本人的道德水准，而且还直接影响教育效果的好坏。护理学专业教师对待其他教师及教师集体的道德包括：

（1）尊重、信任其他教师：首先，要尊重其他教师的人格和声誉，坚决抛弃因个人恩怨而相互损毁的行为；其次，要尊重其他教师的劳动，全面树立相互尊重、相互信任的道德风尚。

（2）支持和配合其他教师工作：在护理教育教学工作中，既有各科教师之间的配合，也有与教学管理、行政人员的配合等。这种相互支持、相互配合的团结协作，是护理教育教学取得卓越成绩、培养高素质人才的必要条件。

（3）尊重并依靠教师集体：院校的教师集体是担负共同教育教学任务的复杂整体。要使集体高效地工作，教师集体中每个成员不仅要对自己的本职工作负责，同时又共同对整个集体负责。要依靠教师集体的力量与智慧，解决护理教育教学过程中出现的各种问题。

3. 对待自己的道德

（1）以身作则，为人师表：为人师表是护理学专业教师职业的重要特征。教师不仅要用自己的知识、技能教人，还要用自己的品格陶冶人，用自己的模范行为去影响学生。因此，护理学专业教师要时时处处严格要求自己，在品德修养、学识才能、言行举止、作风仪表、道德情操、生活方式等各方面"以身立教"，成为学生的表率。

（2）学而不厌，努力进取：随着科学技术水平的不断发展进步，知识更新速度加快，学科间交叉融合加剧。作为知识的传递者，护理学专业教师首先应成为终身学习的先行者，刻苦钻研，不断进取，与时俱进。除精通自己所授学科的知识外，还需通晓教育教学理论，掌握教育教学技巧，不断提高自己的教育教学能力与水平。

（三）护理学专业教师的智能结构

护理学专业教师的智能结构包括知识结构和能力结构 2 个方面。

1. 知识结构 护理学专业教师合理的知识结构应包括 3 个方面。

（1）广泛而深厚的科学文化基础知识：护理学专业教师应有深厚的文化素养。首先，当代科学技术正朝着纵向分化和横向综合的方向发展，知识一体化的趋势正在不断增强，教师必须顺应这一趋势。其次，正在成长中的青年学生求知欲强，信息获取渠道多。因此，护理学专业教师只有掌握广泛、深厚的科学文化基础知识，才能满足学生对知识的渴求。

（2）丰富的教育科学知识与心理科学知识：教育科学与心理科学知识是护理学专业教师劳动的工具，要使各种基础和专业知识内化为学生的智慧，就必须按照教育科学和心理科学所揭示的教育规律和学生身心发展规律，指导教育教学实践，使教育教学真正有效地影响学生，充分发展学生的各种潜能。

（3）系统精深的学科专业知识：护理学专业教师必须精通所教学科的基本知识、基本理论和基本技能，了解学科发展的历史、现状、最新研究成果和未来发展趋势，以及与邻近学科的关系。只有护理学专业教师所掌握的学科知识高于课程标准的要求，才能使学生在护理学领域中达到较高的水平，适应护理学专业发展的需要。

2. 能力结构 护理学专业教师的能力结构主要由 6 个方面组成。

（1）教育教学能力：是护理学专业教师应当具备的最基本能力之一，可分为 3 个方面：教育教学认知能力、教育教学操作能力和教育教学监控能力。

1）教育教学认知能力：指教师对所教学科的概念、原理、法则等的概括程度，以及对所教学生心理特点和所使用教育教学策略的知觉程度。教育教学认知能力是整个教育教学能力结构的基础。

2）教育教学操作能力：指教师在教育教学中使用策略的水平，其水平高低主要表现在如何引导学生掌握知识、积极思考及运用多种策略解决教育教学的组织形式、选择和使用教育教学方法和媒体、进行教育教学评价等问题上。它源于教师敏锐的观察、灵活的思维和果敢的意志，也源于教师教育教学经验和知识的积累以及对学生的了解和爱。教育教学操作能力是护理学专业教师教育教学能力的集中表现。

3）教育教学监控能力：指教师为了保证教育教学达到预期目的而在教育教学过程中将教育教学活动本身作为意识对象，不断对其进行积极主动反馈、调节和控制的能力。教育教学监控能力是护理学专业教师体现教育教学能力的关键。

（2）组织能力：是护理学专业教师能力结构的重要组成部分。护理学专业教师是护理教育教学活动的组织者，要使护理教育教学活动系统、有序及高效地开展，护理学专业教师必须具备多方面的组织能力，包括组织课堂教学、临床见习和实习的能力，组织学生的能力，维持正常教学秩序和纪律的能力,组织、加工教材的能力等。

(3) 语言表达能力:是护理学专业教师必须具备的基本功之一,主要包括口头表达能力和书面表达能力两方面。

1) 口头表达能力:包括科学准确地选择词和字的能力,防止词不达意;熟练使用规范语法的能力,防止发生误解;对表达内容进行选择组合的能力,使自己的语言合乎学生理解水平;善于运用不同语速、语调与节奏的能力,使之能准确表达自己需要表达的思想感情,引起学生的情感共鸣,并便于学生理解、记录。

2) 书面表达能力:包括书写文字规范、条理清晰、用词准确及流畅;板书布局合理、概括性强;书写评语、总结、文章等简明扼要、逻辑清晰及准确生动。

(4) 沟通能力:包括善于倾听和理解学生的观点与看法,同时能准确、恰当地将自己的要求和意见传递给学生,并使学生易于理解和接受;善于与其他教学人员交流教学的见解,取得支持与帮助,合作完成教学任务;善于与学生家长、教学医院和社区保健部门进行沟通、联系,协调各方面的人员,并取得他们对护理教学、临床见习和实习工作的协作与配合。

(5) 研究能力:这是当代护理学专业教师必须具备的重要能力。20世纪70年代,英国著名课程理论家劳伦斯·斯坦豪斯提出"教师即研究者",强调教师应潜心研究教育、研究教学、研究学生。护理学专业教师应顺应高等护理教育迅速发展的趋势,在教育教学实践中不断总结经验,积极探索教育教学的新途径、新方法,以适应素质教育和培养创新护理人才的需要。

(6) 自我调控能力:包括3方面。①根据客观需要调整工作结构的能力,如在护理教育教学工作中根据社会需要、科技发展及学生反馈不断调整教育教学计划、教育教学内容及教育教学方法的能力;②对在教育教学活动中的思维过程和行为过程进行自觉地反思和监控,不断调整教育教学策略,提高教育教学水平的能力;③调控心境和情绪的能力,在学生面前始终处于最佳心理状态,以积极乐观和奋发向上的精神状态去感染学生。

（四）护理学专业教师的心理品质

心理品质是指一个人在心理过程和个性心理两方面所表现出来的本质特征。护理学专业教师的职业特点及在护理教育教学活动中长期扮演的角色,使他们逐渐形成特有的心理品质。由于确定教师工作的着眼点不同,对教师应具备的心理品质有不同的观点。这里仅阐述教师成功履行职业角色行为所应具备的心理品质和特征。因为这些心理品质不仅能推动教师积极、有成效地工作,而且还直接影响学生人格的健康发展。

1. 理解学生　理解学生是一种复杂的多方面的能力,它由许多相关的心理品质构成。

(1) 心胸豁达:护理学专业教师应能接纳学生与自己不同的见解、思想、情感和价值观念,理解学生不同于自己原有参照系的行为,与他们和睦相处。

(2) 敏感性(sensitivity):是指一个人对自己人际关系即社交关系中出现的变化,能及时做出情感反应的能力,它是教师有效教育教学的一个重要的心理特征。护理学专业教师要善于发现、了解学生的各种困难、需要和情感反应,能敏锐地捕捉非语言线索,分辨学生对教学的理解水平与需要水平,根据学生的外部表现,判断学生的内心体验、疑难所在及情绪状态。

(3) 移情理解(empathic understanding):是指护理学专业教师应能够深入学生的内心,站在学生的位置上,敏感地觉察他们的知觉,体验他们的情感,设身处地为学生着想。移情理解对课堂行为具有很大作用。心理学学者阿斯皮和罗巴克的调查表明,当教师有较高水平的移情理解时,学生会参与更多的课堂行为,取得较高的学习成就,形成高水平的自我概念。

(4) 客观公正:护理学专业教师应能客观、公正地看待学生,不受先人之见、偏见的影响,客观分析学生的长处和短处,理智、公正地处理学生的问题,不厚此薄彼,不偏袒。

2. 与学生相处　护理教育教学是一个人际交往的过程,护理学专业教师只有与学生和谐相处,才能取得较好的教育教学效果。

（1）真诚：护理学专业教师应能真诚对待学生，对学生开诚布公，不以个人的权威或职业地位作掩护，来掩饰自身存在的缺点。但应注意教师不能将真诚与自我放纵混为一谈，为所欲为地表露自己的情感，而应表达已为教育经验证明有益于学生的情感。

（2）非权势：护理学专业教师对学生应持平易近人的态度，而非持居高临下、盛气凌人的态度，应允许学生犯错误，不过分限制、干涉学生的行为，应循循善诱，引导学生不断取得进步。

（3）积极期待：20世纪60年代美国哈佛大学心理学家罗森塔尔和雅各布森所进行的"课堂上的皮格马利翁"经典实验证明：教师的期望或明或暗地传递给学生，学生就会按照教师所期望的方向来塑造自己的行为，从而使教师的期望实现。因此，护理学专业教师对任何学生都应持积极认可的态度，使学生从教师处获得安全感、信任感，感受自身的能力和活动的价值，获得成功的体验，不断追求更大进步与发展。

知 识 链 接

皮格马利翁效应

皮格马利翁是古希腊神话中塞浦路斯的国王。他性情孤僻，常年一人独居。他善于雕刻，在孤寂中用象牙雕刻了一座他理想中的美女雕像，久而久之，他竟对自己的作品产生了爱慕之情。他祈求爱神阿佛罗狄忒赋予雕像生命。阿佛罗狄忒为他的真诚所感动，就使这座美女雕像活了起来。皮格马利翁遂称她为伽拉忒亚，并娶她为妻。后人把这种现象叫作皮格马利翁效应，即对一个人传递积极的期望，就会使人进步得更快、发展得更好。反之，向一个人传递消极的期望则会使人自暴自弃，放弃努力。

（4）交往技巧：护理学专业教师应具有良好的交往技巧，要善于倾听，能够在各种情况下通过语言或非语言信息，就不同问题传递自己的见解、观念及情感，并使学生易于理解、乐于接受。

（5）自制：是克制自己的能力，教师的沉着、自制、耐心，是有效地影响学生的重要心理品质。这种品质表现在善于支配和节制自我的能力，也表现在耐心说服、教育学生的工作中。对教师来说，具有自制力，善于控制自己的情感、行为，能够约束自己的动作、语言，抑制无益的激情和冲动，才能够与学生保持亦师亦友的和谐师生关系，以保证有效了解和教育学生。

3. 了解自己

（1）自我认知：护理学专业教师能否成功地履行教师的角色行为，在很大程度上依赖于对自己的了解。优秀的护理学专业教师能够通过自我观察、自我体验和自我评价而获得清晰、准确的自我认知，了解自己所处的地位及自己努力的方向。在自我认知的基础上，有效地进行自我监督，自觉克服与社会道德、职业道德相悖的思想和行为。在自我认知的基础上经常反省自己，克服自身弱点，提高自控能力，自觉抵制各种不良因素的影响，把自己的情感、行为限定在合理的规范内，并能通过自我疏导从矛盾、困境中解脱出来。这种自知还能帮助护理学专业的教师不断根据现实情况，调整自己的思想、行为，用更高的标准去设计、要求自己，不断自我更新。在此基础上，护理学专业教师才能具有安全感和自信心，使自己成为学生的表率与楷模。

（2）自我适应：良好的自我适应能力是护理学专业教师能在复杂的教学环境中，愉快胜任教学工作的重要心理品质。护理学专业教师良好的自我适应能力包括两方面。一是适应各种复杂的教育教学环境，巧妙化解工作中的矛盾，正确面对工作中的挫折，妥善地解决工作中的各类问题，保持积极向上的心态和平静愉快的情绪。二是适应新情境。首先要适应世界新技术革命向传统教育教学的挑战，成为不断进取、不断创新的教育教学改革者；其次要适应教育面向社会、面向护理学专业现在和未来发展的新要求，更新教育教学理念，不断提高教育教学技能，为社会培养高素质的护理人才。

培养新时代"四有"好老师

　　打造一支有理想信念、有道德情操、有扎实学识、有仁爱之心的"四有"好老师队伍,是学校办学的重要任务。要切实加强教师思想政治工作,引导广大教师自觉做先进思想文化的传播者、党执政的坚定支持者,更好担起学生健康成长指导者和引路人的责任。要加强师德师风建设,坚持教书和育人相统一,坚持言传和身教相统一,坚持潜心问道和关注社会相统一,坚持学术自由和学术规范相统一,引导广大教师以德立身、以德立学、以德施教。要立足培养中国特色社会主义事业建设者和接班人的需要,立足国际视野、家国情怀、集体精神和创新思维的新时代人才基本需求,不断提升自己的学识能力,引导广大教师既做好"大先生",又做好"教书匠"。

五、护理学专业教师的专业发展

　　马克思在《关于费尔巴哈的提纲》中提出"教育者本人一定是受教育的"。习近平总书记强调,"要坚持教育者先受教育,让教师更好担当起学生健康成长指导者和引路人的责任。"因此,要培养高素质护理人才,护理学专业教师首先应当作为受教育者,在专业思想、专业知识、专业能力等方面不断发展和完善,实现从护理学专业新手到专家型教师的转变。这不仅是健康中国建设中的全民健康需求给护理事业发展提出的要求,更是护理学专业教师发展的需要。

　　护理学专业教师的培养工作主要包括两方面:一是发展高等护理教育,不断地补充新的高学历的师资,使教师队伍的年龄结构、学缘结构及学历结构逐渐趋于合理化;二是加强现有师资的培养和提高工作,使护理学专业教师队伍基本素质和学术水平适应发展的需要。对护理学专业教师培养的途径多种多样,目前主要有以下几种途径:

　　1. **终身学习以求终身发展**　学习化社会和终身学习的时代,以终身学习的观点培养自学的态度与愿望,是护理学专业教师提高专业水平的重要途径。护理学专业教师一般都受过良好的教育和专业训练,具有一定的自学能力,可以结合自己的专业方向学习相关内容,使自己在专业知识方面更为博大精深。另一方面,应充分重视教育学、心理学及管理学等学科知识的学习,并在实践中锻炼、提高,形成自己的教育教学风格,促进教育教学能力与水平的提高。

　　2. **在职培养规范化**　院校可通过具体教育教学、临床实践以及科学研究工作对教师进行有计划、有针对性的培养提高。通过参加岗前培训,不断提高教育学理论素养。参加护理教学实践,巩固教师专业知识,不断提高教育教学水平。参加临床护理实践,及时了解临床护理的新知识、新技术、新方法,进一步丰富教育教学内容并对护理工作中存在的薄弱环节给予警示。同时,鼓励护理学专业教师积极开展护理科学研究工作,在研究过程中,教师的知识结构得到优化和完善,学术水平得到提高。

　　3. **脱产进修制度化**　院校可根据教师队伍建设规划和学科发展,每年选派教师到国内外院校或有护理相关专业继续教育项目的院校进行脱产进修学习,开阔视野,活跃思想,提高专业科学素养与教育科学素养。护理学专业教师也可争取相关科研基金或校际合作项目的资助,进行国际合作研究。

　　4. **学术交流经常化**　现代科学技术和现代医学、护理学的发展日新月异,只有了解本学科的国内外发展动态,才能始终站在学科发展前沿,把握学科发展趋势。因此,院校要鼓励教师经常参加国内外学术交流活动,取长补短,集思广益,活跃学术思想,提高教育教学水平,激发创造力。

　　5. **专题讲座和短期学习相结合**　院校应有计划地安排教师主持或参加多种形式的新理念、新知识、新技术的学习和专题讲座,或邀请在本学科或相关学科领域有新发现、新创造的国内外学者到校讲学,以拓宽教师知识面,优化知识结构,使教师更好地胜任护理教育教学工作。

Note:

"双师型"护理教师

2020年9月,《国务院办公厅关于加快医学教育创新发展的指导意见》(国办发〔2020〕34号)中要求,加强护理专业人才培养,构建理论、实践教学与临床护理实际有效衔接的课程体系,加快建设高水平"双师型"护理教师队伍,提升学生的评判性思维和临床实践能力。

根据教育部提出的具有双师素质的教师应具备的条件,"双师型"护理教师应具有丰富的课堂教学经验和临床护理经验,是既能从事学校护理学专业教学与研究,又能从事临床护理实践与研究;既持有教师执业资格证又持有护士执业资格证的教师。院校要培养高质量护理人才,关键在于建设一支高素质的专业化师资队伍。"双师型"护理教师队伍的建设,是实现高质量护理人才培养目标的重要前提和根本保障。

第二节 护理学专业的学生

护理学专业的学生是构成护理教育活动的两个最基本要素之一。一方面,他们在教师的教导下参与教育教学活动,是教育教学的对象,有受动的一面;另一方面,他们是富有好奇心和求知欲望的人,是学习的主体,又有能动的一面。他们不仅把自己个人的需要、习性、兴趣、情感与诉求带入教育教学过程,而且会在教育教学活动中作出自己的判断、选择、建构与评价。因此,对护理学专业学生的了解是教师因材施教的前提条件。

一、护理学专业学生的基本属性

护理学专业学生在专业化学习过程中通过专业训练,习得护理学专业理论和专业技能,表现专业道德,并逐步提高自身从业素质,成为一名合格的护理学专业人才。他们具有以下基本属性:

1. 具有发展潜能 护理学专业学生是发展中的人,从开始专业学习到毕业,他们身心的各种特征还处于变化之中,具有极大的可能性和可塑性。如果教育得法,就可使他们获得最佳发展,成为护理专业的合格人才。

2. 具有发展需要 护理学专业学生发展的需要是多方面的,包括生理和心理、认知和情感、道德和审美、专业和人文等。在大健康、大卫生、全人医学的背景下,护理不再是单纯的疾病护理,而是满足涵盖全人全程的生理、心理和社会等各方面的健康护理。因此,护理学专业学生应逐渐发展为具有坚实的医学理论基础和娴熟的护理操作技能、宽厚的人文社会科学知识、良好的职业精神与道德素养,以及较强的临床护理能力,能够在各级医疗卫生机构从事临床护理、护理管理、护理科研、护理教学、社区健康服务、预防保健等方面工作的应用型专业人才。护理教育正是基于学生发展的需要,在全面发展的基础上确定了护理学专业各层次人才的培养目标。

3. 具有发展的主观能动性 护理学专业学生是护理教育教学活动的主体,是护理教育教学过程的能动参与者。学生在教师的指导下通过学习获得身心的发展。但学生不是消极被动地接受教育,他们是具有主观能动性和不同身心素质的人,是知识学习的主动者,表现为3个方面。①独特性:每个学生都是独特的个体,具有不同的认知特点、意志水平,以及区别于他人的个性特征。②选择性:学生并不是无条件地接受教育的影响,而是根据自身的条件、喜好、能力选择符合自己需求和兴趣的学习内容,选择自己的专业发展方向。③创造性:学生的学习不是简单的复制过程,而常常是以批判与怀疑的态度,接受教育的影响,并产生自己的思考和创新的过程。

因此,护理教育者必须确立学生的主体地位,尊重和调动他们的主动性、积极性,激发他们的创新精神,以培养出适应当代社会需求的高素质护理人才。

二、护理学专业学生的权利与义务

（一）护理学专业学生的权利

护理学专业学生的权利是在公民一般权利的基础上,根据医学院校教育和学生的特点而规定的学生应享有和受到保障的权利,包括 3 部分。①国家宪法和法律授予所有公民的权利;②教育法律、法规授予尚处于学生阶段的公民权利;③医学专业教育特点授予医学生应享有的权利。

1. **人身权** 护理学专业学生的年龄基本接近成人,按照我国宪法规定,他们享有平等权、人身自由权等。因此,医学院校在培养护理学专业人才的过程中应根据学生的特点科学安排教育教学活动,尊重学生自由,尊重学生人格,保护学生隐私,促进学生身心健康。

2. **在校期间的权利** 根据教育部颁布的《普通高等学校学生管理规定》,护理学专业大学生在校期间依法享有下列权利:

（1）参加学校教育教学计划安排的各项活动,使用学校提供的教育教学资源。

（2）参加社会实践、志愿服务、勤工助学、文娱体育及科技文化创新等活动,获得就业创业指导和服务。

（3）申请奖学金、助学金及助学贷款。

（4）在思想品德、学业成绩等方面获得科学、公正的评价,完成学校规定学业后获得相应的学历证书、学位证书。

（5）在校内组织、参加学生团体,以适当方式参与学校管理,对学校与学生权益相关事务享有知情权、参与权、表达权和监督权。

（6）对学校给予的处理或者处分有异议,向学校、教育行政部门提出申诉,对学校、教职员工侵犯其人身权、财产权等合法权益的行为,提出申诉或者依法提起诉讼。

（7）法律、法规及学校章程规定的其他权利。

3. **临床实习中的权利** 临床实习是护理学专业学生在校学习的重要组成部分,是培养护理学专业人才不可或缺的环节。临床实习期间,护理学专业学生应享有如下权利。

（1）知悉实习的安排:学生有权利知道实习过程的安排,有权利期望教师引导他们达到目标。教师应该向学生解释实习单位的政策、实习轮转的程序、临床教学方法及评价方法。

（2）良好的学习环境:实习单位应为学生提供具有充分学习与临床实践机会的环境,提供有助于学生达到学习目标的经历,提供必要的学习材料与学习活动。

（3）有合格的临床教师:学生在临床实习过程中应获得临床教师的指导。合格临床教师的标准是:具有在临床教学领域中的丰富的专业知识和熟练的技能;有胜任临床教学的能力。

（4）有权拒绝执行:学生对教师要求其执行,但自己在实习中未曾学习过或自认为尚不熟练的技能,有权拒绝执行。

（5）有权询问评价结果:学生有权询问对自己临床评价的结果与依据,但同时学生应尊重教师对其作出的专业性评价。

（二）护理学专业学生的义务

护理学专业学生的义务是在公民义务的基础上,针对学校、教育及学生的特点而规定的对学生行为的限制和要求,包括如下两部分:

1. **普通高等学校学生的共性义务** 根据教育部颁布的《普通高等学校学生管理规定》,明确学生在校期间依法履行下列义务:

（1）遵守宪法和法律、法规。

（2）遵守学校章程和规章制度。

（3）恪守学术道德，完成规定学业。

（4）按规定缴纳学费及有关费用，履行获得贷学金及助学金的相应义务。

（5）遵守学生行为规范，尊敬师长，养成良好的思想品德和行为习惯。

（6）法律、法规及学校章程规定的其他义务。

2. 护理学专业学生的特定义务

（1）尊重、珍视每一个生命，平等关爱每一位患者，保护患者隐私。

（2）努力学习护理专业知识和各项护理技能。

（3）按要求参加临床见习和实习，并在临床教师严格指导下进行临床工作。

第三节　护理学专业的师生关系

护理学专业的师生关系是护理教育教学活动中，教师和学生为实现护理教育教学目标而以一定的方式结成的相互之间的动态联系。作为教育教学活动中最重要的人的因素，护理学专业教师和学生是相辅相成、相对存在的。二者显示出各自的角色、地位、行为方式和相互的态度，共同影响着护理教育教学活动的进行，也决定着教育教学活动的成效和教育教学目标的实现。

一、护理学专业师生关系的基本性质

1. 师生在人格上是平等关系　护理教育工作的最大特点就在于它的工作对象都是有思想、有感情、有独立人格的活动着的个体。现代和谐的师生关系倡导的是一种以尊重学生人格、平等对待学生、热爱学生为基础，同时以正确的指导、严格的要求来对待处在发展中的学生个体的民主型师生关系。

2. 师生在教育教学内容上是授受关系　护理教育教学活动中，教师在知识、经验、能力方面较学生具有明显优势，处于教育教学的主导地位。教师是传授者，学生是接受者。但学生不应成为学习的被动接受者，掌握知识的过程也不应像镜子反映事物那样机械。护理学专业教师在教育教学过程中要发挥自身主导作用，充分调动学生主体能动性。不仅走在学生前面充当引路人，还要在学生的身后，支持他们探索前行，成为具有自主发展能力的人。

3. 师生在精神和道德上是相互促进关系　从社会学的角度看，师生关系的本质是人与人的关系。在师生交往的过程中，必然有思想的交流、情感的沟通、人格的塑造。学生不仅会对教师的知识水平、教学水平作出反应，学生也会受到教师的职业精神、道德水平、人格品质的影响，而后者往往会对学生的成长和职业生涯产生终生影响。"教者，效也，上为之，下效之"。因此，护理学专业的教师首先要学为人师、行为世范，具有教育他人的真理力量和人格力量，使学生在知识和技能提升的同时，获得精神的发育、道德的完善、人格的丰满。此外，教师对学生的爱也是一种巨大的教育力量和重要的教育手段。它往往能激发学生对教师爱戴、感激和信任之情，使学生愿意接近教师，从而接受教师的教育。

二、良好护理学专业师生关系的基本特征与作用

（一）良好护理学专业师生关系的基本特征

良好护理学专业师生关系是师生主体间关系的优化。它的核心是师生心理相容，思想共鸣，形成师生相互关爱的、真挚的情感关系。从其发生发展的过程及其结果来看，良好护理学专业师生关系具有以下特征：

Note:

1. **尊师爱生、民主平等**　护理学专业教师应树立"以学生为中心"的教育理念，把尊敬、关心、信任学生作为推进护理教育教学工作的首要手段。学生也应敬重教师，积极参与教育教学活动，在民主平等的良好氛围中全面发展自己，获得成就感与生命价值的体验，逐步完成自由个性和健康人格的确立。

2. **共享共创，教学相长**　在护理教育教学活动中，教师与学生协调一致，共享教育教学资源，共同探讨教育教学问题，共同摄取教育教学中创造的经验和智慧，达到教师与学生共同成长进步。

（二）良好护理学专业师生关系的作用

1. **提高教育教学质量**　师生关系是影响教育教学质量的最直接、最具体、最经常、最活跃也是最重要的因素。良好的师生关系作为一种无形的教育资源，可以激发教师教学激情，激活学生思维，充分调动学生学习的主动性与创造性，促进教育教学质量的提高。

2. **愉快工作与学习**　任何一个人总是为他喜爱的对象所吸引。良好的师生关系能够使教师和学生交往的需要得到满足，相互之间建立和谐友爱关系，体验愉快情绪，产生工作和学习的愉悦感。

3. **建立师生互信**　良好愉快的师生关系，有助于增进师生间的信任和理解。教师的工作建立在对学生思想动态和个性特点充分了解的基础之上，从而促进教育教学过程顺利进行，取得良好的教育教学效果。

三、良好护理学专业师生关系构建的基本策略

师生关系总是建立在一定社会背景下的，"亲其师则信其道"，要建立民主平等、和谐亲密、充满活力的师生关系，需遵循以下策略：

1. **树立正确的师生观**　教师必须确立平等民主的师生关系的观念，树立正确的学生观。学生是学习活动的主体，也是具有独立人格的个体，因此，教师应摒弃"师尊生卑"的陈旧观念，在护理教育教学活动中深入了解学生需求，尊重学生人格，公平对待每一个学生，主动与学生沟通，善于与学生交往，积极为学生提供各种学习资源。

2. **教师应当提高自身素养**　教师的师德修养、学识水平和教学能力，尤其是教育水平和能力是形成良好师生关系的基础条件。孔子说："其身正，不令而行；其身不正，虽令不从。"护理学专业的教师不仅应具有高尚的职业道德、严谨的治学态度、渊博的学科知识、健康的心理品质，还应成为道德实践的先行者和实践者，引导学生树立正确的人生观、世界观、价值观。

3. **学生应当尊重教师**　教师被誉为"太阳底下最光辉的职业"。自古以来，中华民族就有尊师重教、崇智尚学的优良传统。学生应当尊重教师人格，尊重教师劳动及其成果，虚心学习。同时，学生应平等坦诚地与教师交流，"吾爱吾师，吾更爱真理"。在学习过程中，学生要敢于质疑，敢于创新，与教师共同促进护理学科不断发展。

4. **共同营造良好的大学文化环境**　院校必须树立以人为本的教育理念，努力为师生的发展营造良好的大学文化环境。一方面，尊重学生、关心学生、信任学生，满足学生全面发展的需要；另一方面，尊重教师，积极为教师发展提供良好的工作生活条件，尊重他们的人格和劳动成果。

（赵　华）

思　考　题

1. 谈谈你对教师的职责和角色的理解。
2. 结合相关法律规定，说明你对学生权利与义务的认识。

Note：

3. 请运用本章知识,阐述对下列观点的理解:

(1) 教师是太阳底下最光辉的职业。

(2) 教师不仅走在学生前面充当引路人,还要在学生的身后,支持他们探索前行,使学生成为具有自主发展能力的人。

4. 对照"四有"好老师的标准,回顾你的受教育经历,列举对你产生影响的教师的事例。

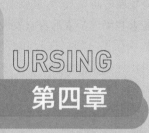

URSING

第四章

护理教育的课程与教材

04章 数字内容

———— 教学目标 ————

● 识记:

1. 能准确地阐述课程的概念。

2. 能正确简述课程类型和护理教育的课程类型结构及主要特点。

3. 能正确陈述护理教育课程设置的基本原则。

● 理解:

1. 能用自己的语言正确解释下列概念:学科课程;活动课程;综合课程;核心课程;隐性课程;公共基础课;专业基础课;护理专业课;必修课;选修课;学年制;学分制;课程计划;课程目标;教材;课程标准;教科书;平均学分绩点。

2. 比较课程计划、课程标准和教材,正确说明它们之间的关系。

3. 能用实例说明护理教育课程体系的特点。

● 运用:

能够应用所学课程结构知识,试拟一个本专业本科层次的课程计划,要求符合课程设置各项原则,具有科学性、创新性及实用性,并体现课程思政要素。

　　课程是学校教育的核心,师生的教学双边活动主要通过课程得以实现。课程质量直接决定人才培养质量。课程设置、改革和发展既要遵循教育自身发展的特有规律,又要追随科技的迅猛发展反映时代的变化。合理进行课程设置,才能满足教育的需求并促进学生的身心发展。同时,课程内容主要涉及学生习得的知识,而知识的传递载体主要以教材为依据,可见,课程和教材的关系极为密切。护理学教材亦应与时俱进地及时更新,以便更好地适应护理学科的发展。

第一节　护理学课程

　　护理学课程是高等院校实现其人才培养目标的具体体现,也是各类教学活动的主要载体,在整个教育体系中居于中心地位。因此,明确课程的概念、目标、类型、结构、体系和课程设置的基本原则至关重要。

一、护理学课程概述

(一) 课程的概念

　　课程(curriculum)一词在国内外历史长河中均有描述,且具有多态性。我国唐宋时期已有关于课程的描述,与今天的课程概念基本接近。课,指课业,或者说教育内容;程,是程度、程序、进程之意。简而言之,课程就是课业及其进程。课程一词最早出现在英国教育家斯宾塞《什么知识最有价值》(1859 年)一文中,并被界定为"教学内容的系统组织"。该词由拉丁语"currere"一词派生而来,意为"跑道"(race course)或"学习的进程"(course of study),综合起来指学生必须沿着课程这条跑道达到预定的目标。1996 年罗纳德·多尔将课程定义为"在学校的帮助下,学习者借以获得知识和认识,习得技能,形成态度、情感和价值观的正式或非正式的内容及进程"。鉴于课程的定义众说纷纭,教育家们倾向依据个人的哲学信念和重点领域定义课程,它通常包括以下要素:①预期目标和结果;②精选的学习内容及顺序;③促进学生学习的过程和经历;④使用的资源;⑤教师和学生在学校活动中的责任范畴;⑥学习的方式和地点。

　　结合国内外的不同界定,课程的概念可以从广义和狭义两方面理解:

　　1. **广义的课程概念**　完整的课程概念包括学校课程和社会课程。学校课程又分为显性课程和隐性课程,包括学生在学校获得的全部经验,包括有目的的、有计划的学科设置、教学活动、教学进程、课外活动以及学校环境和氛围的影响。

　　显性课程(explicit curriculum),也叫显在课程、正规课程,是为实现一定教育目标而正式列入学校教学计划的各门学科以及有目的、有组织的活动,也就是学校课程表所呈现的课程。

　　隐性课程(hidden curriculum),与显性课程相对应,顾名思义,指学生在学校情景中无意识地获得经验、价值观、理想等意识形态内容和文化影响,由于常常以学生没有意识到的方式来施教的潜在性教学,又称为"隐蔽课程"或"潜在课程"。它体现在学校情景中,包括物质场景(如学校建筑、设施、设备)、文化情景(如教室和寝室布置、校园文化、第二课堂活动)、人际关系(师生关系、同学关系、班风班纪、校风校纪)等。虽然隐性课程不列入课程表或者教学计划,但因其潜在性和非预期性,这种非学术性的教育往往比显性课程的学术性教育更具有影响力。显性课程和隐性课程的区别见表4-1。

表 4-1　显性课程和隐性课程的区别

区别项目	显性课程	隐性课程
学习结果	学术性知识	非学术性知识
学习计划	有计划、有组织	无计划、无意间接受
学习环境	课堂教学	自然环境和社会环境

由于个人的发展有赖于社会,完整的课程理念中还包括社会课程,这就意味着课程改革不仅要考虑教育者和学生的需求,将显性课程和隐性课程纳入课程范畴,课程内容还要考虑服从和服务于社会需要,重视学校课程和社会课程的关系和联系,将它们视为一个有机的整体。所以,完整的课程概念既包括学校课程,又包括社会课程。

2. 狭义的课程概念　课程是为实现学校教育目标而规定的教学科目以及它的目的、内容、范围、分量和进程等的总和,主要体现在课程计划、课程标准和教科书中。本章所涉及的护理学课程即侧重于此。

（二）课程的功能

课程的本质是社会对未来人才培养要求的体现,其功能可以概括为以下 5 个方面:

1. 课程是学校培养人才规格的具体表现　培养人才是学校的首要任务,因此学校必须制订人才培养的质量规格,而课程是人才规格的具体表现,是实现教育目的和培养目标的基础。学生通过学习课程获得必备的知识、相应的技能和思想态度,成为社会或国家所需要的人才。

2. 课程是师生开展教学活动的基本依据　课程主要体现在课程计划、课程标准和教材上,它们是课程的具体化呈现。在教学过程中,师生必须根据课程标准和教材的要求,确定教学活动的基本内容、教学方法和手段。

3. 课程是学生汲取知识的主要来源　虽然随着现代传播文化媒体的多样化发展,在校学生可通过多种渠道获取知识,但课程仍然是学生获取知识的主要渠道。学校根据培养人才的实际需要,将人类数千年来已认识的知识进行加工、改造、浓缩和结晶后,以教材的形式呈现给学生,并通过精心设计的教学活动,使学生能顺利和快捷地将间接知识和直接知识结合起来去认识世界。

4. 合理设置课程对学生的全面发展起着决定性作用　《中华人民共和国教育法》明确规定我国的教育是培养德智体美劳全面发展的社会主义事业的建设者和接班人。由于学校教学是培养人才的主要场所,而课程设置在教学过程中又处于核心地位,因此,合理地规划、设置课程将对学生身心的全面发展起到决定性的作用。

5. 课程是评估教学质量的主要依据和标准　教学质量评估是教学过程的有机组成部分,教学质量评估可从多方位进行,但其中最主要的指标是学生的学习成效。对于学生学习成效测评的主要依据和标准是所开设课程的质量,从命题到评分都必须体现各门课程既定的教学目标,以客观地测量出学生的知识和能力水平。因此,课程是评估教学质量的重要内容。

（三）课程的目标

1. 课程目标的概念　课程目标(curriculum objective)是指课程实施应达到的学生发展的预期结果。它规定了处于某一教育阶段的学生,通过课程学习以后,在发展品德、智力、体质等方面期望实现的程度,是确定课程内容、教学目标和教学方法的基础。

课程目标具有 5 个方面的规定性。①时限性:课程目标必须与特定的教育阶段相联系,而不是对所有教育阶段预期结果的笼统规定;②具体性:需详细描述学生身心发展的预期结果,明确学生要达到的发展水平;③预测性:所描述的结果是预期性的,是学生发展状态的理想性规划;④操作性:需明确且可实现;⑤指导性:课程是教育培养规格的具体化,有较强的实用价值和指导作用。

2. 课程目标的制订依据

（1）应满足护理专业学生发展的需求:课程设置的最终目标应促进学生的身心发展,因此,促进护理专业学生的全面发展是护理学课程的基本职能。制订护理课程目标必须将护理专业学生的需求作为重要依据。

（2）应适应社会健康需求:护理学专业学生毕业后担负着促进社会医疗卫生保健事业的发展、维护和促进人民健康水平的神圣职责。因此,护理学课程目标应及时反映社会健康需求和发展变化的趋势,以保证所培养的各级护理人才能够适应社会发展需求。

（3）应考虑护理学科的发展:护理学科的知识体系及其发展也是确定护理学课程目标的重要依

据。学科知识具有自身的逻辑体系,包含着学科的基本概念、原理、方法和发展方向等。由于护理学科专家熟悉其所在专业领域的理论体系和发展趋势,因此应认真听取课程专家的建议来确定课程目标。

（四）课程的类型

课程的类型与结构是课程设置应首先明确的问题。合理的课程类型与结构,有利于促进护理教育改革和发展,有利于实现专业培养目标,造就符合时代发展需要的护理人才。

1. 学科课程（subject curriculum）　又称分科课程,指根据学校培养目标和科学发展,分门别类地从各门学科中选择适合学生年龄特征和发展水平的知识所组织的课程。学科课程有着悠久的历史,我国古代的"六艺"、古希腊的"七艺"都是最早形态的学科课程。近代以来,如夸美纽斯倡导的"泛智课程",赫尔巴特根据人的"六种兴趣"设置的课程等,都属于学科课程。

（1）优势:①按学科自身逻辑体系来组织课程内容,系统完整地展示某一学科领域中的知识体系,有助于人类文化遗产的系统传承。②学科课程是按照各类学校的培养目标、各门学科的现有水平和受教育者接受能力预先编订的,主要编写学科的基本知识、基本理论和基本技能,具有先进性、科学性、系统性和规律性的特点。③学科课程以传授知识为基础,学校较易于组织教学和进行课程评价。

（2）缺陷:①分科过细,容易忽视学科间联系,不利于学生掌握整体性知识和综合能力的发展。②强调知识体系,忽略学习者因素,使学生对课程的心理准备不足,对学生的个性关注不够,容易造成学习者被动学习。

2. 活动课程（activity curriculum）　亦称经验课程,指围绕学生的需要和兴趣、经验和能力,通过引导学生自己组织的、有目的的活动系列而编制的课程。活动课程的思想可以溯源到法国思想家、教育家卢梭的"自然教育思想",19世纪末20世纪初美国的教育家杜威和克伯屈发扬了这一思想,指出"教育即生活",成为活动课程的代表性人物。我国著名教育家陶行知也是活动课程的代表性人物,并对杜威的思想进行了发展和扬弃。

（1）优势:①主体性:活动课程尊重学生的主动精神,注意发挥学生的主体作用,以学生自律性学习的指导为重点;②乡土性:活动课程的题材为学生所在社区的课题,课程安排以现实的社会生活情境为主要内容;③综合性:活动课程打破了传统的学科框架,以生活题材为学习单元;④经验性:学生通过解决所面临的各种问题以重构经验、促进发展。

（2）缺陷:①活动课程仅凭学生的兴趣和需要设计课程,不可能为未来生活做充分的准备;②不能为学生提供系统的科学文化知识,影响学生对基础知识的掌握,学习内容有很大的偶然性和随机性,缺乏系统性和连贯性。

3. 综合课程（integrated curriculum）　主张整合若干相关联的学科而成为一门更广泛的共同领域的课程。如自然课综合了生物、化学、物理、天文等学科的知识。综合课程起源于20世纪初德国的合科教学,是针对学科课程只向学生传授知识,不能解决实际问题,脱离乡土的实际生活,忽视人的情感等心灵世界的种种缺陷提出的一种课程类型。它主张按照学生的兴趣、爱好,组织学习一定的课题。根据其综合程度和发展轨迹,综合课程可分为3种。①相关课程（correlated curriculum）:就是在保留原来学科的独立性基础上,寻找两个或多个学科之间的共同点,使这些学科的教学顺序能够相互照应、相互联系、穿插进行。如历史和地理之间存在一些共同点。②融合课程（fused curriculum）:是把部分的科目统合兼并于范围较广的新科目,选择对于学生有意义的论题或概括的问题进行学习。比如病理学和生理学融合为病理生理学。③广域课程（broad-field curriculum）:是合并数门相邻学科的教学内容而形成的综合性课程,先将各科教材依性质归到各个领域,再将同一领域的各科教材加以组织和排列,进行有系统的教学。比如,护理人文课程就综合了护理人际沟通、护理美学、护理心理学、护理伦理学、护理管理学、护理教育学等。与相关课程、融合课程相比,广域课程综合范围更加广泛;也可以说,融合课程的科目之间的联系要比广域课程各科目之间的联系更为密切。这3种课程都是在学科领域基础上进行的知识综合课程形式,它们打破了原有的学科界限,是旧学科课程的改进和扩展。

（1）优势：①教学方式灵活多样，侧重学习过程，密切教学与社会实践的联系。②减少了课程门类繁多的现象，减轻了学生负担，提高了学习效率。③有利于学生综合广阔的认知视野，提高综合分析问题、解决问题的能力。

（2）缺陷：①教材编写困难，存在如何将各学科的知识科学、合理地综合在一起的问题。②缺乏能胜任综合课程教学要求的师资，课程实施难度大。③由于涉及多门学科，知识繁杂，系统性差，不利于进行课程的教育质量评价。④综合课程虽然照顾到了各学科知识之间的横向联系，但很容易导致学生浅尝辄止的学习。

4. **核心课程**（core curriculum）　是指围绕一些重大社会问题组织教学内容，以比较重要的学科或主题为核心，其他学科或内容围绕核心组织起来的主体结构课程，又被称为问题中心课程。在产生之初，核心课程主张以社会需求和生活为中心，在实质上是活动课程的发展。随着课程的发展和演变，现在的核心课程主要是指所有学生都必须掌握的共同学习内容，是整个课程的核心，同时尽量使其他学科与之配合。比如欧洲心血管护理教育委员会制订并发布了培养心血管专科护士的核心课程，包括心血管的病理生理学基础、护理评估、计划和管理、心血管患者群体的健康促进、沟通和健康教育、精神与心理学、患者安全与舒适、以患者和以家庭为中心的护理、护理质量评价等。从中可以看到，核心课程依然满足以社会要求为中心的跨学科属性。

（1）优势：①具有明显的跨学科性质。②课程内容来自周围的社会生活和人类不断出现的问题，学生容易形成强烈的学习动机，积极参与学习。③有助于培养学生分析问题和解决问题的能力。

（2）缺陷：①课程范围和顺序没有明确规定，学习内容可能凌乱或琐碎。②知识的逻辑性、系统性和统一性可能受到影响。

关于学科课程、活动课程、综合课程和核心课程的区别和联系见表4-2。

表4-2　学科课程、活动课程、综合课程和核心课程的区别和联系

项目	学科课程	活动课程	综合课程	核心课程
教育观	教育是未来生活的准备	教育即生活本身	教育是为了未来生活和个人发展	教育是解决社会实际问题
价值重心	知识本位	儿童本位	学科本位	社会本位
课程的作用	把各门学科中的基本概念、基本原理、规律性和事实教给学生	帮助学生解决他们认为当前重要的问题，并且扩展和加深已有的兴趣	把各门学科中的基本概念、基本原理、规律性和事实有机整合后教给学生	帮助学生解决社会生活实际中的重大问题
课程的特点	可预先编定	不可能预先编定	可预先编定	可预先编定
课程的优点	科学性、系统性、规律性	注重学生，与学生实际生活联系紧密	学生视角下的整体性，注重过程，密切联系实际	跨学科、综合化、注重学生
课程的缺点	分科过细，忽视各学科间联系和学生因素	缺乏系统连贯性；有很大的偶然和随机性	缺乏师资，综合策略存在随机性	缺乏系统性和连贯性

（五）课程的结构

课程结构（curriculum structure）是课程内部各要素、各成分的内在联系和相互结合的组织形式，即课程内容有机联系在一起的组织方式。课程结构主要规定了组成课程体系的学科门类，以及各学科内容的比例关系，必修课与选修课、分科课程与综合课程的搭配等，体现出一定的课程理念和课程设置的价值取向，是课程体系的骨架。

1. **护理学课程的分类结构**　按照课程的分类结构，可将护理学课程分为公共基础课程、专业基

础课程和护理专业课程 3 类。

（1）公共基础课程：是高等院校任何专业都必须学习的课程，包括政治、德育、数学、化学、计算机、外语、劳动教育和体育训练等课程。这些课程虽然与专业没有直接的关系，却是今后进一步学习的基础，也是全面培养人才所必需的课程。

（2）专业基础课程：是护理学专业学生必须学习的医学基础理论、基础知识及基本技能训练课程，包括人体解剖学、组织胚胎学、生理学、病理学、生物化学、免疫学、微生物学和病原生物学、药理学等。

（3）护理专业课程：是护理学课程的核心部分，带有较明显的职业倾向，多为护理学专业的主干课程，如护理学导论、基础护理学、内科护理学、外科护理学、妇产科护理学、儿科护理学、急危重症护理学、传染病护理学和精神病护理学等。

2. **护理学课程的学科类型结构** 按照课程的学科类型分类，可将护理学课程分为人文与社会科学课程、自然科学基础课程、医学基础课程和护理专业课程 4 类。

（1）人文与社会科学课程：如哲学、史学、教育学、心理学、美学、伦理学、法学和社会学等。

（2）自然科学基础课程：如生物学、化学、物理学和高等数学等。

（3）医学基础课程：如人体解剖学、组织胚胎学、生理学和病理学等。

（4）护理专业课程：如护理学导论、基础护理学、内科护理学、外科护理学、妇产科护理学、儿科护理学、急危重症护理学、老年护理学和社区护理学等。

3. **护理学课程的形式结构** 按照课程的形式结构，可将护理学课程分为必修课和选修课。

（1）必修课（compulsory curriculum）：指每个学生都必须修习的课程，通常包括公共课程、基础课程和基本专业课程。为了达到培养目标，学校必须设定一定数量的必修课。

（2）选修课（selective curriculum）：指允许学生有选择修习的课程，学生在完成必修课程的前提下，可在一定范围内选修若干直接或间接与专业培养目标有关的课程。选修课的作用大致包括以下两个方面：①及时反映本专业的先进科学理论技术与新成就，或比较高深的理论知识，有利于学生扩大知识领域，活跃学术氛围，培养学生的科研能力；②扩充专业基础知识和科学文化知识，把不同专业方向及侧重的课题内容提供给不同需要的学生，以满足学生的兴趣爱好和就业需求，发展学生的才能，弥补某些方面的不足或缺陷。因此，选修课有利于更好地开展个性化教育，培养和发展学生的能力，提高护理人才素质。

选修课又可分为限制性选修课和非限制性选修课：①限制性选修课是指学生必须在指定的几门或一组选修课中选修一门或若干门课程，如指定学生必须选修护理美学、护理专业英语、多元文化与护理、康复护理学等；②非限制性选修课，又叫任选课，是指学生根据自己的兴趣、需要，选修若干与本专业无直接关系的课程，如音乐鉴赏、书法鉴赏、中西方艺术史等。

4. **护理学课程的内容结构** 按照课程的内容结构，可将护理学课程分为理论课和实践课。

（1）理论课：是指加强基础理论知识的课程。它可以通过间接的方式帮助学生掌握本专业所需的基础理论。

（2）实践课：是指加强基本技能训练的课程。在课程设置上，理论课一般系统性较强。除护理专业专门设置的实习外，实践课都被分散在各门理论课中间，如解剖学、生理学的实验课，护理学基础等课程的实训课，护理学课程中的临床见习等。

5. **护理学课程的综合类型结构** 按综合课程结构，国内外高等院校均有将临床各科护理学综合为成人护理学、母婴护理学等综合性课程。

（六）课程的体系

课程体系（curriculum system）是指同一专业不同课程门类按照门类顺序排列，是教学内容和进程的总和。课程门类排列顺序决定了学生通过学习将获得怎样的知识结构。课程体系是育人活动的指导思想，是实现培养目标的载体，是保障和提高教育质量的关键。课程体系主要由特定的课程观、课程目标、课程内容、课程结构和课程活动方式所组成,其中课程观起着主导作用。

1. 课程观 是对课程的各种认识和看法的总称。课程观的发展,受到政治、经济、文化 3 大因素的影响和制约。所以课程要对社会变化做出良好的反应,使得培养的人才能够更好地面向社会、服务社会。而且,无论专业领域如何,课程都是为了促进学生的发展,是对学生未来前途和生活的定向。

2. 课程目标 是指课程本身要实现的具体目标和意图。它规定了某一教育阶段的学生通过课程学习以后,在发展品德、智力、体质等方面期望实现的程度,它是确定课程内容、教学目标和教学方法的基础。如前所述,确定课程目标时,既要明确课程与教育目的和培养目标的衔接关系,也要以对学生、社会、学科发展的研究为依据来确保课程目标行之有效。而在设计课程目标时,必须从知识和技能、过程和方法、情感和态度 3 个维度加以体现。①知识和技能目标:是指学生要学习的学科知识和活动经验。比如,通过本课程学习,学生能够理解医学英语词汇的构词原则。②过程和方法目标:涉及学生的兴趣、能力、性格、气质等个性品质全面培养和发展的过程,以及在学习过程中采用并学会的方法。例如,通过本课程学习,学生能够采用并学会自主学习的方法、合作交流的方法等。③情感和态度目标:涉及人的社会性需要是否得到满足时所产生的态度体验和对学习的责任,包括乐观的生活态度,求实的科学态度,宽容的人生态度以及端正的价值观取向。例如,通过该课程的学习,学生能够养成好的学习习惯和严谨求真的态度,坚决杜绝学术不端行为等。

3. 课程内容 主要指课程体系的组成部分、联系方式和组织方式,是从课程的静态角度看待课程,包括通识课程要素和专业课程要素。例如,护理学本科课程体系中必须涵盖公共基础课、医学基础课、护理学专业课和护理学专业实践。

4. 课程结构 如前所述,护理学课程结构中的公共基础课、专业基础课程和护理专业课程在体系中均占有一定的比例和地位,对于全面实现培养目标都具有不可替代的作用。专业基础课程提供必要的知识储备、技能和方法的训练,而护理专业课程则根据专业特点,培养学生学会应用这些基础知识和技能,发展独立解决专业实际问题的能力。因此正确处理专业基础课程和护理专业课程的关系,是建立合理课程体系的关键环节。2018 年《护理学类教学质量国家标准》指出:①护理学专业开设的普通基础课的比例不宜过多,满足基本需求即可,但必要的课程一定要设,例如解剖学、生理学、微生物学、病理学、药理学等。课时可以根据需要而定,也可以适当进行课程整合,如病原生物学、人体形态学等结合形成新的整合性课程。②人文社会科学课程要有一定比例,以保证学生整体专业素质的培养。通常应设护理伦理学、护理心理学、护理管理学、护理教育学等,也包括其他新的人文社会科学课程,例如评判性思维、沟通与交流等。③必须包含必修课、选修课和实践教学体系。

5. 课程活动方式 是从课程的动态角度来看课程的实施过程,包括方法、技术、途径、场所以及课程的评价体系。护理学作为一门应用性学科,具有较强的专业实践性,需安排课程实训、见习和实习,让学生早期接触临床。鼓励采用课程整合或综合性课程的方法,将相近的学科知识内容进行重组构建,使学生形成整合的视野和价值观。

（七）护理学课程设置的基本原则

护理学课程的设置、演变和改革,受专业内部和外部多种因素的制约和影响。护理学课程设置应遵循以下基本原则:

1. 与时俱进原则 首先,科学技术是推动社会发展的动力,也是推动教育和课程发展的动力。现代科学技术的迅猛发展,对人类社会各方面都产生了巨大的影响,如信息和数字技术使人类的沟通、信息获取和数据库管理更便捷,生物技术、基因工程和机器人技术的发展对护理提出了挑战。护理学科的课程结构与内容必须进行调整以适应这些发展。其次,随着社会经济和生产力的发展,人民生活水平日渐提高,人们对健康服务的需求也随之提高。人们不仅要求防病、治病,而且希望优生、优育、健康、长寿。这就涉及护理学知识需要拓展到如何提高正常人的健康水平,如儿童保健、妇女健康、老年人健康,研究环境因素、社会因素及心理因素对人类健康与疾病的影响,从而促进护理心理学、护理教育学、护理康复学等新兴护理学科的产生与发展,促进护理学课程设置与内容体系的更新。

2. 目标中心原则　院校培养目标是国家总的教育目的的具体反映,是护理学课程设置的根本依据。

（1）护理学课程设置必须根据我国社会主义教育方针,正确处理德、智、体、美、劳之间的关系,在课程设置上进行合理全面的安排,使受教育者在德、智、体、美、劳几方面得到发展,成为社会主义的建设者和接班人。

（2）护理学课程设置必须根据护理学专业培养目标的层次和规格,确定不同特点的课程系列。例如,研究生教育是在本科教育层次基础上,进一步培养具有研究、教育、管理和创新能力的专门人才,其基础知识应比本科生广博,专业知识应比本科生精深。本科教育是培养高级应用型专门人才,此类人才不仅要有扎实的理论基础,还要有较强的实际运用能力。高等专科教育是培养高等技术应用型护理人才,此类人才要求具备一定的理论基础,但在应用性知识和技能方面的要求接近本科。中等专业教育在基础理论、应用型知识和技能方面,要求比高等专科教育低。这些特点应充分体现在护理学课程设置的科目和时间分配中。

（3）护理学课程设置必须从护理学专业的角度考虑,应在充分认识课程对专业的适应性、更新性、发展性和坚持突出护理学专业特色的原则基础上,确定护理学专业的基础理论课程、主干课程、选修课程和整个课程体系。

（4）护理学课程设置必须与培养目标规定的学制相一致。按培养年限来确定课程设置,年限长则课程多,年限少则课程少。

3. 教育发展原则　教育理念、教学原则乃至课程载体的变化和更新都制约着护理学科的课程设置。

（1）教育理念的更新对护理学课程的影响:现代教育思想认为,教学过程应具有传播知识和技能,发展学生智力、能力,使学生形成辩证唯物主义世界观和培养学生的共产主义道德品质的功能,因此,护理学课程设置必须具有与此相适应的结构。

（2）教学原则对护理学课程的影响:教学原则是对教学过程客观规律的反映。几乎所有教学原则对护理学课程设置都有制约作用,例如护理学课程的设置必须跟上科学发展的步伐,适应社会对护理人才培养的需要,同时,又要有利于护理教学的正常进行,这就需要认真处理好科学文化知识的无限性和护理学科课程的有限性的矛盾。也就是既要考虑符合科学性与思想性相结合的教学原则,又要考虑量力性的原则。

（3）课程载体变化对护理学课程的影响:课程载体变化表现在除了传统的教科书、教学资料和图表之外,投影技术、音视频等现代化载体,以及多媒体数字教材、线上直播课程、录播课程的不断涌现,都势必给护理课程结构、课程载体形式、教学方法和手段带来更多的机遇和挑战。

知 识 链 接

一 流 课 程

一流课程,就是"金课",是指教育部实施一流课程"双万计划"建设的10 000门左右国家级一流课程和10 000门左右省级一流课程。"两性一度"是"金课"的标准,即高阶性、创新性、挑战度。所谓"高阶性",就是知识能力素质的有机融合,是要培养学生解决复杂问题的综合能力和高级思维。"创新性",是指课程内容要反映前沿性和时代性,教学形式呈现先进性和互动性,学习结果具有探究性和个性化。"挑战度",是指课程有一定难度,需要跳一跳才能够得着,对教师备课和学生课下预习有较高要求。

目前国家和省级一流课程的建设目标包括线下一流课程、线上一流课程、线上线下混合式一流课程、虚拟仿真一流课程和社会实践一流课程。

二、护理学课程计划

（一）课程计划的概念

课程计划（instructional program），又称教学计划或课程方案，是对学校课程的总体安排，是对学校教育的培养目标、课程的指导思想、课程设置与课程结构、课程管理方式等方面的规定，是学校教育、教学工作的指导性文件，也是学校组织教学和管理教学的主要依据。护理学课程计划是根据护理学专业的培养要求制订的，它既体现护理人才的培养规格，又反映护理学专业的特点和护理教学的规律。各院校制订课程计划时要从国家的宏观战略需求、现代卫生保健服务的需要、护理学科的发展和学校自身发展的实际水平4个方面进行评估。

（二）护理学课程计划的基本结构

课程计划的基本结构包括指导思想、专业培养目标和业务培养要求、修业年限及学位授予、课程设置及主要教学形式、学时（学分）分配、时序安排及主要教学活动、总学时（学分）数、每学期学时（学分）数和周学时等。

1. **指导思想** 指导思想是对制订课程计划的依据、设置本专业的目的和意义以及本专业总体培养目标的说明。指导思想要求言简意赅，具有高度的概括性。

2. **专业培养目标和培养要求** 专业培养目标说明所培养的护理学专业人才在专业上可以从事的工作领域及达到的程度。培养要求是指达到专业培养目标后应具有的知识和能力。两者均是课程设置的主要依据，也是检验护理学专业学生是否达到培养要求的主要指标，所以应要求明确，内容具体，表述动词能客观衡量，具有可操作性。

3. **修业年限及学位授予** 修业年限是指学生在校学习时间的长短，又称学制。修业年限与学生的入学水平和规定达到的学历规格密切相关。学位授予是对学生在修业年限内学习结果的认可和颁发的证明凭据，所以该项内容应包括：①学生的入学程度；②修业的年限；③达到的学历规格；④授予的学位类型。按照规定的学制达到课程计划规定的课程及其他教育教学活动的全部要求的学生，可授予相应的学位。

4. **主干学科和主干课程** 主干学科是根据培养目标所确定的本专业所必须具备的专业理论与技能体系。主干课程是为实现培养目标和达到知识能力结构必须开设的有关课程。主干学科和主干课程在教育部制订的专业基本规范中有明文规定。主干课程全部列为必修课，不得任意删减。

5. **课程设置** 课程设置是根据专业培养目标和业务培养要求而规定的课程门类（必修课和选修课），包括课程名称和学时分配。课程设置是课程计划的核心内容。课程设置应注意课程结构的合理性，包括课程设置的模块划分是否合理，如通用模块、基础模块、专业模块、选修模块等；各课程模块的比例，各门课程安排的时间，课程之间的前后顺序、逻辑联系；各门课程在人才培养过程中的地位和相匹配的课时安排等。课程计划应有明确的课程实施的基本要求，例如设置了培养学生自主学习能力的自学课程，但却没有制订自学计划和指导，自学课程就有可能达不到预期教学效果。

6. **教学安排和学时分配** 教学安排和学时分配是对学生在修业年限内所有教学活动项目的总体设计和各种教学活动项目的时间规定。它包括以下主要内容：①学生在校学习的总的时间安排和学年、学期、每周学时安排，以及学年、学期划分；②各种主要教学活动项目安排和时间规定，如临床实习、毕业论文、社会实践、运动会和军事训练等。

7. **成绩考核** 课程计划中的成绩考核主要对课程设置的考核范围和方法做原则性规定。包括：①考试、考查的课程及其按学期分配的大致比例和时间安排；②毕业考试的内容和方式等，如理论考试、综合能力测试、论文答辩等。

8. **教学进程表** 教学进程表是将开设的课程根据教学总体安排和时间分配以表格的形式进行设计，形成合理的课程结构。教学进程表的主要内容有：①开设课程的类型、门数，具体科目的时间安排；②每门课程在整个教学周期内的位置和开设的先后顺序；③总学时数和周学时数；④考试、考查的安排等。教学进程表的设计是否合理,取决于其中的课程结构是否科学,是否达到最优组合。教学进程表较为复杂,尚无统一的衡量标准,可以遵循以下原则进行检验:①是否体现了本专业培养目标和专业特点;②是否体现了专业知识体系的系统性、科学性和完整性;③课程设置、教学安排和时间分配是否符合国家有关规定和达到了规定的学历规格;④课程结构是否遵循了循序渐进的教学原则。

9. 其他说明 说明是课程计划的补充和完善,使课程计划内容更加完整并符合一定的文体规定,如:①注明标题;②注明课程计划的类型是讨论稿、试行稿,还是修改稿;③注明使用的起止时间;④注明制订的单位和完成的时间等。

在护理学课程计划中,培养目标是制订课程计划的依据,课程体系是课程计划的核心,各门课程学时分配和各教学环节安排是课程计划的表现形式。因此,为了实现专业培养目标,课程计划的主要任务就是对课程进行最优化的组合和设计。

（三）编制护理学课程计划的原则

1. 必须符合党和国家的教育方针和护理学专业培养目标 关于新时代党的教育方针,2019年3月18日,习近平总书记在主持召开学校思想政治理论课教师座谈会上强调,要坚持教育为人民服务、推进教育现代化、建设教育强国、办好人民满意的教育,努力培养担当民族复兴大任的时代新人,培养德智体美劳全面发展的社会主义建设者和接班人。习近平总书记的重要讲话明确提出了新时代我国社会主义教育事业的总方向和根本方针,为办好新时代中国特色社会主义教育指明了方向、提供了根本遵循。2020年5月,为深入贯彻落实习近平总书记关于教育的重要论述和全国教育大会精神,贯彻落实中共中央把思想政治教育贯穿人才培养体系,全面推进高校课程思政建设,发挥好每门课程的育人作用,提高高校人才培养质量,教育部印发了《高等学校课程思政建设指导纲要》,该文件指出,高校课程思政要融入课堂教学建设,作为课程设置、教学大纲核准和教案评价的重要内容,落实到课程目标设计、教学大纲修订、教材编审选用、教案课件编写各方面,贯穿于课堂授课、教学研讨、实验实训、作业论文各环节。因此,护理学专业各层次课程计划必须符合党和国家的教育方针,同时还需要结合护理学专业特点和培养目标来进行制订。在编制护理学课程计划时,应处理好4个关系:①在重视学生专业学习的同时,加强学生思想品德教育和培养学生良好的护理职业道德以及强健的体魄;开设政治思想道德教育的相关课程以及人文社会科学方面的课程,体现素质教育的理念。②遵循理论和实践相结合的原则,正确处理理论教学和实践教学的关系,注重培养学生的能力。③恰当地规定学习的科目和每学期教学课程的门数及时间,使学生既掌握护理学专业人才所必需的理论、知识、技能,又不至于负担过重。④体现"专而不窄""宽而有用"的原则,做到宽窄适度,确保实现护理学专业培养目标和基本规格。

知 识 链 接

课 程 思 政

进入21世纪以来,课程的育人作用被反复强化。2020年5月,教育部印发了《高等学校课程思政建设指导纲要》。该文件指出,专业课程是课程思政建设的基本载体。要深入梳理专业课教学内容,结合不同课程特点、思维方法和价值理念,深入挖掘课程思政元素,有机融入课程教学,达到润物无声的育人效果。如医学类专业课程,要在课程教学中注重加强医德医风教育,着力培养学生"敬佑生命、救死扶伤、甘于奉献、大爱无疆"的职业精神,注重加强医者仁心教育,在培养精湛医术的同时,教育引导学生始终把人民群众生命安全和身心健康放在首位,尊重患者,善于沟通,提升综合素养和人文修养,提升依法应对重大突发公共卫生事件的能力,做党和人民信赖的好医生。

---

2. 必须反映科学技术发展和社会进步对护理人才的需求 21世纪以来,科学技术迅猛发展,社会不断进步,培养适应现代科技发展和社会需要的护理人才是院校教育的目标。因此,在制订课程计

划时,课程设置要不断更新,增加新的课程,删减过时、陈旧的教学内容或课程,及时地将科技新理论、新技术、新成果反映在课程计划和教学内容中,培养具有一定应用和发展高新技术知识能力的护理人才。此外,为适应学科高度分化、高度综合的发展趋势,在课程计划中增设综合课程、交叉课程和边缘课程,有利于创新型人才的培养。

3. 保证教学内容的完整性、系统性　护理学课程计划应当构成一个具有内在联系的有机整体。在编制课程计划时,各门课程之间要注意纵向顺序和横向联系。在纵向顺序方面,要处理好先行课和后续课的关系,体现循序渐进的原则。一般按公共基础课、专业基础课、护理专业课和临床实习的顺序安排教学进度,并在各个阶段合理地安排选修课。各学校也可根据自己的教学资源和师资条件,适当调整课程顺序,安排学生早期去临床见习,培养学生对护理工作的感性认识。在横向联系方面,注重各门课程在内容上的有机衔接,互相配合,避免内容重复或脱节。在课程计划中,每门课程都有其一定的地位和作用,都为实现专业培养目标服务,因而每门课程在完成其特殊教学任务的同时,都应考虑如何发挥其整体效应。

4. 合理分配课程门数和教学时数　为了保证教学任务的完成和学生的学习效果,在编制课程计划时,必须合理地安排每学期课程的门数和教学的时数,以及各种教学形式所占的比例。通常护理学专业(本科)每学期安排课程 5~10 门,主干课程 3 门左右。学时较多的课程,必须跨学期安排,因此合理地安排周学时,是确保学生适量学习的重要途径。一般每周安排 22~26 学时,如果学时过多则会影响学生学习的深度或造成学生学习负担过重,每门课程的教学时数,可根据该课程对实现专业培养目标的意义、课程内容的分量、难易程度和教学法的特点等综合考虑,合理分配。

5. 课程计划必须具有统一性、稳定性和一定的灵活性　护理学课程计划是护理教学工作的指导性文件,其基本内容应当具有统一性,以保证人才培养的质量规格,如公共基础课、专业基础课、护理专业课、临床实习 4 个模块以及必修课的设置比例、各教学环节的配置比例、教学工作与其他教育活动的安排及比例等,都应结构合理,基本统一,不能任意删减。课程计划一经确定,应坚决执行,并具有一定的稳定期,不要轻易变动。课程计划一般要经过数年的教学实践之后,再认真总结经验和存在的问题,并据其进行修改。此外课程计划也要有一定的灵活性,各院校所处地区不同,历史文化、师资力量、学生水平和图书设备等均有所差异,可在保证质量的前提下根据各校实际情况做适当调整。因而课程计划在统一性、稳定性的原则下,还需要兼顾一定的灵活性。

（四）学年制与学分制

学年制和学分制都属于课程和教学管理制度,其主要不同是对学生的学习量采用不同的计算方式,两者在教育理念、培养模式和教学管理等方面有较大不同,课程计划的结构和功能也各具特点。

1. 学年制（academic-year system）　是学年学时制的简称,是按学年或学期安排固定的课程进度组织教学,学生读满规定的学年、规定的科目和学时数,且考试合格达到既定标准,方可毕业并获得证书的一种课程与教学管理制度。

学年制是一种刚性课程管理制度,课程规划严密,能保证各个专业的基本教学质量。学年制历史悠久,捷克夸美纽斯的学习阶段论即为学年制的萌芽和开端,12~13 世纪,大学初建阶段就实行学年制的分科教学制度,发展至今,在教学过程、课程结构、考核标准、教学方法等方面日趋完备。我国自1952 年院系调整,改为苏联模式后停用学分制,采用学年制。学年制规定,所有学生上课按年级及专业统一分班,课程基本按学年安排。同一年级、同一专业所学课程除少量选修课外,专业课程全部相同。学生学习量以修习课程时数为计算单位,学籍处理以“年”为单位。

学年制的优点是具有较严格的课程规划,计划性强。全国有较统一的课程计划,各课程有较统一的课程标准和教材,还有一套较具体的规章制度,便于学校的教学管理。另外,同一年级的学生统一入学,达到要求,同时毕业,有利于稳定教学秩序和保证教学质量。

学年制的缺点是统一要求,缺乏灵活性,所有学生使用一张课表,一份课程计划,学生学习的自主性和主动性难以发挥,不利于真正实现“因材施教”。另外,由于学年制是以年为单位处理学籍,所以学生中允许升级者,其不及格课程难以安排重修;应当留级者,除成绩达到"良好"以上的课程外,已及格课程还要重修,必须延期一年才能毕业;跳级者,也需跨越一个整年,易造成学生时间和精力的浪费。

2. 学分制（credit system） 学分(credit)是成功完成某项科目所获得的分值单位,用于表明学生获得某种证书、文凭或达到某个级别学历所需要接受科目教学的总量。学分制是一种把学分作为计算学生学习量的单位,以修满所规定的最低学分数作为学生获得毕业资格的基本条件的课程与教学管理制度。学分制比学年制更有弹性,学生在一定范围内可以根据自己的兴趣自由选课,只要修满规定的学分,可以提前毕业,具有较大的灵活性。

学分制广泛流行于美国,随后一些欧洲国家和日本也相继施行。现在世界上大多数高校都采用学分制。我国早在1917年由蔡元培先生在北京大学率先实行"选科制"和"学分制",1952年后采用学年制。1983年中共中央关于教育体制改革的决定,明确指出要针对现存弊端,积极实行诸如"学分制"等各种教学管理制度改革。1994年国务院关于《中国教育改革和发展纲要》的实施意见中,再次提出"逐步实行学分制"的要求,现在已有多所高校采用学分制。

学分计算的原则是以课程为单位,把每门课各种教学形式所需要的课内外学习时间合并计算,再折算为学分。最常用的计算方法是:以某门课程的学时数为依据,原则上学生每学完理论课16学时,并经考试及格者计1学分。实验(实习)课,每32学时计1学分。临床实习、入学教育及社会实践等,每周计1学分。毕业学分的最低限制视各专业而定。每学期学分一般控制在20学分之内,学习有余力者允许多修(加修学分),学习有困难者则允许少修(限修学分)。

学分表示的仅是学生学习的数量,至于学生学习的质量可用绩点(grade point)来表示。一般按百分制划分为优、良、中、及格和不及格5个等级,并折合成相应的绩点,见表4-3。

表4-3 学习成绩与绩点对应表

百分制	100~90	89~80	79~70	69~60	59~0
等级	优(A)	良(B)	中(C)	及格(D)	不及格(F)
绩点	4.0	3.0	2.0	1.0	0.0

目前我国高校大多数采用国际通行的学生学习成绩评估体制——平均学分绩点(grade point average, GPA),计算方法为:

某门课程的学分绩点=该课程的学分×该课程的绩点

平均学分绩点=∑(课程学分×课程绩点)/∑课程学分

平均学分绩点的精确度需达到小数点后1~2位,如:3.2,3.75。平均学分绩点反映了学生学习成绩的优劣,是衡量学生学习的总体平均成绩的一个指标。学生修完规定的总学分可以毕业,但要获得学位,平均学分绩点必须达到一定标准。

学分制的优点主要有以下3方面。①有助于因材施教:学分制实行弹性学制和自由选课。学生在达到培养规格的基础上,学有余力者可多修某些课程、提前实习和毕业,学有困难者可缓修、少修某些课程或推迟毕业。学生还可根据个人爱好和特长,跨系、跨校选修课程,有利于培养学生的个性和自主性。②有利于激发教与学的积极性:由于学分制允许学生自主选择课程和教师,因此对教师提出了更高的要求,有利于激发教师从教的积极性。教师必须及时更新教学内容,不断改进教学方法,以便使所开设的课程能够反映学科和社会前沿,满足学生的学习需求。另外,学分制可调动学生学习的主动性和积极性,尤其是可使优秀学生的学习潜能得到充分发挥。③有助于学生适应人才市场的需求:在市场经济环境下社会对专业人才的知识和能力结构提出了新要求,学分制有利于高校形成办学特色,拓宽学生知识面,形成合理的知识和能力结构,使学生成为一专多能的复合型人才。

学分制的缺点主要包括:①学生自由选课需要学校开设更多的课程,需要更多的教师、教室、设备和资金,对学校条件要求高,教学管理难度大。②由于选课的盲目性,容易造成学生知识零散,基础不扎实,影响学生知识的系统性。③个别自主能力较差的学生,可能无法有效安排学习,为了凑够学分,单纯追求学分数量,不顾社会需求和专业培养要求,因而难以保证每位学生的学习质量。

因此,在实行学分制的同时,必须吸收学年制的优点,制订合理的学分制课程计划和管理方案,以培养社会需要的护理人才。目前我国许多院校尝试学年学分制取得了良好效果。

三、护理学课程标准

课程标准(syllabus),又称教学大纲,是指在一定课程理论指导下,依据培养目标和课程计划,以纲要形式编制的关于一门课程的教学内容及要达到的要求、教学实施建议以及课程资源开发方面的指导性文件。

（一）护理学课程标准的结构

护理学课程标准一般包括前言、课程目标、内容标准、实施建议和附录等部分。

1. **前言**　定性描述课程的性质、价值与功能,阐述课程的基本理念,详细说明课程标准的设计思路和整体框架。

2. **课程目标**　明确该门课程在知识与技能、过程与方法、情感态度与价值观等 3 方面共同而又各具特点的课程总体目标和分类目标;目标主要按结果性目标和体验性目标进行描述,结果性目标主要刻画“知识与技能”目标领域,而体验性目标则主要反映“过程与方法”“情感态度与价值观”等目标领域的要求。

3. **内容标准**　将课程目标具体化,按照学习领域、主题或目标要素阐述学生在不同阶段应实现的具体学习目标。内容标准的陈述以学生为出发点,行为主体是学生,而不是教师。对于学生的学习结果,用尽可能清晰、易理解及可操作的行为动词从知识与技能、过程与方法、情感态度与价值观等方面进行描述。

4. **实施建议**　针对课程标准的实际运用和课程实施的各个环节,提供教与学的建议、教材编写建议、评价建议、课程资源开发与利用建议等。实施建议力图体现课程改革的基本理念,从而为改善教学行为、变革学习方式、提高教材编写质量、体现评价的发展功能提供实践指导。

5. **附录**　附录部分则列举各种教学参考书和资料,以及其他教学资源等,为教师教学和学生学习提供更多素材。

（二）编制护理学课程标准的原则

1. **符合课程计划的要求**　课程标准要明确本门课程在整个课程计划中的地位、作用,规定本门课程的基本教学任务要求。在教学内容选择上首先要符合专业培养目标的需要,其次必须保证学科知识体系自身的系统性和完整性。同时,充分考虑学生的认知特点及教学法的要求,保证学生接受知识是由易到难、由简到繁、由浅入深、循序渐进的过程。此外,课程标准还应当注意课程计划中各门课程的相互联系和配合,特别是要避免各门课程之间的相互脱节与重复。

2. **体现素质教育的理念**　课程标准不仅对学生的认知发展水平提出要求,而且对学生的学习过程与方法、情感态度与价值观的发展也提出目标,全面体现“知识与技能”“过程与方法”“情感态度与价值观”三位一体的课程功能,使素质教育的理念切实体现在课程教学全过程中。

3. **精选终身学习必备的基础知识和基本技能**　课程标准所规定的应是课程的基本内容,而不是所有内容。因此课程标准要精选学生终身学习必备的基础知识和基本技能,同时关注学生的兴趣和经验,贯彻理论联系实际的原则,密切教科书与学生生活以及社会、科技发展的联系,体现课程服务于学生发展的功能。此外,从学生的接受能力和学习的合理负担出发,课程标准所规定的教学内容应“少而精”。

4. **强调学习的过程与方法**　课程标准要结合学科特点,关注学生的学习方式和策略,引导学生主动参与,亲身实践,独立思考,合作探究,发展学生搜集和处理信息的能力、获取新知识的能力、分析和解决问题的能力、交流与合作的能力,促进学生真正学会学习。

5. 提出有利于学生发展的评价建议　课程标准要提出评价建议,评价方法不仅考查学生对知识的掌握,而且重视学生的学习过程和体验。淡化终结性评价和评价的筛选评判功能,强化过程评价和评价的教育发展功能,促进学生自我评价,从而帮助学生认识自我,建立自信,最大限度地激发学生的学习热情。

课程标准是教师教学工作的主要依据,也是学生学习的指导性文件。教师必须认真地钻研课程标准,保证课程的基本规格和教学质量,并适当地补充学科新成果。学生在学习时,也可以课程标准为指导,更好地主动学习,掌握本课程的基本要求,保证学习质量。

第二节　护理学教材

一、护理学教材概述

（一）概念

1. 教材（subject material）　是根据课程标准所规定的内容和教学法的要求,以简明、准确的文字(图像)系统地阐述一门课程的知识,是教师教学和学生学习知识的载体,包括教科书、讲义、补充材料、实验实习指导及视听教材等。

2. 数字化教材（digital textbook）　是一类遵循学生阅读规律、有利于组织学生活动、符合课程目标要求、按图书风格编排的电子书或电子读物。数字化教材的内容需要在符合要求的终端阅读设备上浏览,所以数字化教材必须同时考虑"教材内容+阅读软件+电子阅读终端"3个核心要素。

3. 教科书（textbook）　即课本,是根据课程标准和实际需要,为师生教学应用而编制的教学用书,是教材的主体。教科书是师生教学的主要材料,考核教学成绩的主要依据,学生课外拓展和深化知识领域的重要基础。护理学教科书通常有国定制教科书(由国家教育行政部门按照课程标准统一组织编辑的教科书)、审定制教科书(由民间编辑,经中央或地方教育行政部门根据课程标准审查合格,供学校选用的教科书)和自由制教科书(民间自行编辑出版发行,供各学校自由选用的教科书)。教科书的基本结构由正文、作业、实验图表、附录、索引和注释等组成,正文是教科书的主体部分,按篇、章、节进行内容编排。

（二）教材的作用及数字化护理学教材的特点

1. 教材的作用　对教师而言,教材是教师教学的基本依据,教师授课时的主要论点和新知识的补充亦应围绕教材展开。在教师授课质量评价中,教师能否有重点地阐述教材内容是主要评价内容之一。对学生而言,教材是学生获取知识的主要来源之一。尽管学生可以借助于参考书、杂志等获取知识,但对掌握学科基本知识而言,教材则更系统、简明、扼要,能帮助学生用最少的时间掌握必要的知识。因为教材是经过深思熟虑、专门为学生编写的,具有能适应学生学习和复习的特点,有利于学生更牢固地掌握知识。

2. 数字化护理学教材的特点　数字化护理学教材与传统纸质教材相比较,具有以下3个特点:①数字化护理学教材不仅是教科书,还是数据库和电子教学平台,可作为终身学习的工具,融合文字、图片、音频、视频及动画等元素,切合护理学教学的直观性、实践性和示范性等特点,有利于混合式护理教学模式的推广使用;②数字化护理学教材轻便环保,便于携带,内容丰富,涉及面广,可以做到随时更新;③数字化护理学教材的使用对学校网络的要求是授课教室和宿舍有无线网络覆盖及供学生使用的终端,与传统纸质教材相比较,在初期硬件建设上的投入相对较大。

二、护理学课程标准与教材的关系

课程标准是编写教材和进行教学工作的依据。教材是课程标准的具体化。课程标准规定了每门课程的基本内容,而教材则阐述了课程标准所规定的系统知识和技术。

所以,从制订顺序来看,先有课程计划,然后再根据课程计划编制每一门课程的课程标准,最后根据每门课程的课程标准,编写每门课程的教材。掌握课程标准和教材的关系,有利于把握教育教学的方向,提高教育教学质量。

三、护理学教材编写原则

编写护理学教材应以护理学的课程标准为依据,应遵循和体现"三基、五性"原则。"三基",是指基本知识、基本理论、基本技能,这是教材建设的主体和基本框架。"五性",即思想性、科学性、创新性、启发性和先进性。

1. **思想性**　教材应体现政治思想性,贯彻高尚的职业道德、严谨的科学态度,激发学生奋发自强。编委会确定以"精理论、强实践,精基础、强临床,培养实用技能型人才"为教材编写的核心指导思想。

2. **科学性**　教材的内容必须是科学、可靠的知识,经得起实践的检验,应做到"5个准确",即论点准确,概念准确,名词术语、单位符号准确,语言文字准确,数据准确。在科学上尚未形成定论的内容不应编入教科书。

3. **创新性**　教材编写须以护理岗位需求为根本,以能力培养为主线,以护理程序为基础,符合当代护理教育发展的趋势。教材编写还应处理好护理学的基础知识和新进展之间的关系,经常进行内容更新和充实。

4. **启发性**　教材内容编排、文字组织、图表应用能启发学生理解和分析问题,培养学生科学的、创造性的思维,以培养学生发现问题和解决问题的能力。

5. **先进性**　教材应贴近读者、贴近实际、贴近工作。如充分考虑学生的兴趣和接受性,文字阐述和体裁形式应简洁、精确、生动、流畅及图文并茂,起点适当,重点突出,难点分散。图表及插图等应清晰、美观,字体大小要适宜,线条粗细应统一,封面和装订应大方、美观及耐用。同时,可充分利用计算机多媒体技术,突破纸质教科书的文字局限,编制增值服务、数字教材等,为学生提供丰富的学习资源,在适用的基础上体现与时俱进。

总之,编写教材应在体现"三基、五性"统一的基础上,体现一定的创新精神,力求具有一定的特色和风格。

四、护理学教材选用原则

教材是教师教学的依据,也是学生学习的重要载体,选用高质量的教材,是保证教学顺利实施和教学质量的重要环节。目前,国内护理专业教材科目齐全、种类繁多,在选用教材时可遵循以下原则:

1. **方向性原则**　教材选用应坚持正确的政治方向,全面贯彻党和国家的教育方针,全面推进素质教育,符合高素质创新型人才培养的需要。

2. **适用性原则**　所选教材要符合护理专业人才的培养目标与所开课程的教学大纲要求,符合教育教学的基本规律,既要充分体现本学科的内在科学逻辑、与其他学科的外在联系,又要反映最新的研究进展。

3. **优质性原则**　教材选用直接关系教学质量,必须严把质量关,以优质教材为导向,优先选用获奖教材、规划教材,比如优先选用教育主管部门和各专业教学指导委员会指定或推荐的统编教材,以及公认水平较高的教材、国家级和省部级规划教材和获奖教材等。

4. **时效性原则**　教材选用需与时俱进,保持先进性、前瞻性,因此新版教材也应成为教材选用的首选,建议优先选用近3年出版的新教材。

五、护理学教材评价原则

对于护理学教材的评价可遵循2020年首届全国教材建设奖的评选原则,我国国家教材委员会指

Note:

出,优秀的教材应满足以下准则:

1. 坚持正确导向 以习近平新时代中国特色社会主义思想为指导,紧跟国际学术前沿和时代发展步伐,有效服务国家战略和经济社会发展对人才培养需要的教材;适应信息社会发展要求,内容形式创新,教学效果好。

2. 坚持科学评价 根据各级各类教材的不同性质和特点,实事求是、科学规范地对教材进行评价。

3. 坚持质量为先 严把政治关、学术关,突出实践效果,优中选优、宁缺毋滥。

4. 坚持公平公正 评价教材应严格遵循程序和办法,客观公正。

5. 坚持评建结合 重在以评促建,引领教材建设方向,推动各地各部门健全激励机制,带动教材质量整体提升。

(张 姮)

思 考 题

1. 请列出护理教育课程的基本类型及各类型的特点。

2. 分析公共基础课、专业基础课和护理专业课在护理教育中的关系和地位。

3. 试述课程的体系要素构成及其特点。

4. 根据课程设置的基本原则,讨论一份护理学课程计划,并指出如何改革才能更好地满足学生素质发展的需要。

5. 试评价在护理教育中实行学年制和学分制的优缺点。

6. 讨论护理学课程计划、课程标准和教科书的关系及其编制原则。

7. 某护理专业本科生,本学期所修课程和各门课程成绩如下:护理学基础 3 学分,成绩为 91 分;护理人际沟通 2 学分,成绩为 85 分;健康评估 3 学分,成绩为 86 分;专业英语 2.5 学分,成绩为 80 分。请计算该生健康评估课程的学分绩点和本学期的平均学分绩点。

Note:

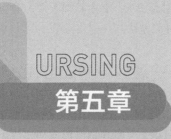

第五章

护理教育的心理学基础

05章 数字内容

教学目标

- 识记：
  1. 能正确阐述各种学习理论的代表人物及其主要观点。
  2. 能正确阐述记忆和遗忘的基本特征和记忆过程。
  3. 能列举学习的分类方法及依据。
- 理解：
  1. 能用自己的语言正确解释下列概念：准备律；练习律；效果律；强化；正强化；负强化；塑造；操作条件；陈述性知识；程序性知识；动作技能；智慧技能；认知策略；认知结构；学习动机；学习迁移。
  2. 能正确举例说明各种学习理论在护理教育中的应用。
  3. 能举例说明知识、技能、态度的形成过程。
- 运用：
  1. 能在护理教育实践中应用学习理论。
  2. 能在护理教育设计中应用相关的学习理论。
  3. 能根据学习分类选择合适的教学策略与方法。
  4. 能在护理教育教学实践中分析影响学习者学习的因素。

护理教育的心理学基础以学习理论为核心,以经典心理学理论为导向,介绍各个理论流派的主要观点,以及在护理教育中的应用,解释学习的过程和心理机制,指导教师有效教育,帮助学生更好地理解与教育关系最为密切的心理学理论,掌握有效学习的方法。

第一节　学习理论在护理教育中的应用

学习理论主要研究人类与动物的行为特征和认知心理过程,试图解释和阐明学习的发生、发展过程与规律,以及有效学习的条件及所需面对的重要问题。学习理论已形成诸多流派,本节着重介绍行为主义和认知学习理论、社会学习理论、人本主义学习理论、建构主义学习理论和转化学习理论的主要观点及其在护理教育中的应用,有助于护理教育者形成科学的教育观。

一、行为主义和认知学习理论及其在护理教育中的应用

行为主义理论于 20 世纪初产生于美国的一个学习心理学派别。其主要代表人物有华生、巴甫洛夫、桑代克和斯金纳等。行为主义理论家认为,人类的思维是与外界环境相互作用的结果,即形成"刺激-反应"的联结。认知学习理论于 20 世纪 50 年代中期在西方兴起。其主要代表人物有托尔曼、奥苏贝尔、加涅和布鲁纳等。认知学习理论家认为,外部条件只是揭示知识结构的辅助手段,对学习的研究应侧重于研究介于刺激与反应之间的心理过程。

（一）桑代克的试误学习理论

美国心理学家桑代克是心理学史上第一个用动物进行学习研究的人。受达尔文进化论的影响,桑代克认为人类是由动物进化来的,动物和人一样进行学习,只是复杂程度不同而已。因此,他通过动物实验提出了联结主义的刺激-反应学习理论,该理论是第一个系统的教育心理学理论。他所设计的最为成功的实验之一就是"猫开门"实验:他把饿得发慌的猫关进被称为迷笼的笼子,笼外放着食物,笼门用活动的门闩关着。被放进笼子的猫在笼子里躁动不安,在乱碰乱抓的过程中,偶然碰到那个活动的门闩,门被打开了,猫吃到了食物。如此反复,猫从笼中出来吃到食物的用时越来越短。实验表明,所有的猫的操作水平都是相对缓慢地、逐渐地和连续不断地改进的。由此,桑代克得出了一个非常重要的结论:猫的学习是经过多次的试误,由刺激情境与正确反应之间形成的联结所构成的。

桑代克的主要理论观点包括:

1. 学习是一种经过试误而建立刺激-反应联结的过程　桑代克认为学习都不是突然发生的,而是通过一系列细小的步骤按顺序逐渐达到的,是个体在刺激情景中反复尝试,建立一种刺激-反应联结的过程。在问题情境中,个体表现出多种尝试性的反应,直到一个特定的反应出现,将问题解决为止,即形成了固定的刺激-反应联结。这种从多种反应中经过反复尝试选择其中一种特定刺激-反应固定联结的过程,称为试误学习过程。在试误学习过程中,先是错误的反应多于正确的反应,随后正确的反应多于错误的反应,直到全部正确而无错误的反应出现。

2. 试误学习的规律　桑代克提出了著名的 3 条基本规律。

（1）准备律（law of readiness）:指刺激-反应的联结随个体的身心准备状态而异。当个体在准备状态下对某个刺激作出反应时,就会产生满足感,有过满足感的经验,以后同样的情境下会作出同样的反应。当个体不准备对某个刺激作出反应时,就会产生苦恼,以后在同样的情境中也不会作出反应。

（2）效果律（law of effect）:指刺激-反应联结受反应结果的影响。反应得到的结果是奖赏,联结力量增强;反之,联结力量减弱。效果律说明,一个导致成功或奖励的行为更可能被重复。效果律是最重要的建立刺激-反应联结的规律,持有这种学习观的理论家将其发展成为"强化学说"。

（3）练习律（law of exercise）:指刺激-反应联结随练习次数的多少而增强或减弱,包括"应用律"和"失用律"。

应用律(law of use):任何刺激-反应联结,通过应用或练习则可使之加强,练习越多或练习的间隔越接近,刺激与反应间的联结力越强。

失用律(law of disuse):指某一刺激-反应联结如果在一定的时间范围内不练习,联结的力量就会减弱甚至消失。

（二）巴甫洛夫的条件作用学习理论

俄国著名生理学家巴甫洛夫在研究消化现象时,发现引起动物唾液分泌活动的刺激有两类:一类是动物胃内或嘴里的食物,这种反应是本能固有的。巴甫洛夫把食物称为无条件刺激(UCS),把所引起的反射性唾液分泌称为无条件反射(UCR)。另一类是伴随食物同时呈现的其他事物。巴甫洛夫将铃声、灯光等与食物配对,经过多次配对尝试后,发现单独呈现灯光或铃声,也能引起狗的唾液分泌。在这种情况下,铃声或灯光就成了条件刺激(CS),由条件刺激引发的唾液分泌就是条件反射(CR)。由此可见,条件反射仅仅是由于条件刺激与无条件刺激配对呈现的结果。

巴甫洛夫在条件反射研究中发现了多个学习规律,即经典条件反射的基本规律:

1. **习得律（acquisition）**　指条件刺激和无条件刺激配对呈现,可建立条件反射。

2. **消退律（extinction）**　指条件刺激多次重复出现而不伴随无条件刺激,条件反射会逐渐减弱甚至消失。但这种消失并非永久性的,它只是一种习惯的钝化,过段时间后,会自发恢复。只有当几次自发恢复都没有得到无条件刺激的强化时,条件反射才会真正消退。

3. **泛化律（generalization）**　指某一种条件反射一旦建立,也可由其他类似原来条件刺激的刺激引发。一般而言,刺激与原条件刺激越相似,引发条件反射的可能性越大。如原来的条件刺激是500Hz的铃声,改用400Hz或600Hz的铃声也能引起条件反射。

4. **辨别律（discrimination）**　指提供辨别学习后,有机体可有选择地对某些刺激做出反应,而不对其他刺激做出反应。辨别是与泛化相反的过程。例如,采用有差异的配对方法,把500Hz的铃声与食物(UCS)配对,而在呈现400Hz或600Hz的铃声时不伴随食物,则狗对400Hz或600Hz的铃声的反射就会消退,而只对500Hz的铃声形成条件反射。

（三）斯金纳的操作条件作用学习理论

美国教育心理学家斯金纳继承并发展了桑代克和华生的理论,进行了大量而持久的动物实验研究,提出了操作性条件反射理论。此理论是从华生行为主义派生出来的一种新行为主义理论。

斯金纳专门设计了斯金纳箱以分析动物的行为。利用这一实验装置,斯金纳设计和完成了大量的动物行为实验,系统控制和分析了影响动物行为的因素,总结了动物操作性条件作用的原理,获得了巨大的成功。他的这一套方法体系被称为行为的实验分析体系。

斯金纳箱内部有一些动物可以通过某些操作获得奖励的食物(图5-1)。他设计的一种实验装置是在箱内装一个小杠杆,小杠杆与传递食物丸的机械装置相连接,杠杆一旦被压动,一粒食物丸就会滚进食盘。实验时,斯金纳把小白鼠放入迷箱,与桑代克实验中的猫相似,白鼠起初只是盲目地活动,当它踏上杠杆时,即有食物丸放出,从而获得了食物。再按压杠杆时,第二粒食物丸又滚进食盘。反复几次之后,这种条件反射

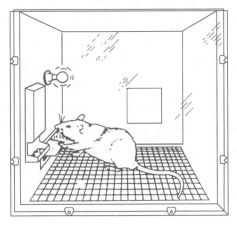

图 5-1　斯金纳箱

很快就形成了。小白鼠会在箱内持续按压杠杆,反复取得食物,直到吃饱为止。

斯金纳的主要理论观点包括:一是操作条件作用与学习行为;二是强化理论。

1. **操作性条件作用与学习行为**　斯金纳认为心理学的任务就是要对行为进行直接的、描述性的研究。他所建立的行为公式是:$R = f(S)$,其中 R 表示行为反应,是因变量;S 表示刺激情境,是自变

量。有机体的行为反应就是自变量和情境刺激的函数(f)。斯金纳认为操作性条件作用的学习过程是有机体在各种情境活动中,由于自发的反应而建立起的刺激-反应联结关系,主张行为的改变是操作条件作用的结果,并将人类的行为分为两种:应答性行为与操作性行为(图5-2)。

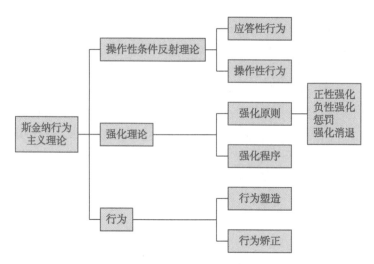

图5-2 斯金纳行为主义理论

(1) 应答性行为(respondent behavior):由先行刺激所引发,是对刺激物的回答,这种行为比较被动,要受刺激物的控制。

(2) 操作性行为(operant behavior):是有机体自发操作的行为,这种行为是主动的,代表着有机体对环境的主动适应。操作性行为可以有效地应对环境,而应答性行为做不到这一点。在斯金纳看来,人类的大多数行为都是操作性行为,因此研究行为科学的有效途径就是研究操作性行为。

斯金纳认为,两种不同类型的行为必然会导致两种不同的条件反射。应答性行为所导致的是"反应性条件反射",而操作性行为所导致的则是"操作性条件反射"。前者与巴甫洛夫的经典条件反射一致,称为 S 型条件反射(强化是与刺激相联系的);后者则与桑代克的工具性条件反射相类似,称为 R 型条件反射(强化是与反应相联系的)。

2. 强化原则(principles of reinforcement) 斯金纳认为,操作性条件反射的建立依赖于两个因素:操作及其强化。他利用斯金纳箱对白鼠进行了一系列研究,得出了操作性条件反射建立的规律,即"如果一个操作发生后,接着给予一个强化刺激,那么其强度就增加。"只不过强化增强的不是某一具体的条件反射本身,而是这种反射发生的概率,或者说它增强了反射发生的倾向性。

斯金纳通过实验,总结出操作性条件反射具有以下4个强化原则:

(1) 正性强化(positive reinforcement):即指某种具体行为的效果是积极的,就能增加该行为重现的概率。在斯金纳箱内,小白鼠按压操作杆可以得到一个食物球,从而增加了它产生这种反应的概率。教师如果对表现良好的学生报以赞许的微笑,或者在记分册上给予肯定的评价,则可以促进学生良好表现的出现。正性强化还可通过给予金钱、荣誉、物品、情感、信息、关注、赞同等方式实施。

(2) 负性强化(negative reinforcement):即指某种具体行为可以避开某种不愉快的结果,就会增加该行为重现的概率。在斯金纳箱里,当小白鼠被放置于某种不良刺激中,如电休克,它可以通过某一特殊的反应,如按压操作杆以关掉电源来逃脱这种不良的刺激。这种负性强化也增加了产生按压操纵杆这种反应的概率。有些学生之所以努力学习,很可能是为了避免考试不及格被家长和教师批评等不愉快的结局。

(3) 惩罚(punishment):即指某种行为可以导致某种不愉快的后果,个体为了避免这种后果会减少做出这种行为的概率。惩罚不等于负性强化,它的不良刺激是发生在动物反应之后。如果在斯金纳箱里,按压操作杆的行为会导致小白鼠的电休克,那么它按压操作杆这一行为的概率就减少。如一个学生做了某种不良的行为而受到批评后,他会减少再次表现这种行为的概率。

（4）强化消退(omission of reinforcement):即指在反应之后,如果不继续给予强化,反应行为就会逐渐消失。在斯金纳箱里,如果小白鼠按压操作杆的结果不能得到食物这一强化剂,反应的概率就会逐渐减少。强化的消失最终导致反应的消失。

3. **强化程序（schedules of reinforcement）** 斯金纳把强化程序分为两类:持续性强化和间断性强化。在持续性强化中,动物每一次反应都给予强化;在间断性强化中,强化不是每次反应后都给予。间断性强化还可以进一步分为比率强化和时间强化两种,前者取决于动物反应的速度,后者取决于时间。此外,每一种强化程序又可以按固定或变化的特点进一步进行分类,间断性强化分为以下4种类型(图5-3):

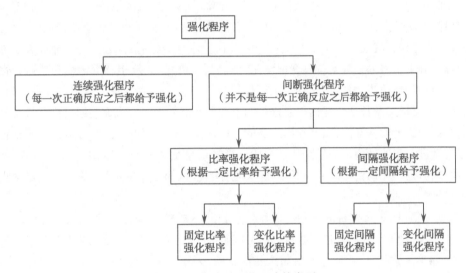

图5-3 斯金纳强化程序的类型

（1）固定间隔强化:指在固定的时间间隔内给予强化,而不管有机体在这一间隔内作出多少次反应。这种强化作用模式,容易使有机体在时距的开端反应较少,而在时距的终端反应增多。

（2）变化间隔强化:指强化发生在变化的时间间隔里,有时长,有时短。例如,有时2分钟给予强化,有时3分钟给予强化。

（3）固定比率强化:指强化发生在预定的若干次反应之后,例如,小白鼠每次按压杠杆之后给予强化,或每按压3次操作杆之后给予1次强化。其效果与固定间隔强化类似,即在接近强化时,反应突然增多,而在强化后的一段时间里,反应则减少。

（4）变化比率强化:指强化发生在变化的反应次数之后,例如,有时在小白鼠按压了8次操纵杆反应后进行强化,有时却在按压了2次后给予强化。其作用比固定比率强化的作用大。

这4种强化模式对行为的影响有大有小,斯金纳认为,在对有机体进行强化时,不应只采用一种模式,而应联合使用多种模式。

4. **塑造（shaping）** 塑造是斯金纳的另一个概念,即指新行为的产生。行为的塑造可以通过上述4种方式,即正性强化、负性强化、惩罚以及强化消退来完成,其中,正性强化效果最佳,惩罚收效最少,负性强化居中。由于人总是处在复杂的环境之中,所以计划对人的行为进行塑造时,不能简单地局限于依赖某一种强化,而需要对上述4种方式进行综合运用。

（四）信息处理学习理论

信息处理学习理论(information processing theory of learning)认为认知学习过程是信息的收集、加工、储存和需要时提取加以运用的过程。此过程中具有3个特点:①信息处理是阶段性的;②各阶段

Note:

的功能不同;③信息处理不是单向进行的,而是个体与刺激之间发生的复杂交互。在这种交互过程中,环境中本属于物理事件的刺激,影响个体感官时先转换为生理事件(神经传导),而经感觉器官的登记后转换为心理事件。

1. 人类的记忆系统　按照信息加工的观点,记忆是信息的输入、编码、储存和提取的过程,它能更全面地体现信息加工系统的工作流程,是信息加工心理学研究的核心内容之一。记忆在学习中具有重要的意义,个体知识经验的积累及行为的逐渐复杂化都是以记忆为基础的。认知心理学家一般将信息处理分为感觉记忆、短期记忆及长期记忆 3 个阶段,每个阶段代表不同形式、不同性质的记忆。

(1) 感觉记忆(sensory memory):又称瞬间记忆,是信息处理的第一步。在信息加工过程中,外部信息首先通过感觉器官进入感觉记忆,这里对信息保持的时间非常短,只有 1 秒左右,信息保留原状,保存容量大,其中受到注意的信息获得识别进入短时记忆。

(2) 短期记忆(short-term memory):也称为工作记忆、初级记忆或短期储存,是一个信息加工的缓冲器。其特点为:①信息保留时间短:短期记忆在有限的时间内,接受经过感觉器官记忆的信息,并作出适当反应。信息保留时间只有 1 分钟左右。②信息容量有限,一般人在一瞥之下平均只能记忆 7 位数字,个体差异上下限分别为 5 位及 9 位(7±2 个信息组块)。③承担感觉记忆和长期记忆的中间纽带:不经过短期记忆适当的加工,长期记忆所保持的信息就不能直接被人认识。④具有运作性:短期记忆对来自感觉记忆及长期记忆的信息进行两方面的有意加工。一方面它通过注意接受从感觉记忆接受的信息,为当前的认知服务,并作出适当的反应。反应过后,如果已经达到目的,短期记忆的作用消失,不再做进一步的处理。如果个体认为所处理的信息是重要的,就采用复习的方式,使之保持较长的时间,然后输入长期记忆。另一方面,它又根据当前认知活动的需要,从长期记忆中提取储存的信息进行操作。

(3) 长期记忆(long-term memory):指保存信息长期不被遗忘的永久记忆。其特点如下:①信息保留时间长,一般在 1 分钟以上,包括数月、数年,甚至终生,跨度极大;②信息的来源为经过短期记忆加工过的内容;③容量很大,是具有备用功能的信息库,人积累的大量知识、经验都储存在长期记忆中,其中不用的内容处于一种潜伏状态,需要时可以在激活信号的作用下回到意识状态,被提取到短期记忆中进行处理。

2. 记忆的基本过程　记忆是一个复杂的心理过程,它包括识记、保持和回忆 3 个阶段。从信息加工的角度看,这一基本过程是信息的输入(编码)、储存和提取。

(1) 识记(memorizing):是人们识别并记住事物的过程,即认识某一事物,并在头脑中留下印痕的过程。它是记忆的第一环节,要提高记忆必须具有良好的识记。

识记有不同的分类方法,根据识记的目的性及意志力程度,可以划分为无意识记(involuntary memorizing)和有意识记(voluntary memorizing)。无意识记是指事先没有预定目的,不需要意志努力的自然识记,也称不随意识记。这类记忆是最大量的。它的特点是不易疲劳,但有很大的被动性、偶然性和片断性。有意记忆是指事先有预定目的,并经过一定意志努力的识记,又称随意识记。它具有主动性特点,适宜完成系统性和针对性的识记任务,是学习活动最主要依靠的识记类型。

根据识记的理解性及方法,可以划分为机械识记(rote memorizing)和意义识记(meaningful memorizing)。机械识记是指在不理解材料意义的情况下,采用多次机械重复的方法进行的识记。这种识记的效率相对较低,而且容易遗忘,但准确性高、使用面广,仍是识记活动中不可缺少的种类。意义识记是指在理解材料意义的基础上,依靠材料本身的内在联系进行的识记。这种识记和积极的思维活动密切联系,又往往运用已有的知识、经验,因而提高了识记的效率和巩固性。

在日常生活中,有意识地利用意义识记,并辅之以机械识记,达到在理解的基础上熟记,是最好的记忆方法。

(2) 保持(retention):是识记的事物在头脑中储存和巩固的过程。它是记忆的第二环节,是实现回忆的必要前提。保持是一个富于变化的动态过程。这种变化表现在质和量两个方面。质的变化反

Note:

应为个体并没有原封不动地保持识记信息的原样,而是不断地受个体已形成的心理结构制约,对信息进行主观加工;量的变化反应一般表现为识记的内容随着时间的进程呈减少的趋势,甚至遗忘。

（3）回忆（recall）:是对头脑中保持事物的提取过程。这也是记忆的最后一个阶段,分为两个不同的水平:再现及再认。再现（reproduction）是当识记过的事物不在时能够在头脑中重现。这是一种高水平的回忆,如学生在做闭卷问答题时,回忆学过的内容。再认（recognition）是当识记过的事物再度出现时能够把它识别出来。人们往往以为不能重现识记过的事物就是遗忘,其实,能识别再度出现的事物,也是回忆。

3. 遗忘（forgetting）　遗忘是识记过的材料不能回忆,或者发生错误的回忆。遗忘是与保持相反的过程,是记忆内容的消失。遗忘是一种自然的心理现象。因为感知过的事物没有必要全部记忆,任何识记的材料都有时效性,同时遗忘也是人心理健康和正常生活所必需的。遗忘是有规律的,主要表现在以下几方面:

（1）先快后慢的遗忘进程:艾宾浩斯最早对遗忘现象进行了研究。他用无意义音节作实验材料,自己作被试。在识记材料后,每隔一段时间重新学习,以重学时所节省的时间和次数为指标,测量遗忘的进程。他将实验结果绘制成一条曲线,即心理学上著名的艾宾浩斯遗忘曲线。该曲线反映了遗忘变量和时间变量的关系,揭示了遗忘的规律:遗忘的进程是不均衡的,在识记后的最初阶段遗忘速度很快,以后逐渐缓慢,即遗忘的进程是先快后慢。例如,在学习结束20分钟后大约忘记了41.8%,保持住58.2%;1天1夜后,忘记了66.3%,保持住33.7%;第6天,忘记了74.6%,保持住25.4%;而到第31天,遗忘的量却与第6天相差不大。

（2）识记材料的特点对遗忘有显著影响:熟练的技能遗忘得最慢,形象材料比抽象材料更容易长久保持;有意义材料比无意义材料遗忘慢些;理解的内容遗忘慢,不理解的内容遗忘快;识记材料很多时遗忘快,较少时遗忘慢。对于系列材料,首尾容易记住,中间部分容易遗忘。这是因为开头部分只受倒摄抑制的影响,结尾部分也只受前摄抑制的影响,所以首尾容易记住。中间部分同时受前摄抑制和倒摄抑制的影响,所以保持的效果最差。

（3）学习程度对遗忘的影响:学习程度越高,遗忘越慢。研究证明,过度学习能提高保持的效果,减少遗忘。所谓过度学习是指在学习进行到刚刚能回忆起来的基础上进一步地学习。一般来说,过度学习所用时间以150%为效果最佳。这样既不浪费学习时间,也能取得好的保持效果,超过150%并不能更多地改善保持状态。

（五）布鲁纳的认知发现学习理论

美国哈佛大学教育心理学教授布鲁纳在20世纪50年代世界性的教育改革及教育理论研究中,提出了结构教学理论。他认为人的学习是主动将进入感官的事物进行选择、转换、储存和应用,以形成认知结构,达到学习、适应和改造环境的目的。其主要观点如下:

1. 学习是主动形成认知结构的过程　认知结构是指一种反映事物之间稳定联系或关系的内部认识系统,或者说,是某一学习者观念的全部内容与组织。人的认识活动按照一定的顺序形成,发展成对事物结构的认识后,就形成了认知结构,这个认知结构就是类目及其编码系统。布鲁纳认为,人是主动参加获得知识的过程的,是主动对进入感官的信息进行选择、转换、存储和应用的。学习是在原有认知结构的基础上产生的,不管采取何种形式,个人的学习都是通过把新得到的信息和原有的认知结构联系起来,去积极建构新的认知结构。

2. 学习的过程　布鲁纳认为学习包括3种几乎同时发生的过程,这3个过程实际上就是学习者主动地建构新认知结构的过程,包括新知识的获得、新知识的转化和新知识的评价。

（1）新知识的获得（acquisition）:新知识的学习通常基于对某事物的了解之上,或者说是对已有知识的重新提炼,是与已有知识经验、认知结构发生联系的过程,是主动认识、理解的过程。

（2）新知识的转化（transformation）:是对新知识的进一步分析和概括,使之转化为另一种形式,以适应新的任务,并获得更多和更深刻的知识,即理论与实际相联系。

Note:

（3）新知识的评价（evaluation）：是对新知识转化的一种检查，通过检查可以核对处理知识的方法是否适合新的任务，或者运用得是否正确。

3. 重视学科的基本结构即编码规律　布鲁纳认为知识总是有结构的，知识结构是人们对于客观事物构造出的一种主观模式。学校的课程设置应注重将学科内容结构化。学科的基本结构包括：①该学科的基本知识结构，即基本概念、原则与原理，以及它们之间的关系和联系。②学习该学科的主要方法和态度。因此，教学的重要目的是教授学生如何进行事物间的联系，通晓某一学术领域的基本观点，以及了解本学科的科研动态，并且注意培养独立解决问题的能力。

布鲁纳将复杂信息的学习称为编码系统。一个编码系统是由一系列类别组成。人们可以用它们把有关世界的信息进行区分并分组。编码系统是按等级排列的，最特定的信息位于最低一级。在等级排列中，上一级的每个类别要比下一级的类别更具有普遍性。这样可以由上而下引出所有编码系统中的概念。在这种等级排列的系统中，最上面几级的类别包含了所学内容的普遍原理。学生在学习中，可以运用已掌握的普遍原理，不断加入新的内容，也就是不断地在下一级中加入新的特定类别，同时，也便于记忆编码系统中的事物。如图5-4所示。

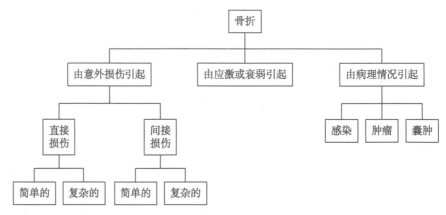

图 5-4　骨折的信息编码系统

上图为骨折的编码系统，最特定的概念在底部，即骨折和较具体的一些分类。对编码系统的掌握受许多因素的影响，如一个学生在完成学习任务时的学习场所、学习动机以及对知识的掌握程度等。

4. 主动发现形成认知结构，倡导"发现学习法"（discovery learning）　布鲁纳认为，教学一方面要考虑人的已有知识结构、教材的结构，另一方面要重视人的主动性和学习的内在动机。学习的最好动机是对所学材料的兴趣，而不是奖励竞争之类的外在刺激。因此，他提倡发现学习法，以便使学生更有兴趣、更有自信地主动学习。

发现法的特点是关心学习过程胜于关心学习结果。具体知识、原理、规律等让学习者自己去探索、去发现，这样学生便积极主动地参加到学习过程中去，通过独立思考改组教材。"学习中的发现确实影响着学生，使之成为一个'构造主义者'"。学习是认知结构的组织与重新组织。布鲁纳既强调已有知识和经验的作用，也强调学习材料本身的内在逻辑结构。发现学习法的作用有以下几点：

（1）提高智慧的潜力：学生运用发现学习法可以对遇到的新事物进行组织及分析，以发现其规律和相关性，并按一定的原理使信息条理化，保证信息在需要时随时发挥作用。

（2）使外来动机向内在动机转移：学生最好的学习动机莫过于对所学材料具有内在兴趣，而且有新发现的自信感。

（3）学会发现：发现学习法就是让学生独立思考，重新组织材料，自行发现知识的一种学习方法。

（4）有助于知识的记忆：布鲁纳认为记忆的首要问题不是储存而是检索，而检索的关键在于组织，也就是知道去何处寻找信息和如何获取信息。他曾用3组12岁儿童记忆一套30对的配对词做实验,甲组只要求记住,乙组、丙组则要求利用中介词把配对词联系起来,其中乙组的中介词由教师讲解,丙组的中介词由学生自行设法联系记忆。结果表明,在出现第一个词后能记起第二个词的百分比,甲组最低,丙组则最高。因此,按照一个人自己的兴趣和认知结构组织起来的材料,才是最有希望在记忆中"自由出入"的信息。

（六）奥苏贝尔的认知同化学习理论

奥苏贝尔是认知学派的另一位著名代表。他的学习理论的核心是有意义学习和同化理论,集中解析了新知识是如何被纳入原有的认知结构中的。

1. 有意义学习　有意义学习(meaningful learning)是指符号所代表的新知识与学习者认知结构中已有的先备知识和观念建立起实质性联系的过程。有意义学习必须具备两个先决条件:一是学习者必须具备有意义学习的心向;二是学习内容对学习者具有潜在意义,能够与学生已有的认知结构联系。奥苏贝尔认为,学习要有价值,就尽可能要有意义。为此,他区分了接受学习和发现学习、机械学习和有意义学习之间的关系。接受学习是指教师将学习的主要内容以定论的形式传授给学生,学生只需对所学内容加以内化,以便将来再现和应用。发现学习是由学生自己去发现知识,把发现的知识内化、运用。奥苏贝尔认为,接受学习未必是机械的,教师讲授得法,并不一定会导致学生机械地接受知识;而发现学习也未必都是有意义的。

2. 同化理论　同化(assimilation)指新知识被认知结构中的原有的适当观念吸收,新旧观念发生相互作用,新知识获得心理意义并使原有认知结构发生变化的过程。奥苏贝尔认为同化是有意义学习的心理机制。同化既包括把新的信息纳入或归入已有的认知结构中去,也包括改变已有认知结构以容纳新的信息。新旧知识相互作用的同化模式有以下几种:

（1）下位学习(subordinate learning):指新的学习内容属于学生认知结构中已有的、包摄面较广的观念,有两种形式。一种是派生下位,指新的学习内容仅仅是学生已有的、包摄面较广的命题中的一个例证,或能从已有的命题中直接派生出来;另一种是相关下位,指新的学习内容属于原有的、具有较高概括性的命题,但可使原有命题得到扩展、精确化或获得新的意义。

（2）上位学习(superordinate learning):当学生学习一种包摄性更广,可以把一系列已有的观念从属于其下的新知识时,新知识便与学生认知结构中已有的观念产生这种上位关系。

（3）组合学习(combinational learning):当学习内容与认知结构中已有的概念和知识既不产生下位关系,又不产生上位关系时,就产生组合学习。在组合学习中,由于只能利用一般的内容起固定作用,因此对于它们的学习和记忆都较困难。

（七）行为主义和认知学习理论在护理教育中的应用

1. 桑代克的学习理论在护理教育中的应用

（1）准备律的应用:做好教前和学前的准备工作。教师应充分了解学生、钻研教材、精心设计教学过程的每一个环节,各种教学文件备齐。学生在课前复习旧课、预习新课,根据教师所规定的范围、内容和方法收集资料。教师应激发并强化学生的学习动机,强调学习内容的重要性,唤起学生学习的需要,让学生在最佳的状态下接受学习。

（2）练习律的应用:教学实施后,例如对操作技能进行示范后,要安排学生练习的时间,指导学生的练习,使学生达到熟练的程度。

（3）效果律的应用:教师不仅安排学生进行练习,还要对学生的练习给予积极的反馈。对于学生学习方面的进步,例如,操作掌握得好的地方,及时给予表扬和鼓励,使学生产生满足感,增加学习的兴趣,增强学习的效果即学习的联结。

2. 操作性条件反射理论在护理教育中的应用

（1）强化类型的应用:护理教师要多运用正性强化,引导学生的正性情绪,来获取所期望的学习行为或表现。例如,在课堂教学中,护理教师对于学生的良好表现,如认真思考、勇于发言等,要及时给予肯定和赞赏,例如运用点头、口头表扬或奖励等,以增强学生的自信心,并使学生从学习中获得快乐,从而在下一步的学习中更多表现出这些行为来。注意奖赏要针对所有的学生,不要限于少数"好学生",成绩一般或较差的学生更需要奖赏,效果可能更加明显。另外,巧妙运用负强化及惩罚,对于所实施的负强化或惩罚措施,教师要让学生明白他错在哪里,哪些事情不应该做,否则学生会有迷惑不解的可能,也会导致效果的降低。

(2)强化程序的应用:鉴于不同的强化程序可导致不同的习得速度、反应速度和消退速度,教师也可利用不同的强化程序,例如定期考核(固定间隔强化)或不定期小测验(变化间隔强化),促进学生持续学习,提高教学的效果。

(3)强化方式的应用:在教学过程中应该即时地对学生所作出的正确反应给予肯定和鼓励——即时强化,可以提高学生正向的反应能力,例如在慕课教学过程中将课程划分为短时长的讲解视频,视频结束立即提出相关问题保持学生的注意与思考,并得到一个即时的反馈,通过强化来巩固行为反应。反馈既强化了期望的行为,又能为进一步发展提供建议,特别是在高度情境化和即时性的情况下。同样的,在教育中要注意强化理论使用的度,应当对事不对人,正强化采用积极刺激促使良好行为的发生,但负强化并不等于惩罚,而是去除个体厌恶刺激,例如在学生表现良好时则取消对其惩罚。因此,无论正负强化,其最终目的都是促进正向行为的发生。为了能有效地激励学生,应当注意需要多种激励强化物的综合应用,不同的学生也需要不同的激励方式。

3. 信息处理学习理论在护理教育中的应用

(1)合理安排教学活动,以加强学生对知识的记忆及保持。这是信息处理学习理论在护理教育中应用的主要体现。

1)保持学生的注意力:护理教师在教学过程中,应采用有效的教学策略,如生动的临床案例、富有感染力的讲解、直观鲜明的教具和教学媒体等,吸引和保持学生的注意力。

2)适当调节教学进度,给予学生适当的知识量:教师应根据教学内容的复杂程度调节每节课的教学进度,对重点及难点应安排较长的教学时间。注意控制每节课的信息量,以防信息量过大影响学生的识记、保持及回忆结果。

3)合理安排课程:尽量避免将性质相近或相同的课程安排在一起,以减少同类课程之间对记忆的干扰,有利于提高学生的注意力及记忆力。

4)保证课间休息:课间休息有利于学生巩固上一节课中记忆活动所留下的记忆痕迹,提高保持效果,同时也有利于减少前后课程内容之间的相互干扰。

5)学习材料要适量:如果一次记忆的材料太多,记忆的效果就不会好。例如,一个学生在平时不注意预习、复习,到期末考试时才开始背书,他不可能在短时间内记住整个学期所教授的知识。

(2)运用加强记忆的方法:为了巩固学习的效果,教师可教授一些增强记忆的方法,帮助学生寻求和发展最适合自己的记忆策略。

4. 布鲁纳的认知发现学习理论在护理教育中的应用

(1)重视学科的基本结构:教师在讲授新内容之前,首先应解释最基本的结构和原理,重视学科基本原理和概念的学习。教师在讲授一门新课程时,最初阶段应先描述教材基本的轮廓结构、主要内容和单元构成,把握学科的基本原理和学科框架,而不是细节性的具体内容。如外科护理学,在学习时首先介绍这门课程的特点,教材的单元构成,先学习外科共性的理论知识,再学习具体专科知识,如每个系统的各个疾病。

(2)促进学生的发现学习:护理教师要有正确的观点,重视学习的过程,而不单是学习的结果。教学过程中要进行充分设计,注意启发和引导,首先让学生发现、找出在学习有关科目内容时所遇到的一系列问题,然后激励他们利用资料去寻求答案,这种方式可以使学生从主动学习中得到能力的训练,充分发挥学生的智慧潜能。发现学习法也可以用于实验室的讨论活动,学生会努力去解释为什么会产生某些反应和现象,使教学过程成为探索知识的过程。在护理临床教学中,教师应更广泛地应用发现学习法,以激励学生去探索广大的未知领域。在创新型护理人才培养模式中,尤其要提倡指导发现学习法的运用。从中可以培养学生发现问题、提出问题的能力,并培养学生的逆向思维和评判性思维。

（3）激发学生的内部动机:鉴于内部动机对学习活动影响强烈、持久,护理教师应向学生提供准确、全面的国内外护理专业信息,向学生提供成功学习的经验和经历,注意培养学生对学习护理学知识的兴趣,帮助学生树立高度的自信心,激发学习的内部动机。

5. 奥苏贝尔的学习理论在护理教育中的应用

（1）正确评估学生已有的知识水平:根据同化理论,学习是新旧知识相互作用与同化。因此,护理学教师在教学前和教学中都应正确评估学生已有的知识水平,建立新旧知识结合的桥梁,促进新旧知识的相互同化,促使学生的认知结构逐渐分化,提高知识的保持率。

（2）合理安排教学内容:按奥苏贝尔学习理论的要义,只有学习材料能配合学生既有的认知结构时,学习才会有意义,而有意义的学习才是有效的学习。因此,在护理教学过程中,应按照学科逻辑结构编制课程,重视对教学内容的组织与呈现方式,遵循逐渐分化和整合协调的原则,尽量展现教学内容的内在逻辑性和相互关联性。

二、社会学习理论及其在护理教育中的应用

社会学习理论兴起于 20 世纪 60 年代,试图阐明人如何在社会环境中学习,从而形成和发展自己的个性特点和才能,它在行为派和认知派之间架起一座桥梁,称为认知行为主义理论——社会学习理论。该理论的主要代表人物是美国斯坦福大学心理学家班杜拉。他强调人的社会行为是通过观察学习获得的,是对他人行为、态度和各种反应的模仿和认同。

（一）观察学习理论

社会学习又称观察学习（observational learning）,即通过榜样进行学习,是个体通过观察他人的行为而进行学习。这一观点认为个体、环境和行为是相互影响、彼此联系的。三者影响力的大小取决于当时的环境和行为的性质。观察学习不要求必须有强化,也不一定产生外显行为。

1. 观察学习的特点　班杜拉通过观察儿童在观看成人对玩具娃娃又打又踢的行为后所表现出来的攻击性行为,总结出观察学习的 4 个特点。

（1）观察学习不一定具有外显行为反应:学习者可以通过观察他人的示范行为,学会被示范的行为。

（2）观察学习不依赖直接强化:观察者观察别人行为就能学习到相应行为,无须亲自体验强化。

（3）观察学习具有认知性:个体通过观察他人行为就能学到复杂的反应,这种学习无疑具有认知性,是认知过程。

（4）观察学习不同于模仿:模仿仅是学习者对他人行为的简单复制,而观察学习时,学习者从他人的行为及其后果中获得信息后,可经过自我矫正的调整,抽象出超越所观察到行为之上的规则,并通过对这些规则的组合,创造全新的行为。

由上述特点,可以归纳出观察学习的 3 种基本类型:直接观察学习、抽象性观察学习和创造性观察学习。

2. 观察学习过程　班杜拉把观察学习分为以下 4 个过程:

（1）注意阶段（attentional phase）:观察者注意榜样所表现的行为特征,并了解该行为的含义。此期榜样的特征、观察者的特点以及他们之间的关系决定了观察学习的程度。

1）榜样行为的特殊性、复杂性、可用性都会影响学习。一般在某一领域内有一定地位、威望和权力的人最容易引起观察者的注意和模仿,具有与观察者自身相似的或者被认为是优秀的、热门的和有力的榜样比较容易引起注意。例如,护理专业学生在实习时会更多地观察护士长或临床带教老师的行为。

2）观察者（或学习者）本身的特点,如个性特点、觉醒程度、态度、运用信息能力、感知觉能力以

及过去的经验等也会影响学习。例如,有依赖性的、自身概念低的或焦虑的观察者更容易产生模仿行为。

3) 榜样与观察者之间关系的好坏,接触的频率,以及人际间吸引力等同样影响学习。例如,在临床护理带教过程中,教师和学生之间保持相互信任,同时学生对教师的行为十分赞赏时,会取得较好的学习成效。

（2）保持阶段(retention phase):指观察者在注意榜样的行为后将观察到的行为转换为表征性意象或语言符号储存,等待适当的时机表现。此阶段学习者记住了榜样的行为,并在大脑中回忆行为的执行过程,即在其执行这一行为之前,在大脑中反复默默地、象征性地进行演练,或"看在眼里,记在心里"。

（3）复制阶段(reproduction phase):指学生观察榜样的行为后,经过保持,将其保留在记忆中,然后将记忆符号表象转换为自己行为的过程。此阶段,学生能真正执行所观察到的行为,并能通过自我观察,评价自己行为的精确度,进行矫正和反馈。个体将符号表征转换成适当的行为,必须具备:①选择和组织反应要素;②在信息反馈的基础上精炼自己的反应,即自我观察和矫正反馈。自我效能感是影响复制过程的一个重要因素,所谓自我效能感,即一个人相信自己能成功地执行产生一个特定的结果所要求的行为。如果学习者不相信自己能掌握一个任务,他们就不能继续做一个任务。

（4）动机阶段(motivational phase):指学生不仅经过观察及模仿从榜样身上学到行为,而且也愿意在适当的时机将学到的行为表现出来。在此阶段,观察者虽注意到榜样的行为,清楚地将动作顺序储存在记忆中,也具备能力做出相同的行为,但示范行为的表现与否,主要取决于观察者的动机与意愿(即强化)。如果学生看到榜样的行为是有价值的,就可能学习并表现这种行为。例如,学生主动与患者沟通的行为得到教师的赞赏时,会进一步做得更好。

社会学习理论区别获得和表现,因为个体并不模仿他们所学的每一件事,其中强化非常重要,班杜拉认为强化不是提高行为出现概率的直接原因,强化在社会学习中的作用在于它提供了信息和诱因,从而激发及维持行为的动机,以控制及调节行为。强化包括以下 3 种形式:

（1）外部强化(outside-reinforcement):也叫直接强化,指外来的且直接对行为结果产生作用的强化,如得到奖学金、物质奖励、精神鼓励等。

（2）自我强化(self-reinforcement):强化可以是内在的自我调节性强化。人在行动之前已制订好行为目标和评价标准,当学习者完成预定的目标时,就对自己进行积极的评价并进行奖励。例如,补习了一年语言的学生为自己设立了一个成绩标准,于是他们将根据对其成绩的评价而对自己行为进行自我奖赏或自我批评。

（3）替代性强化(vicarious reinforcement):指观察者因看到榜样受强化而受到的强化,即人的行为不经过直接的外部强化,是通过体验到榜样所受到的强化,就能了解哪些行为是被肯定的,哪些行为是被否定的,从而形成与榜样一致的行为。例如,当一个学生看到别的同学因为做某事而受表扬时,他去模仿这一行为的可能性就增高。此外,替代性强化还有一个功能,就是情绪反应的唤起。

班杜拉的社会学习理论不回避人的行为的内部原因,相反,它重视符号、替代、自我调节所起的作用。因此,班杜拉的社会学习理论被称为认知行为主义。

（二）社会学习理论在护理教育中的应用

1. 重视护理教师的榜样角色作用 无论是在学校教育中,还是在临床见习、实习过程中,护理教师都很自然地成为学生观察、模仿和学习的对象,所以,护理教师要充分意识到这一点,以身作则,给学生树立好的专业角色榜样。

2. 利用榜样的作用对学生进行积极引导 护理教师除了作为学生的榜样,还要积极树立很多正面的榜样,如向学生宣传、介绍在临床护理工作中作出突出成绩的优秀护士,以帮助学生形成积极的学科态度、高尚的职业情操和娴熟的专业技能。由于每个个体都是独特的,榜样的选择要因人而异。

3. 提供学习者观察榜样的机会　在一些以临床为基础的学习经验中,学生们谈到没有机会将他们在榜样中观察到的行为和策略付诸实践,因此在护理教育教学过程中,带教老师要注意理论、示范与实践之间的有机结合,让学生拥有充分的机会重现观察学习到的行为。

4. 榜样与学习者相互促进　社会学习理论在护理本科生早期临床体验中有一定的效果,对于培养学生职业情感具有重要意义,同时能够促进教师在专业技能、人际沟通等方面积极进取以提升自身能力,榜样与学习者都能够共同进步、共同发展。

三、人本主义学习理论及其在护理教育中的应用

人本主义理论是 20 世纪 60 年代兴起的一个新学派。该理论强调情感、态度和价值观在学习中的重要作用,重视人的价值和人格的发展,并且强调教育要以学习者为中心,其主要思想是强调学习应以人为本。人本主义理论的主要代表人物包括马斯洛和罗杰斯。

（一）罗杰斯的人本主义学习理论

罗杰斯在给人们进行心理治疗,帮助他们解决日常生活问题的过程中,发展了以患者为中心的心理治疗原则。这一原则把患者视为主人,认为患者具有解决自己问题的能力,治疗师只要富于同情及支持,就能帮助患者。罗杰斯认为治疗师与患者之间的这种关系也同样可以用于教师和学生之间,提出了以学生为中心的教育理念,并提出了一系列以自由为基础的学习原则。

1. 以学生为中心的教育理念　罗杰斯将以人为中心的思想反映到了教育理论中,确立了"以学生为中心"的教育观点。他认为,教育的宗旨和目标应该是促进人的变化和成长,培养能够适应变化和成长的人,即培养会学习的人。从这一教育目标出发,他提出学校教育应该建立以人为本、以学生为本的理念,"学校为学生而设,教师为学生而教"。罗杰斯认为,在促进学生学习的过程中,最关键的是培养学生良好的态度、品质及人格。罗杰斯反对把学生看成是自私、反社会的动物。强调要把学生当人来看待,相信学生自己的潜能。他的这种教育思想主张在 20 世纪 80 年代美国教育改革时代反响异常强烈,被誉为"二战"以来最有影响的三大学说之一。

2. 以自由为基础的学习原则　罗杰斯的非指导性教学理论,提出教师要尊重学生,在感情上和思想上与学生产生共鸣,要信任学生,并同时感受到被学生信任,这样才会取得理想的教育效果。因此,他特别提出要建立良好的师生关系,确立以自由为基础的学习原则。在罗杰斯看来,良好的师生关系应具备的 3 个基本条件是真实、接受和理解。

（1）主张以学生为中心,强调发挥学生的内在潜能。

（2）强调学习内容应是对人有价值、有意义的知识。这样的教学内容,学生感兴趣并容易记忆,也有利于以后的应用。因此教师在教育教学中应注意了解学生的兴趣及爱好,尊重学生的选择,在课程内容的选择上考虑学生的需要,教学中所用教材必须有意义且符合学生的要求。

（3）在压力较小的情况下学习效果最佳。

（4）学习是一种自觉的心理过程。

（5）最有用的学习是掌握学习方法及过程。

（6）自己评价学习效果可以培养学生独立思考能力及创造能力。

（7）重视学生能力的培养以适应将来的社会生活。

（8）教师在学习中主要起促进者作用。

（二）人本主义学习理论在护理教育中的应用

1. 重视人的价值和人格的发展

（1）在日常教育过程中注意培养学生健全的人格。将人格教育理念融合在护理学各学科的教育教学活动中,使学生在潜移默化的过程中形成健全的人格。

（2）在教育教学中贯穿良好的道德观念及价值取向。护理服务的对象是人,养成良好的护理道

Note:

德观念是护理教育的一个重要内容,教师在教育中应该注意应用直接的教学方法如回答问题或讨论的方式,鼓励学生分析自己的行为与价值观,以澄清自己的价值观念;鼓励学生对社会上有争议的问题进行讨论,如护理工作中的伦理问题等,使学生有机会思考并认知道德问题的复杂性。教师在教育中以身作则,为学生树立遵守各种道德规范的榜样,并能公正地评价学生的行为。

2. 重视师生关系,让学生参与教育教学活动　教师应该真诚地面对学生,信任并接受学生,同时能够从学生的角度来理解事物。如果教师能信任和支持学生,学生将越自信,也更容易实现自己的学习目标。

护理教师应该让学生参与决策,以便促进学生个人价值感的发展。当然,让每一个学生都参与计划决策似乎是不可能的,但可以由学生代表提出建议。例如,为了让学生参与教学过程,可以邀请每个小组选派代表来参加学习计划会。此外,关于哪一天考试、何时交作业、是否实行双语教学以及采用何种模式等问题,可以由学生作出决定后征求教师的同意。这样灵活的安排可以增强他们的参与感。

3. 接受学生个体差异　大多数教师会意识到学生在学习课程或接受培训之前存在个体差异,但许多人并没有意识到在课程结束时学生之间还会存在差别的事实。重要的是,教师应该持续地意识到尽管学生经过了相同的训练,他们仍然是不同的个体,应该鼓励学生保持独特的态度和价值观,而不是成为一个遵奉者,成为规格统一的产品。在高等护理教育中更应注意学生的自主需要,当发现学生的错误时,有时不必当众直接指出,以免使学生感到受挫折,教师应该促进学生的自我反省。例如,在护理技术考试时,某个学生的表现明显落后于其他学生,在排除其他原因后,教师可问学生平时的练习情况,借此引导学生反省自己的学习情况,并对自己的学习产生责任感,发展学生学习的自主性。

4. 教师是帮助者和促进者　人本主义者认为教师的角色是帮助者和促进者,而并非是信息的传递者。换言之,教师应成为学生的另一个学习资源。因此,当学生提出问题时,教师不应简单地提供信息或忠告,而应以同情、认可、鼓励等方式来满足学生的需要。

5. 重视课堂气氛　人本主义理论在教学中十分强调课堂的气氛,课堂的气氛应该使学生感到平静并且是一个具有心理安全感的环境。教师与学生之间关系的某些障碍,可以通过重新安排座位、应用小组讨论等方法使其改善。这样也能促进对情感和价值观的讨论,这是人本主义所强调的极为重要的一个方面,也是护理教育教学常常忽略的一个方面。

6. 使用学习合同　人本主义心理学的一个特殊应用是使用学习合同,这可以为学生提供对自己学习负责的机会。例如,在学期开始,学生和教师应共同讨论本学期的学习目标,以使学生明确要完成的学习任务,以及应遵守哪些规章制度。特别是对实验室练习和临床实习部分,教师和学生应制订出具体的原则,如出勤制度、考核制度和行为规范等。最后,如果教师和学生都对合同表示同意,大家应在合同上签字。

四、建构主义学习理论及其在护理教育中的应用

建构主义(constructionism)是学习理论中行为主义发展到认知主义以后的进一步发展,被誉为当代教育心理学中的一场革命。该理论认为学习是一个积极主动的建构过程,学习者不是被动地接受外在信息,而是根据先前认知结构主动地和有选择性地知觉外在信息,建构当前事物的意义。知识是个人经验的合理化,而不是说明世界的真理。知识的建构并不是任意的和随心所欲的,而要受到社会文化因素的影响。由于事物存在复杂多样化,学习情感存在一定的特殊性,以及个人的先前经验存在独特性,每个学习者对事物意义的建构将是不同的。建构主义理论的主要代表人物有皮亚杰、科恩伯格、斯滕伯格、卡茨、维果斯基。

（一）建构主义学习理论

1. 关于学习的含义　建构主义认为,知识不是通过教师传授得到,而是学习者在一定的情境,即

Note:

社会文化背景下,借助其他人(包括教师和学习伙伴)的帮助,利用必要的学习资料,通过意义建构的方式而获得的。建构主义学习环境的4大要素或4大属性有情境、协作、交流和意义建构。

(1) 情境:学习环境中的情境必须有利于学习者对所学内容的意义建构。在教学设计中,创设有利于学习者建构意义的情境是最重要的环节或方面。

(2) 协作:协作应该贯穿于整个学习活动过程中。教师与学生之间、学生与学生之间的协作,对学习资料的收集与分析、假设的提出与验证、学习进程的自我反馈和学习结果的评价,以及意义的最终建构都有十分重要的作用。协作在一定的意义上是协商的意识,包括自我协商和相互协商。

(3) 交流:是协作过程中最基本的方式或环节。比如学习小组成员之间必须通过交流来商讨如何完成规定的学习任务以达到意义建构的目标,怎样更多地获得教师或他人的指导和帮助等。其实,协作学习的过程就是交流的过程,在这个过程中,每个学习者的想法都为整个学习群体所共享。交流对于推进每个学习者的学习进程是至关重要的手段。

(4) 意义建构:是教学过程的最终目标。其建构的意义是指事物的性质、规律以及事物之间的内在联系。在学习过程中帮助学生建构的意义就是要帮助学生对当前学习的内容所反映事物的性质、规律以及该事物与其他事物之间的内在联系达到较深刻的理解。

2. 关于学习的方法　建构主义提倡在教师指导下的、以学习者为中心的学习,也就是说,既强调学习者的认知主体作用,又不忽视教师的指导作用,教师是意义建构的帮助者、促进者,而不是知识的传授者与灌输者。学生是信息加工的主体,是意义的主动建构者,而不是外部刺激的被动接受者和被灌输的对象。学生要成为意义的主动建构者,就要求学生在学习过程中从以下几个方面发挥主体作用:

(1) 要用探索法、发现法去建构知识的意义。

(2) 在建构意义过程中要求学生主动去搜集并分析有关的信息和资料,对所学习的问题要提出各种假设并努力加以验证。

(3) 要把当前学习内容所反映的事物尽量和自己已经知道的事物相联系,并对这种联系加以认真的思考。"联系"与"思考"是意义建构的关键。如果能把联系与思考的过程与协作学习中的协商过程(即交流、讨论的过程)结合起来,则学生建构意义的效率会更高、质量会更好。协商有"自我协商"与"相互协商"(也分别称"内部协商"与"社会协商")两种:自我协商是指自己和自己争辩什么是正确的;相互协商则指学习小组内部相互之间的讨论与辩论。

教师要成为学生建构意义的帮助者,就要求教师在教学过程中从以下几个方面发挥指导作用:

(1) 激发学生的学习兴趣,帮助学生形成学习动机。

(2) 通过创设符合教学内容要求的情境和提示新旧知识之间联系的线索,帮助学生建构当前所学知识的意义。

(3) 为了使意义建构更有效,教师应在可能的条件下组织协作学习(开展讨论与交流),并对协作学习过程进行引导,使之朝有利于意义建构的方向发展。引导的方法包括:提出适当的问题以引起学生的思考和讨论;在讨论中设法把问题一步步引向深入以加深学生对所学内容的理解;要启发诱导学生自己去发现规律、纠正和补充错误的或片面的认识。

3. 建构主义教学模式　在建构主义学习理论影响下形成的教学模式主要有支架式教学(scaffolding instruction)、抛锚式教学(anchored instruction)、随机进入教学(random access instruction)等,下面重点介绍支架式教学。

支架式教学是教师在教学时应该为学生提供一种有利于有效理解知识的"支架",并借助于"支架"进一步使学生深层次理解教学内容的教学模式。它是以苏联著名心理学家维果斯基的"最近发展区"(zone of proximal development,ZPD)理论为依据的。学生的发展有两种水平:一种是学生的现有水平,另一种是学生可能的或潜在的发展水平,二者之间的差距称为"最近发展区"。教学应着眼于学生的"最近发展区",为学生提供带有难度的内容,调动学生的积极性,发挥其潜能,超越其最近发展区而达到其所能达到的最高水平。支架原意是指建筑行业的脚手架,维果斯基将其类比为在学习过程中教师帮助学生提高认知水平的个性化支持。支架式教学是根据学生的需求为其提供帮助,并在他们能力达到时撤去帮助的教学过程。

支架式教学由以下几个环节组成:

(1) 搭脚手架:围绕当前学习主题,按"最近发展区"的要求建立概念框架。

(2) 进入情境:将学生引入一定的问题情境。

(3) 独立探索:让学生独立探索。探索内容包括确定或给定与概念有关的各种属性,并将各种属性按其重要性大小顺序排列。探索开始时要先由教师启发引导,然后让学生自己去分析;探索过程中教师要适时提示,帮助学生沿概念框架逐步攀升。

(4) 协作学习:进行小组协商、讨论。讨论的结果有可能使原来确定的、与当前所学概念有关的属性增加或减少,各种属性的排列次序也可能有所调整,并使原来多种意见相互矛盾且态度纷呈的复杂局面逐渐变得明朗、一致起来。在共享集体思维成果的基础上达到对当前所学概念比较全面、正确的理解,即最终完成对所学知识的意义建构。

(5) 效果评价:对学习效果的评价包括学生个人的自我评价和学习小组对个人的学习评价。评价内容包括:①自主学习能力;②对小组协作学习所做出的贡献;③是否完成对所学知识的意义建构。

(二) 建构主义学习理论在护理教育中的应用

1. 强调以学生为中心　明确"以学生为中心"这一点对于教育设计至关重要,护理教师要让学生在学习过程中充分发挥其主动性,要能体现出学生的首创精神;要让学生有多种机会在不同的情境下去应用他们所学的知识;要让学生能根据自身行动的反馈信息来形成对客观事物的认识和解决实际问题的方案,实现自我反馈。

2. 强调"情境"对意义建构的重要作用　护理教师要围绕教学目标、主题,创设与当前学习主题相关的、真实的、富有挑战性的"情境",及时呈现需解决的问题,并利用认知过程的心理活动规律进行教学,避免纯理论的讲授。目前,学校教育尝试开展的情境教学法即是建构主义理论的运用。例如,妇产科护理学"孕妇产检"内容的教学中,教师可以让学生事先准备"孕妇产检"模拟情境,也可以让学生去临床见习,生动、形象的情境有利于学生的意义建构。

3. 强调"协作学习"对意义建构的关键作用　学生们在护理教师的组织和引导下,针对某一主题一起讨论和交流,共同建立起学习群体,并成为其中的一员。在这样的群体中,共同评判地考察各种理论、观点、信仰和假说;进行协商和辩论,先自我协商,然后再相互协商。通过这样的协作学习环境,学习者群体的思维与智慧就可以被整个群体所共享,即整个学习群体共同完成对所学知识的意义建构,而不是其中的某一位或某几位学生完成意义建构。小组教学法的核心是协作学习,即建构主义理论的运用,护理教师可以多加运用该教学方法。

4. 强调对学习环境的设计　在建构主义学习理论指导下的教育设计应是针对学习环境的设计而非教育环境的设计,特别是以问题为导向的教学(problem-based learning,PBL),一定要有专门的PBL教室,护理教师在开展PBL教学时一定要创设相应的学习环境。在此环境中学生可以利用各种工具和信息资源(如书籍、音像资料、多媒体课件等)来达到自己的学习目标。在这一过程中学生不仅能得到教师的帮助与支持,而且学生之间也可以相互协作和支持。

5. 强调利用各种信息资源来支持"学"　为了支持学习者的主动探索和完成意义建构,护理教师要多为学生着想,在学习过程中要为学习者提供各种信息资源,包括各种类型的教学媒体和教学资料。对于信息资源应如何获取、从哪里获取,以及如何有效地加以利用等问题,是主动探索过程中迫切需要教师提供帮助的内容。

6. 强调学习过程的最终目的是完成意义建构　在建构主义学习环境中,强调学生是认知主体、是意义的主动建构者,整个学习过程的最终目的是学生对知识的意义建构。教育教学设计通常不是从分析教育教学目标开始,而是从如何创设有利于学生意义建构的情境开始,完成整个教育教学设计。

7. 实现线上和线下资源的整合　在应用建构主义理论的护理教学模式中,教师作为课程资源的整合者和设计者,可以根据学生的实际需求整合线上和实体资源,从而设计出高效化的教学资源,引导学生进入生动的学习环境,充分调动视觉、听觉和触觉等感官,与传统教学模式相比,更能激发学生的学习热情和学习兴趣。

8. 提高学习效果　建构主义理论的教学模式能够有效提高学生的自主学习能力,可以有效提升学习成绩。应用建构主义理论可提升学生学习积极性,帮助学生更快、更深层次地理解和掌握知识,促使学生形成良好的认知结构,从而提升学生学习效果。在护理实践课程中应用建构主义理论,通过临床带教和护生或护士之间的各种实际有效互动,提升学生的自信心,促进学生提升其自身的知识和操作技能水平,为其将来在从事护理管理、护理教育和临床护理实践等专业工作提前做好心理准备。

五、转化学习理论及其在护理教育中的应用

转化学习最早源于美国。1978 年,在美国第二次教育运动和女权运动背景下,美国哥伦比亚大学麦基罗教授以建构主义理论、哈贝马斯交往理论、弗莱雷解放理论为理论基础,率先提出转化学习理念。经过 30 余年传播与发展,转化学习理论吸收借鉴了心理学、教育学、社会学和哲学等众多学科思想,目前已形成以下 8 种理论流派:麦基罗的转化学习观、弗莱雷的社会解放转化学习观、博伊德和德克斯的转化学习精神分析观、道尔茨的精神发展转化学习观、文化-精神的转化学习观、神经生物观、种族为本观和全球整体观。该理论体系以麦基罗转化学习观为主导。

（一）转化学习理论

麦基罗在转化式学习理论中提出,转化指通过转变原有结构并形成新的结构,即新事物的产生。转化学习(transformative learning)又称"质变学习"或"嬗变学习",是个体发觉原有观念不能适应新情境时,通过检验、评判性反思和质疑等方式,修正和发展假设,重新建构知识及认知体系以适应新环境的学习过程。转化学习的效果不仅仅是知识增长的量变过程,而是一个知识体系和认知结构综合的质变过程。

1. 转化学习的条件　转化学习的条件可以划分为内外两个维度。内部条件是学习者自身所具备的基础,如年龄、文化背景、经验、兴趣和认知水平等。转化学习的发生与个体的内部条件息息相关,个体内部条件影响转化学习的效果。外部条件是帮助学习者实现转化学习的辅助条件,包括他人的鼓励与反馈、环境和社会因素等。外部条件有助于个体完成转化学习的全过程。转化学习过程是突破常规、重新建构知识体系的过程,这种突破往往是痛苦的,大多数不敢去转变或在转变过程中容易放弃,只有在内部条件和外部条件的共同作用下,转化学习才得以不断发生。

2. 转化学习的过程　触发事件、评判性反思、理性交谈、重新整合是转化式学习必不可少的 4 个基本阶段。触发事件是转化学习的起点,是指个体在现实生活中遭遇的感到困惑或不悦的事件,这类事件往往使个人产生消极的情感体验,如突发重病、亲人和工作不顺等。评判性反思是转化学习的核心要素,是指个体在经历触发事件后,个体对自我进行反思和检验,更新自我的意识结构。理性交谈是转化学习的催化剂,是指经历评判性反思后,个体与他人进行对话交谈,通过相互交流增加对新观点的理解。重新整合是转化式学习的终点,指个体将新观点或新经验重新整合融入现实生活。

（二）转化学习理论在护理教育中的应用

1. 采用多种学习方式,激发学生评判性反思　转化式学习通过激发学生对学习内容进行评判性思考,可有效促进知识的转化和实践应用。情景式教学是利用案例情景模拟、角色扮演等方式,将学生置身于学习情境中,以他人的经验触发学生在情境中进行评判性思考,从他人的经验中吸取教训;体验式学习是把学生安排在医院、社区卫生服务中心等环境下进行实践学习,护生通过与患者实地沟通交流,对护理知识进行评判性反思,也有利于将护理知识应用于临床实践中;虚拟仿真教学是现代科学技术与教学融合的新型情景体验教学方法,利用计算机技术为依托,生成一个真实世界的虚

拟环境,学生借助视觉、听觉及触觉置身于虚拟世界进行学习,有利于激发学生的学习兴趣,提高教学效果。另外,麦兹罗还提倡撰写反思日记、小组计划、角色扮演、案例分析以及利用文献来激发评判性反思。

2. **以学生为主导,营造主动思考、理性对话的学习情境**　转化学习的发生需要能够支持个体转化的外部条件,包括他人的支持、轻松和谐的理性对话情景等。转化学习理论提出在学习过程中应以学生为主导,发挥学生学习的主动性和积极性,激发学生对问题或已有实践进行深刻思考。教师在转化学习过程中应该承担的角色是陪伴者,一方面引导学生思考、发言、辩论和总结,帮助学生厘清思路和转化思想;另一方面可以向学生分享自己的护理经验,拉近和学生的心理距离,通过思维碰撞和理性对话为转化学习发生创造条件。

3. **建立完善的考核体系,监督学习成果转化**　评估学生在学习后是否将新知识应用于实践中,是转化学习不应忽视的环节。考核评估可采用多种形式进行。在课堂结束后可以增加小测验,定期开设实践考核等,鼓励学生互相学习、交流实践成果,可采用小组考察形式,通过组间讨论,不仅可以增加学生团队合作精神,遇到有争议的问题时,还可启发学生思考,在探讨中进行评判性反思。

第二节　学习的分类与教学

学习(learning)是个体在特定情境下由于练习或反复经验而产生的行为或行为潜能的比较持久的变化。学习的要素包括大脑的变化、行为的变化、先前经验的记忆、新环境的适应和问题解决。因此,学习是一种极为复杂的现象,存在着不同的类型和水平。为了探究不同类型学习的规律和特点,科学合理地制订教学目标、分析教学策略、选择教学方法、评价学习成效,教育心理学家对学习分类进行了研究。

一、学习的分类

根据不同目的和标准,学习有不同的分类。

1. **按学习结果分类**　根据加涅的学习结果分类理论,将学习分为言语信息学习、智慧技能学习、认知策略学习、动作技能学习和态度学习。

(1) 言语信息学习:言语信息(verbal information)指有关事物的名称、时间、地点、定义以及特征等方面的真实信息。言语信息学习解决"是什么"的问题,受教育者掌握的是以语言传递或学习的结果可用语言表达出来的内容。如 1860 年南丁格尔创立了世界上第一所护士学校,护理程序包括评估、诊断、计划、实施和评价 5 个步骤。

(2) 智慧技能学习:智慧技能(intellectual skills)又称智力技能,指个体运用符号或概念与环境交互作用的能力。智慧技能学习解决"怎么做"的问题,如根据氧流量如何计算氧浓度,护理目标的动词如何写才能保持目标的主语是患者。

(3) 认知策略学习:认知策略(cognitive strategies)指个体调控自己注意、学习、记忆、思维等内部心理过程的技能。与智慧技能的不同在于:智慧技能定向于处理外部环境,而认知策略则是在应对外部环境时支配自身的行为。如在考试中发现前面题目用时较多,则在处理后面题目时加快速度。

(4) 动作技能学习:动作技能(motor skills)指个体通过动作的质量(敏捷、准确、有力和连贯等)不断改善而形成的整体动作模式。动作技能是能力的组成部分,如基本护理操作技能、医疗器械操作技能等。

(5) 态度学习:态度(attitude)是通过学习形成的影响个体对人、事或物进行反应的心理倾向。态度通过与外界的人、事或物相互作用的结果而习得,一般需相当长的时间才能形成或改变。如通过接受护理教育,护理学专业学生对学习护理学的态度,从"家长让我学"转变为"我自己喜欢学"。

2. **按学习内容分类**　根据学习内容,可将学习分为知识学习、技能学习(包括智慧技能学习)和道德品质与行为规范学习(具体内容见本书第九章)。

结合以上两种学习分类,本部分将重点阐述知识的教学、技能的教学、态度的教学和认知策略的教学。

二、知识的教学

知识教学是能力和素质教学的基础,只有了解知识教学相关规律,才能有的放矢地进行教学设计,使教学活动达到事半功倍的效果。下面介绍知识及其类型,不同类型知识的习得过程、特点和联系。

(一)知识的类型

一般认为,知识是实践经验或实践活动的认知成果。知识具有一定的稳定性和明确性,各门学科所涉及的基本知识是该学科中较为明确、达成共识的内容,是人类积累下来的较为可靠的经验体系。但是,这些知识并不是千真万确、不可质疑的定论,正如亚里士多德的经典命题随着伽利略在斜塔上丢落的铁球而被否定,作为科学之典范的牛顿力学也在爱因斯坦的相对论面前暴露出自己的缺陷。知识总在不断发展和更新,人类也总在试图对世界做出更准确、更完整、更深刻的理解和解释。

安德森根据知识的状态和表现方式把知识分为两类:陈述性知识和程序性知识。

1. **陈述性知识(declarative knowledge)** 　陈述性知识是对事实、定义、规则、原理等的描述,亦是以事实回忆为基础的相对静态信息的知识。陈述性知识是关于"是什么"的知识,能反映人们知道什么,如什么是护理。陈述性知识可以通过听讲座、读书本、看电视等方式获得,运用形式常是输入信息的再现,容易被人意识到。陈述性知识的提取和构建是一个有意识的、主动的过程,速度较慢,可以通过回忆、再认、应用以及与其他知识的联系等方式来表现。绝大多数陈述性知识可以言传,比如护理专业学生可以说出无菌技术的操作原则。

2. **程序性知识(procedural knowledge)** 　程序性知识是关于怎样完成某项活动的知识,比如怎样进行推理、决策或者解决某类问题等。程序性知识是关于"怎样做"的知识,能表现个体知道如何去做。程序性知识必须通过大量的练习和实践才能获得,是否具备程序性知识,只能通过个体的活动进行判断,体现在实际活动中,如某学生不仅可以陈述无菌技术原则,而且能够执行无菌技术操作,则说明该学生拥有无菌技术的程序性知识。程序性知识体现在动态的操作过程中,运用程序性知识常需对信息进行变形或计算,结果常是不同于输入刺激的信息。如在某项护理操作中,输入的信息是各个操作步骤,输出的信息则是完整的某项操作。程序性知识的表现不是被个体回忆起来,而是对所接受的信息进行加工变换。程序性知识常与问题相联系,在一定的问题情境中被激活而后被执行。程序性知识一旦熟练,则可以自动执行,速度较快,不需要太多的意识。

3. **陈述性知识和程序性知识的关系** 　在实际学习和解决问题时,陈述性知识和程序性知识相互联系。学习常从获得陈述性知识开始,而后对其进一步加工消化,使之成为可以灵活而熟练应用的程序性知识。陈述性知识常可为执行某项操作程序提供必要的信息,是学习程序性知识的基础;反之,掌握程序性知识会促进陈述性知识的深化。如学生刚听完"患者的住院环境"这节课,所获取的知识属于陈述性知识,但当学生使用这些知识帮助患者创设住院环境时,这种知识就会变成技能即程序性知识。陈述性知识与程序性知识是学习进程中两个连续的阶段。最初获得的通常是一些陈述性知识,经过大量的练习,这些知识具有了自动化特点后,就变成了程序性知识。另外,在熟悉环境中进行活动时主要运用程序性知识,而在陌生情境中探求适用的程序性知识时则需要陈述性知识。

美国心理学家梅耶提出了一种策略性知识,即关于如何学习、如何感知、如何记忆、如何思维等方面的知识,亦即有关学习策略等方面的知识属于程序性知识。知识的分类见图5-5。

(二)陈述性知识的教学策略

1. **陈述性知识的获得** 　陈述性知识的获得是指把新的命题与命题网络中的有关命题联系起来

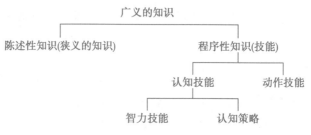

图 5-5　广义的知识分类

进行储存的过程,即奥苏贝尔所说的新概念与认知结构中的有关观念相互作用,将新概念纳入认知结构中去的过程。

在陈述性知识的获得过程中,新的陈述性知识以句子的形式被学习者感知,作为外部刺激进入工作记忆,并激活长时记忆中与新命题关联的有关命题,使其同时也进入工作记忆,通过共同的命题或关系与之形成命题网络,从而获得对新命题的理解。同时,新学习的命题能够保留在命题网络中的适当位置上,甚至与旧命题联系在一起,从而产生其他的新命题,这些都一起进入到命题网络中储存起来。这就是陈述性知识获得的基本过程。

2. **陈述性知识的巩固**　陈述性知识获得并储存在长时记忆的命题网络中之后,如果长时间不再被激活和运用,则有可能被遗忘。遗忘是指记忆信息的消失或不能提取。实际上,遗忘不仅发生在长时记忆中,感觉登记和短时记忆也存在这一现象。克服遗忘的基本途径是主动复习。当知识获得过程的外部刺激再次被选择性注意(如复习课文、反复听录音等),或当对其他知识进行精细加工而被激活时,都能起到复习和巩固作用。

3. **陈述性知识的提取和建构**　陈述性知识的提取和建构均通过激活后的扩展来实现。当需要搜索相应的陈述性知识来回答某一问题时,首先要把问题转化为命题表征并进入工作记忆。这一命题成为激活相关知识的线索,通过激活后的扩展,不仅相关命题被激活,而且与之关联的、能够直接回答问题的已储存命题也能被找到。如果回答问题的命题的确存在,那么直接提取该命题回答问题即可,这就是陈述性知识的提取过程。如果这样的命题不存在,即经过搜索原有命题网络没有发现能直接回答问题的命题,或由于时间限制来不及充分搜索,则根据现有的已激活命题建构一个合理的新命题作为答案,这就是陈述性知识的建构。

（三）程序性知识的教学策略

程序性知识的获得过程就是陈述性知识向技能的转化过程,练习与信息反馈是陈述性知识转化为程序性知识的重要条件。因此,安德森和加涅等人认为,程序性知识的获得通常需要以下 3 个阶段:

第一阶段:陈述性阶段。程序性知识的学习往往从接受程序性知识的陈述性描述开始。如教师告诉学生汉字的一般书写规则是"从上到下,从左到右"。在这一阶段,学习者获得的是与程序性知识有关的陈述性知识的命题及操作步骤,完成这一活动非常辛苦,需要逐条记忆每一项规则,并缓慢操作每一个步骤。如护理教师刚刚演示完一项新的护理操作时,护理专业学生就处于知识获得的陈述性阶段。

第二阶段:联合阶段。在这一阶段,学习者仍需思考各个步骤的规则,但经过练习和接收到的信息反馈,学习者已能将各个步骤联合起来,即由小的产生式形成产生式系统,从而流畅地完成有关操作。

第三阶段:自动化阶段。随着进一步的练习,学习者最终进入自动化阶段。在这一阶段,学习者通常无需意识的控制或努力就能够自动完成有关的程序步骤。如学生在练习的最后阶段,操作步骤已经非常熟练,这时操作程序的准确性和速度均得到了很大提高,表现为高度灵活、纯熟的技能,这也意味着学习者获得了有关的程序性知识。

　　不管陈述性知识还是程序性知识,进入头脑后都不是零乱地"堆积"在人的头脑中,而是按照一定的逻辑联系"整合",形成一定的认知结构。所谓认知结构,就是学生头脑里的知识结构。广义而言,认知结构是某一学习者的全部观念及其组织形式;狭义而言,认知结构可以是学习者在某一特定知识领域内的观念及其组织形式。一般认为,认知结构具有一定的层次性。有些概念、规则、原理的抽象概括水平比较高,处在认知结构的上层;而有些知识则相对更为具体,概括水平较低,处在认知结构的下层。当然,认知结构可能不完全是严格的层次结构,由于人的各种具体经验以及多种多样的联想、推理,各种知识经验之间会形成复杂的网状联系。这种包含丰富联系的认知结构能使学习者更深刻地理解知识,更牢固地储存知识,也便于学习者在具体情境中更好地激活和运用知识。

三、技能的教学

　　护理专业学生不仅需要掌握知识,同样需要形成技能。因此,作为护理专业的教师和学生,必须懂得技能学习的心理过程与特点,以及动作技能和智慧技能的区别与联系,以便有效地进行技能的教和学。

(一)动作技能的教学

　　动作技能又称为操作技能,是由一系列外部动作以合理的程序组成的操作活动方式。动作技能表现形式虽然多种多样,但都借助于肌肉、骨骼的动作和相应的神经系统的活动来完成。

　　1. 动作技能的结构与形成过程

　　(1)动作技能的结构:心理学家费茨认为,动作技能包括 4 个组成成分。①认知成分:即学习者理解动作技能项目的水平;②知觉因素:即学习者准确、敏锐地辨别线索并做出反应;③协调能力:即学习者能够调控自身的平衡、稳定等;④个性与气质特征:如冷静、放松等。

　　(2)动作技能的形成过程:1964 年由费茨和波斯首先提出,将动作技能的形成过程分为 3 个阶段。

　　1)动作的认知阶段:即学习动作技能的开始阶段,学习者主要通过指导者的言语讲解和动作示范理解动作技能的要求,并初步尝试。在这一阶段学习者主要是通过感知觉和思维活动来接受指导者所传授的知识和有关动作技能的结构、要领和规则,理解各组成动作之间的联系,从而对所要学习的动作技能形成确切的认知,在头脑中形成动作映像。在此阶段,学习者注意范围窄,认知负荷大,动作不协调,多余动作多。指导者主要应强调对动作的认知,以及做动作时应知晓的线索(包括来自身体内部或外部的线索)。此外,指导者还应注意激发学习者的学习动机,调动其主观能动性,使学习者主动地学习并乐在其中。

　　2)动作的联结阶段:经过一段时间的练习,学习者已掌握了一系列局部动作,并开始将其联系起来。在这一阶段,学习者的注意力从认知转向动作,逐渐从个别动作转向动作的协调和组织,开始把动作结合起来,形成比较连贯的动作。但在动作转换或交替之际,会出现短暂的停顿现象。动作的紧张度降低,但并没有消失,稍有分心,即可能出现错误动作。指导重点是使学生将动作的各个组成部分建立起固定的联系,并将旧习惯与新方法相结合,纠正错误的动作,排除旧习惯的干扰;要强调在正确的知觉和积极思维的基础上反复练习,以找到改进动作的方法,合理地使用力量、速度,建立准确的空间方位,最后把动作各个组成部分连接成一个整体,或者用加涅的理论来解释,建立动作连锁。

　　3)动作的自动化阶段:经过联系,动作技能学习进入自动化阶段,整个动作系列似乎是自动流出,无需特殊的注意和纠正。这是动作技能形成的最后阶段,学习者动作技能的各个动作在时间和空间上已联合成为一个有机的整体,意识对动作的控制作用降至最低程度,整个动作系统自始至终似乎一气呵成,这时的动作已程序化,可以大幅度减少注意力和心理方面的努力。但是,达到自动化水平需要经过长期的实践,技能的保持也需要大量的练习,上述 3 个阶段是紧密相连的完整体。

　　(3)动作技能的保持:动作技能的保持不同于知识,动作技能一旦形成,就不易遗忘。究其原因,主要有 3 个方面:①动作技能的获得需要大量的练习,其中包含大量的过度学习,过度学习有利于保持。②动作技能本身包括许多局部动作,动作之间的关联有助于回忆信息的提取,不容易遗忘。

Note:

③动作技能的保持主要依赖小脑及脑的低级中枢,这些中枢部位保持动作痕迹的能量可能较大。

2. 动作技能的教学策略

(1) 指导与示范:在动作技能学习的认知阶段,教师需要帮助学生掌握动作技能知识、明确学习目的要求、形成正确动作映像并获得一定的学习策略。

1) 掌握动作技能知识:学习动作技能之前必须掌握相关知识,以防认知负荷过重。为了帮助学习者记忆,可将动作要领或程序编成口诀,如穿脱隔离衣的口诀,穿隔离衣:"手提衣领穿左手,再伸右手齐上抖;系好衣领扎袖口,折襟系腰半屈肘";脱隔离衣:"松开腰带解袖口,塞好衣袖消毒手;解开领口脱衣袖,对肩折领挂衣钩"。

2) 明确学习目的要求:任何动作技能都有特定的目的和要求,学习者只有明确了所学动作技能的目的和要求,才能自觉组织自己的行动、主动地改善行动方式来掌握这种技能,如在教师示范时注意观察演示,在自己练习时树立练习目标,所以明确学习目的要求对掌握这种技能有重要意义。

3) 形成正确动作映像:动作技能均在动作映像定向调节和支配下完成。因此教师应通过动作示范帮助学习者在头脑中形成正确的动作映像,做到:动作示范与言语指导相结合,整体示范与分解示范相结合,示范动作要重复、速度要慢,指导学生观察并纠正错误理解,使学生头脑中形成正确的动作映像,从而增强动作技能学习效果。

4) 获得学习策略:动作技能的学习也包含学习策略或窍门问题。有的策略由学习者自我生成,如从自己的"动作库"中选择并组织动作,在头脑中假想一套连贯并自认为有效的动作模式;如何选择动作参数,如力量、速度、角度、时间和节奏;如何对动作进行编码等。在学习和完成动作时,学习者会有意无意地表现出已采用的策略。有的策略由指导者提供,如指导者通过演示、解说或播放视频等对学习者进行动作技能指导,这些外加策略一旦被学习者利用成功完成任务,就会变成学习者的经验,可能会在后续学习中自发地加以使用。

(2) 练习

1) 了解练习曲线(practice curve):练习曲线亦称学习曲线,是描述动作技能随练习时间或次数的变化而变化的图形。如果以单位时间内完成的工作量和正确数为纵坐标,由于工作量随着练习的进程而增多,练习曲线就呈上升趋势(图 5-6A);如果以每次练习所需时间或每次练习的错误数为纵坐标,由于每次练习所需时间或错误数量逐渐减少,练习曲线则呈下降趋势(图 5-6B、C)。

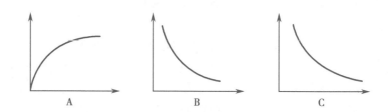

图 5-6　**典型的练习曲线**
A. 表示工作量对练习时间的关系;B. 表示每次练习所需时间对练习次数的关系;
C. 表示每次练习的错误数对练习次数的关系。

练习成绩一般会逐步提高。但由于练习内容的性质和难易不同,练习方法不同,练习中进步的情况不尽相同,有以下几种表现形式:①先快后慢;②先慢后快;③先后比较一致;④暂时停顿,称之为"高原现象";⑤起伏现象:时而上升、时而下降。不同的练习者练习曲线存在着个别差异,了解练习曲线,有助于合理解释训练中出现的问题,增强学习者练习的信心。

2) 合理安排练习时间:安排练习时间可分为集中练习和分散练习。集中练习是指集中练习一项技能,中间无休息,直到掌握;分散练习是指把练习分为若干阶段,中间插入休息。一般来说,复杂的或连贯的动作技能,分散练习比集中练习效果好;而对于简单的或不连贯的动作技能,或者是早已学会了的动作技能,则集中练习比分散练习效果好。

3) 适当采用整体或部分练习:采用整体练习还是部分练习,取决于任务的复杂程度,即取决于学习的难度。一般来说,复杂程度低的动作技能,适合于采用整体练习法;复杂程度高的动作技能,适合于采用部分练习法,可在整体学习的基础上进行部分练习,再回到整体练习。

4)结合采用心理练习:动作技能学习除了实际的身体练习外,学习者还可进行心理练习,二者结合,练习效果更佳。心理练习时,仅在头脑中反复思考动作技能的进行过程,不受时间、地点、设备的限制,身体不产生疲劳。因此,心理练习可促进动作技能学习。

(3)反馈:反馈是让学习者了解自己练习的结果。学习者只有及时从自己的动作或动作结果中得到反馈信息,才能了解自己动作的正确与错误,因此,反馈是动作技能教学的另一个必要条件。

1)反馈的概念:反馈(feedback)是指有机体在信息处理过程中,把来自运动器官(如手、足等身体部位)的效应信息经过感受器传导到大脑神经中枢,从而获得有关动作的正确性、精确度或适合性的信息过程。通过反馈所获得的动作信息,涉及动作本身的知识和动作结果的知识。这两种知识对于学习者而言,都通过反馈而获得,并有利于改善其动作技能。

反馈既有提供信息的价值,又有提高学生练习积极性的功能。教师有时可把学生练习成绩通过图表公布出来,利用反馈来提高学生的学习积极性。

2)反馈的种类:①按照信息的来源可分为内在反馈和外在反馈两种。如果信息由操作者本身提供,就是内在反馈;如果信息由教师提供,就是外在反馈。这两种反馈均有利于形成动作技能。为了帮助学生改进动作技能,教师最好同时采用这两种反馈。②按照提供信息的时间可分为即时反馈和延缓反馈两种。在完成操作的过程中,教师给学生提供的反馈称为即时反馈;在动作完成之后间隔一定的时间提供的信息反馈,称为延缓反馈。对于初学者而言,延缓反馈不如即时反馈效果好,而且延缓越久,获得动作技能的速度越慢。③按照提供信息的性质可分为建设性反馈和非建设性反馈两种。所谓建设性反馈,是指所提供的信息是特殊的、限制在一定范围内的、有利于提高动作技能的反馈。所谓非建设性反馈,是指所提供的信息是重复的、非特殊的、对于动作技能的改进没有任何作用的反馈。

3)反馈在护理教育教学中的运用:实践证明,在护理教育教学中利用多种形式的反馈可以有效地校正学生操作中的偏差和错误,有利于提高护理教育教学的质量。护理教育教学经常采用的有效反馈有以下几种。①即刻反馈:教师在学生练习护理操作的过程中即时给予的反馈。②阶段反馈:教师在进行某一阶段的教育教学之后,结合课后小结或阶段性教育教学小结及成绩考核提供的信息反馈。阶段反馈所提供的信息,不仅能指出学生操作的错误,而且能分析产生错误的原因。这种反馈提供的信息量大,而且全面、针对性强,是对学生错误操作即刻反馈的一种补充。③自我反馈:学生对自身所做的动作进行的分析、评定及校正。自我反馈即内在反馈,对于改进和提高学生的动作技能具有重要意义。

为发展学生的内在反馈能力,首先应当指导学生形成正确的动作表象和动作概念,能够用标准动作来对照自己所完成的操作。其次,要向学生提供有关正确操作的身体感觉信息,以提高学生感知觉的精确度。向学生提供有关动作技能的录像、图片等作为发展学生内在反馈的辅助手段,可使学生形成完整的、正确的操作系统。第三,教师可采用课堂提问的方式,启发学生对自己所做的操作进行分析和评定,找出自身操作与标准操作之间的差距,并设法对错误动作进行纠正。只有做到以上三点,才能调动学生的内部力量来促进动作技能的获得。因此,在护理教学过程中,教师应及时、正确、有效地对学生的操作进行反馈,从而提高护理操作教学质量。

(二)智慧技能的教学

智慧技能主要为内隐的思维操作,具有观念性、内隐性和简缩性等特点。心智技能一旦形成,具有以下特征:①智力活动的各个环节逐渐联合成为一个整体,内部言语趋于概括化和简约化。②智力活动已经不需要多少意识参与调节和控制就能自动运行,达到运用自如、得心应手的程度。③智慧技能多在头脑中进行,因此智慧技能操作的对象往往是观念,是一些概念或原理。

1. 智慧技能的形成过程　智慧技能是外部物质活动内化为知觉、表象和概念水平的结果,这种

Note :

转化过程需要经历5个阶段。

（1）活动定向阶段:活动定向是让学生在头脑中形成对活动程序和活动结果的映像。教师需要根据学生的基础水平,将活动分解成学生能够理解,并且能够做到的操作程序,建立起学生对活动原型的定向预期。

（2）物质活动或物质化活动阶段:物质活动是指运用实物的教学活动,物质化活动则是利用实物的模拟品(标本、模型和示意图等)进行教学的活动。这是两种基本的直观形式,后者是前者的变形。

（3）有声的言语活动阶段:是指借助出声的外部言语活动来完成各个操作步骤,是活动从外部形式向内部形式转化的开始。通过出声的言语活动,学生可抽象并简化各步骤动作,并促使活动定型化与自动化。教师需要指导学生运用言语确切地表达各步骤实际动作,也要对言语动作进行展开和简化的不断改造。

（4）无声的外部言语活动阶段:无声的外部言语活动是指以词的声音表象、动觉表象为中介,进行智力活动,是动作向智力转向的开始。

（5）内部言语活动阶段:内部言语活动是指凭借简化了的内部言语,似乎不需要多少意识的参与就能自动化进行的智力活动。这一阶段是外部动作转化为内在智力的最后阶段,有两个特点,一是简缩,二是自动化。

2. 智慧技能的教学策略

（1）遵循智慧技能阶段形成理论:智慧技能阶段形成理论,充分体现了智慧技能形成的一般规律。因此,应遵循这一理论培养学生的智慧技能,积极创造条件,帮助学生的学习从外部的物质活动向内部的智慧活动转化。

（2）根据智慧技能种类选择方法:智慧技能与动作技能一样,也有复杂和简单之分。对于由多项智慧活动组成的复杂智慧技能,如英语写作技能,可以采用从部分到整体的训练方法,即从单项智慧活动训练开始,使学生逐项掌握,然后用统一的顺序将这些智慧活动联结起来,构成一项复杂的智慧技能。而对于简单的智慧技能,如儿童注射药量与抽取液量的换算,宜采用整体方法来进行训练。

（3）创造应用智慧技能的机会:实践活动是智慧技能形成和发展的基础。智慧技能只有经受实践考验、应用自如,才能稳定有效。护理教师必须积极创设问题情境,使学生的智慧技能在解决问题活动中得到锻炼,并通过加强指导,帮助学生正确运用智慧技能,从而促进学生智慧技能的形成和发展,直至学生达到熟练掌握和灵活运用的水平。

（4）强化思维训练:智慧技能的核心心理成分是思维。因此,培养学生良好的思维方法和思维品质是促进学生智慧技能形成的重要措施。护理教师必须重视学生的思维训练,培养学生思维的独立性与评判性、敏捷性与灵活性、流畅性与逻辑性等良好品质,养成认真思考的习惯。

四、态度的教学

护理学专业学生不仅需要掌握学科知识和技能,而且需要形成对学科的积极态度。态度决定行为,行为决定贡献。因此,护理教师只有重视态度教学,才能培养出优秀的护理人才。

（一）态度的构成

态度主要由3个成分构成。

1. 认知成分　指个体对态度对象所具有的带有评价意义的观念和信念。态度的认知表现为赞成或反对,是多种观点构成的认知体系。如学生通过学习抗"疫"精神认定护理是一个具有极高社会价值的专业。

2. 情感成分　指伴随认知成分而产生的对态度对象喜爱或厌恶的情感体验,是态度的核心成分。如学生因认同护理专业的价值而喜爱学习护理专业知识。

3. 行为倾向成分　指个体对态度对象所持有的一种内在反应倾向,是个体做出行为之前的一种准备状态。如学生为将来从事护理工作而努力学习护理专业知识。

通常情况下,态度的3种成分协调一致,但有时也不一致,如烟民对待吸烟的态度:认知层面,明白吸烟有害健康;情感层面,因戒烟反应带来的难受体验而使其难以割舍吸烟;行为倾向层面,既想吸烟又担心吸烟损害健康。

（二）态度的形成过程

社会心理学家凯尔曼将态度的形成过程分为服从、认同和内化3个阶段。

1. **服从**　指个体为了达到物质或精神满足,或为了避免惩罚而在表面上接受他人观点、信念和表现的行为。服从并非来自内心意愿,也非源于情感认同,态度改变的原因是外在压力,是趋利避害的结果。

2. **认同**　指个体自觉自愿接受他人观点、信念和行为,主动将自己的态度和行为与他人保持一致。个体在情感层面对态度对象产生了积极情感,认同了榜样的行为。产生情感认同的关键因素是态度对象的吸引力,而非外在压力。

3. **内化**　指个体从内心深处接受并相信他人的观点,并将他人的观点完全融入自己的价值体系,成为个体人格的组成部分。内化阶段不再需要具体的外在学习榜样,具有稳定、持久的特征。

（三）态度的教学策略

1. **劝说宣传法**　指借助直接语言交流和报纸、杂志、电视、网络等媒介信息来影响个体态度的方法。这是改变态度常用的方法。劝说宣传过程可看作是一个信息的传递与沟通过程,劝说宣传效果受信息传播者、传播过程、信息接收者和传播情境4个方面影响。

教师对学生进行劝说宣传时,应针对不同内容、不同对象和不同情境,采取有效的劝说技巧。

2. **角色扮演法**　角色扮演法以角色理论为依据,角色理论的核心原则是个体的行为应与承担角色相一致,符合这一角色身份的要求。每一角色都具备特有的行为规范和准则及他人对这一角色的期待。因此,角色扮演法通过以下两个方面对个体产生影响:一方面,个体调整自我内涵与角色内涵协调一致;另一方面,个体受角色约束和制约,从而改变个体的态度。

教师采用角色扮演法进行态度教学,可促进学生对所扮演角色心理需求及其满足的移情理解,从而形成或改变某种态度。

3. **团体影响法**　团体影响法指利用团体对个体的影响来改变态度,团体的影响来自规范和准则对团队成员的无形约束力。个体的言行必须与团体规范和准则相一致才能被团体所接受。因此,将个体引入团体,告知团体规范和准则就会影响和约束个体的言行,从而形成或改变个体的态度。

4. **活动参与法**　通过引导个体参加与改变态度有关的活动来改变态度的方法。如通过参加体育锻炼来改变不喜欢活动的态度。一般来说,自愿参加活动比强迫参加活动效果好,经常性、长期性活动比一次性、短期活动效果好。

另外,行为主义的强化法、社会学习的榜样法、创设情境的隐性教学法均可用于态度教学,并可取得意想不到的效果。

五、认知策略的教学

认知策略是指加工信息的一些方法和技术,这些方法和技术有助于信息有效地从记忆中提取。认知策略主要包括复述策略、精细加工策略和组织策略。

（一）复述策略

复述策略指在工作记忆中为了保持信息,运用内部语言在大脑中重现学习材料和刺激,以便将注意力集中在学习材料上的策略。

1. **划线**　是最常用的学习策略,它可以帮助学生迅速找到和复习教材中的重要信息。但要注意选择确实重要的信息划线,否则划线太多就会干扰注意力,影响回忆效果,从而失去该策略的价值。此外,由于划线不能提供思考材料的机会,因此划线最好与其他策略结合使用。

Note:

2. 复习 是另一种常用的学习策略,它对学习具有促进作用。复习策略有及时复习、分散复习、复习形式多样化和尝试背诵等。①及时复习:根据遗忘先快后慢的规律,学习后应尽早复习。如学习后 10 分钟就复习,只用 2 分钟就会取得良好效果(即复习黄金 2 分钟)。②分散复习:指每隔一段时间复习一次或几次。对于大多数学生,分散复习更益于长期保持。③复习形式多样化:指将所学知识用实验证明、写成报告、做出总结、与人讨论以及向别人讲解等,这样比单调重复更有利于理解和记忆。④尝试背诵:复习时采用阅读与回忆相结合的方法。如回忆学过的内容,用自己的话说出来,或自己提问题自己回答。

（二）精细加工策略

精细加工策略指将新材料与头脑中已有知识联系起来,从而增加新信息的意义的深层加工策略。它是一种理解性的记忆策略,与复述结合可提高记忆效果。

1. 记忆术 指通过给识记材料安排一定的联系,以帮助记忆,提高记忆效果的方法。其基本原则就是通过精细加工和联系使无意义材料意义化、抽象内容形象化、分散而无内在联系的材料系统化。常用方法包括位置记忆法、缩简和编歌诀法、谐音联想法等。

2. 做笔记 是用得较普遍的策略。笔记常用以复习信息的外部储存,实际上做笔记还能促进新信息的精细加工和整合。笔记种类不同,产生的效果也不尽一致,那种要求对信息进行高水平心理加工的笔记,如用自己的话做笔记等则会更加有效。为增强学生做笔记的能力,教师在讲课前可以给学生提供一个"概要"。

3. 提问策略 提问是有助于学生学习教材、讲演以及其他信息的策略。学生需要不时地评估自己对教材或教师讲演的理解,在活动过程中训练自我谈话,自问或互问教师可能要问的问题。如果所提问题能够包含所有重要信息则是最有效的提问。

（三）组织策略

组织策略是指整合所学新知识之间、新旧知识之间的内在联系,形成新的知识结构的策略。它与精细加工策略密不可分。常用的组织策略有:

1. 列提纲 是以简要的词语写下主要和次要的观点。有效的方法是让学生读完一段话用一句话概括,或让学生准备一个关于学习材料的提要。

2. 系统结构图 学生学完一门课程后,对学习内容进行归类整理,将主要信息归成不同水平或不同部分,形成一个系统结构图。

3. 网络关系图 也称概念图。它能图解各种观点如何联系,把头脑中的知识外显化。它包括选择核心概念、选择相关概念、添加概念间连线和说明、反思 4 个步骤。

4. 流程图 用来表示步骤、事件和阶段的顺序,一般从左到右或从上到下展开。

5. 表格 首先对材料进行综合分析,然后抽取主要信息,从某一角度将这些信息陈列出来,力求反映材料的整体面貌。

实际上,认知策略是常用学习策略的 3 种类型之一。学习策略根据包含的成分,可分为认知策略、元认知策略和资源管理策略(图 5-7)。

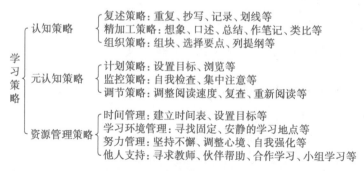

图 5-7　学习策略的类型

元认知策略(meta-cognitive strategies)主要对学习起计划、监控和调节作用,它所处理的是内部信息,与处理外部信息的认知策略有本质的区别。元认知策略又包括计划策略、监控策略和调节策略。①计划策略是根据认知活动的特定目标,在认知活动前计划各项活动、预计结果、选择策略、构想解决问题的方法、预估其有效性,包括设置学习目标、浏览阅读材料、产生待回答问题、分析如何完成任务。因此一个成功的学生不是被动地听讲、做笔记和等待教师布置作业,而是主动地预测完成作业需要多长时间、获取做作业相关信息、复习考试相关内容笔记、必要时组织学习小组等。②监控策略指在认知活动进行过程中,认知主体对认知活动做出及时评价、反馈,并据此及时修正、调整认知策略的过程;是个体以自己正在进行的认知活动为意识对象,不断积极而自觉地进行监视、控制和调节的过程。监控策略包括阅读时对注意进行跟踪、对材料进行自我提问、考试时监视自己的速度和时间等,包括领会和集中注意。领会监控是一种具体的监控策略,它是指学生在头脑中有明确的领会目标,如找出要点、发现某个重要细节等。学生在学习过程中始终关注实现这个目标,根据这个目标监控自己的学习过程。如果学生抓住了要点或发现了这个细节,则会因达到目标而产生成就感。要提高领会和监控能力,可采用变化阅读速度、容忍模糊、猜测和重读较难的段落等策略。集中注意指学生在学习过程中,对自己的注意力或行为进行自我管理和自我调节,如注意自己正在做什么、避免接触分散注意力的事物、抑制分心等。③调节策略是指根据认知活动检查结果,对发现的问题采取相应的补救措施,根据认知策略的效果,及时修正、调整认知策略。元认知调节策略与监控策略有关。元认知策略的几个方面总是相互联系在一起发挥作用。在学习过程中,学生一般先认识自己面对的任务,接着用一些标准来评价自己的理解、预计学习时间、选择有效的计划来学习或解决问题,然后执行学习计划,同时监控自己的进展情况,并根据监视结果采取补救措施。

资源管理策略(resource management strategies)是指辅助学生管理学习可用环境和资源的策略。资源管理策略包括时间管理策略、环境管理策略、努力管理策略和学业求助策略等。时间管理策略是学生为了有效达成学习目标,依据自身特点和任务性质,在学习过程中对学习时间进行合理安排和自我监控所采用的行之有效的方案。环境管理策略主要指善于选择安静、干扰小的学习地点,利用学习情境的相似性等;努力管理策略主要指掌握一些排除学习干扰的方法,使自己的精力有效地集中在学习上。学业求助策略是指学生在学习上遇到困难时,向他人请求帮助的行为。它是一种重要的社会支持管理策略,可划分为执行性求助和工具性求助两大类。执行性求助是指学生面临自己不能解决的学习困难时,请求他人替自己把困难解决。工具性求助是指学生遇到学习困难时,借助他人的力量,以达到自己解决问题或实现目标的目的。

认知策略、元认知策略和资源管理策略的使用相辅相成,共同帮助学生提高学习效率,成为学生善于学习的重要尺度和标志。

第三节　学习的影响因素

护理教育者应了解影响学习者学习的因素,帮助学生形成有助于提高学习积极性和效率的良好心理品质。学习作为一种复杂的心理活动,受到多种因素的影响。其内部因素主要包括认知结构、学习动机、学习迁移和人格因素等,外部因素主要包括社会、家庭和学校等。

一、内部因素

（一）认知结构

认知结构(cognitive structure),简单来说就是学习者头脑中的知识结构,有广义和狭义之分。广义的认知结构是指学习者原有知识(或观念)的全部内容和组织;狭义的认知结构是指学习者在某一特殊领域内的知识(或观念)的全部内容与组织。每个人的认知结构各有特点,良好的认知结构有助

Note:

于学习的迁移。学习者的认知结构一旦建立,又会成为其学习新知识的极其重要的能量或因素。

1. 认知结构变量　原有认知结构的清晰性、稳定性、概括性、包容性、连贯性和可辨别性等特性都始终影响着新的学习的获得与保持。美国认知教育心理学家奥苏伯尔将个人认知结构在内容与组织方面的特征,称为认知结构变量,并提出了3个影响有意义学习和迁移的认知结构变量,即可利用性、可辨别性和稳定性。

(1)认知结构的可利用性:指学习新知识时,原有的认知结构中是否有适当的起固定作用的观念可以利用。认知结构中原有观念的抽象和概括水平越高,可利用性越高,也就越适合同化新知识。

(2)认知结构的可辨别性:指新的学习内容与同化它的原有观念的分化程度。如果新学习任务不能与学生认知结构中原有的观念清晰地区分,则新的意义很容易被原有意义所取代,从而表现出对新知识的遗忘。

(3)认知结构的稳定性:指学习新知识时,学生原有认知结构中起固定作用的观念的巩固程度,是影响有意义学习与长久保持的第3个重要的认知结构变量。认知结构中原有观念越清晰、稳定,越有助于同化新知识,促进学习的保持和迁移。

2. 建构良好认知结构的方法

(1)改革教材结构,促进学习迁移:奥苏伯尔认为,学习者的认知结构是由教材的认知结构转化而来。好的教材结构必须适合学习者的能力,必须包含学科中具有高度概括性、包容性和强有力解释效应的基本概念和原理。好的教材结构既可简化知识,又有助于产生新知识,有利于知识的运用。

(2)同类归纳,提高知识的系统性:在教育教学中,教育者应注意将同类概念、原理加以归纳,以形成认知结构的层次序列化,提高稳定性与组织性。

(3)综合贯通,促进知识横向联系:在教育教学中,护理学教师应注意加强不同概念、原理及定律间的意义联系,引导学生探讨它们之间的关系,辨别它们之间的异同,使学生融会贯通地掌握知识,运用知识。

(二)学习动机

学习动机(learning motivation)是指引发与维持学生的学习行为,并使之指向一定学业目标的一种动力倾向。它包含学习需要和学习期待两个成分,根据不同标准可以划分为不同类别。

1. 学习动机的分类　根据学习动机的动力来源,可以分为内部动机和外部动机。

内部动机(intrinsic motivation)又称内部动机作用,是指由学习者内在的需要引起的动机,以获得知识为满足。例如,学习者的求知欲、学习兴趣、改善和提高自己能力的愿望等内部动机因素,会激发学习者主动学习的积极性。外部动机(extrinsic motivation)又称外部动机作用,是指学习者由外部诱因所引起的动机。例如,学习者为了得到父母或教师的奖励或避免受到父母或教师的惩罚而努力学习,他们从事学习活动的动机在学习活动之外。内部动机可以促使学习者有效地进行学习活动,具有内部动机的学习者内心渴望获得有关的知识经验,具有较好的自主性、自发性。外部动机对学习者的学习具有诱发性、被动性,它使得学生对学习内容本身的兴趣较低。

内部动机和外部动机的划分不是绝对的,内部动机和外部动机是可以相互转化的。内部动机对学习的影响较强、持久,因此,教育者在教育教学过程中应更强调内部动机,但也不能忽视外部动机的作用。教育者一方面应逐渐使外部动机作用转化成为内部动机作用,另一方面又应利用外部动机作用,使学生已经形成的内部动机作用处于持续的激发状态。

2. 学习动机的心理学规律　学习者的主要任务是学习,当此态度的对象针对学习活动时,这种态度就是学习动机。学习动机是引发并维持学习活动的内部心理倾向,具有较强的心理学规律,涉及以下3个方面:

(1)学习起因:即唤起学习者对学习的准备状态,增强观察力、记忆力、思维力、想象力等智力因

Note:

素和集中注意力、坚持不懈、忍受挫折等非智力因素来促进学习。教育者应营造良好的学习氛围,例如使学习者处在一个积极的学习环境之中,受其他学习者学习氛围的感染,起到一种良好的导向作用和学习暗示效应,从而产生自发而主动的学习动因;学习者在正确回答教师的提问后,得到了教师的表扬或肯定,增强了自信心而产生的积极向上的学习态度,进而不断学习等。

（2）指向作用:即促使学习者的学习行为指向学习客体,促使学习活动朝向某一目标,有选择地进行。例如学习者奋发学习,以超乎寻常的毅力和始终积极的精神状态全身心投入学习中,这些学习行为的内部学习动机为自我实现。

（3）强化学习:即强化学习动机,进而维持学习行为。例如,学习者为实现某一目标的初始动机,如果在实现这一目标的学习过程中能不断获得成功,品尝了学习成功的快乐,那么学习者良好的学习动机就会得到强化,学习者更能自觉维持这一学习行为的持久,并加以落实,甚至强化学习行为,使学习者坚定学习动机,不会因不断"失败"轻易改变自己良好的学习动机,而使学习行为得以维持等。

3. 学习动机的激发与维持

（1）激发和维持学习动机的一般原则:①激发学习者对学习的需要之前,必需先满足其低层次需要:根据美国心理学家马斯洛的需要层次论,当个体的生理、安全、爱等低层次需要尚未满足之前,则不可能产生强烈的高层次需要而全力以赴投入学习。在教育教学活动中,教师首先应给予学习者归属感、安全感和自尊感,这是调动学习者积极学习的前提。②激发内部动机为主,外部动机为辅:内部学习动机是一种稳定的动机,它可以使学习者在学习活动结束后,仍能自觉努力地提高自己,进而形成积极进取的人格特征,但也不排斥外部动机所具有的作用。③学习动机的激发必须适当:个体的学习动机并不是越高越好。过高的学习动机会造成学习者过分紧张、焦虑,从而影响学习效果。

（2）激发与维持学习动机的措施:①帮助学习者认识学习材料的意义:教师应使学习者知晓所学习的材料与其将要从事的专业之间的关系及其意义。②提出明确而适度的期望和要求:学习者从事某项学习任务之所以失败,常常是不清楚究竟要他们做些什么。因此,在实施护理教学之初,就应向学生提出具体及适当的学习目标,并始终对学生抱有成功的期望,给予积极的评价。

（3）创设问题情境:在教育过程中,通过提问、设疑,激发学生的探究欲望,产生良好的动机效果。

（4）采用灵活多样的教学方法:内部学习动机可通过变换不同的教育教学方法而增强,但应结合教育教学内容的特点,精心设计,以保证学习者的注意力集中于教育教学内容上。

（5）给予成功的满足与失败的警示:在教育教学过程中,让学习者不断获得成功体验,可使其原有的学习动机得到强化,并产生进一步努力。而给予学习者适度的失败警示也是必要的,这种警示同样可促使学习者在学业上做出长期艰苦的努力。例如在教育教学过程中,给予适当频度的考核、学习竞赛等。

（6）给予明确、及时和恰当的反馈:学习者在完成学习任务的过程中,如能及时得到明确反馈,可明显激发学习动机,调动学习积极性。例如学习者在进行技术操练中及时纠正一些有瑕疵的动作等。

（7）恰当运用评价:对学习者学习的肯定性评价与否定性评价对激发学习动机有不同的作用:适当的肯定性评价具有正强化作用,能激励学习者再接再厉、积极向上;适当的否定性评价能使学生看到自己的缺点和不足,产生克服缺点、弥补不足的决心。因此,教师对学习者的评价要客观、公正、恰到好处。

（8）发挥教师自身言行的激励作用:在学习活动中,对学生最富激励作用的因素之一是好的教师。教师的人品师德、个性魅力及在教育教学中所表现的高度热情和高超技巧都会深深打动学生心灵,激发学生学习的热情和对教师所教学科的热爱。

Note:

（三）学习迁移

学习迁移（transfer of learning）是一种学习对另一种学习的影响。学习迁移是在某一种学科或情境中获得的技能、知识、理解或态度，对在另一学科或情境中技能、知识、理解或态度的获得的影响。在学习过程中，经常可以看到迁移现象。例如，掌握英语的人学起法语来就比较容易；会骑自行车的人比不会骑的人学开摩托车要容易一些。此外，也可以看到一些与此相反的现象，如学汉语拼音对有些英语字母语音的学习常常发生干扰；习惯于右手为主力手的人对掌握用左手发力也有干扰作用。这些都是学习迁移现象。

1. 学习迁移的分类

（1）从迁移的性质来分，可以分成正迁移和负迁移。

1）正迁移也叫"助长性迁移"，是指一种学习对另一种学习的促进作用，如学习数学有利于学习物理。

2）负迁移也叫"抑制性迁移"，是指一种学习对另一种学习产生阻碍作用，如掌握了汉语语法，在初学英语语法时，总是出现用汉语语法去套英语语法，会对英语语法的学习产生干扰。

（2）从迁移的方向来分，可以分为顺向迁移和逆向迁移。

1）顺向迁移是指先前学习对后继学习发生的影响。

2）逆向迁移是指后继学习对先前学习发生的影响。

（3）根据迁移发生的方式来分，可以分为特殊迁移和非特殊迁移。

1）特殊迁移是指学习迁移发生时，学习者原有的经验组成要素及其结构没有变化，只是将一种学习中习得的经验要素重新组合并移用到另一种学习之中。

2）非特殊迁移是指一种学习中所习得的一般原理、原则和态度对另一种具体内容学习的影响，即将原理、原则和态度具体化，运用到具体的事例中。

（4）根据迁移的层次，可以分为横向迁移和纵向迁移。

1）横向迁移也叫作水平迁移，指先行学习内容与后继学习内容在难度、复杂程度和概括层次上属于同一水平的学习活动之间产生的影响。

2）纵向迁移也叫垂直迁移，指先行学习内容与后续学习内容是不同水平的学习活动之间产生的影响。

（5）根据迁移的范围不同来分，可以分为自迁移、近迁移与远迁移。

1）如果学习者所学习的经验影响着相同情境中的任务操作，则属于自迁移。

2）近迁移即把所学的经验迁移到与原初的学习情境比较相近的情境中。

3）学习者能将所学的经验迁移到与原初学习情境极不相似的其他情境中时，即产生了远迁移。

2. 影响学习迁移的因素　学习迁移是一种复杂的心理现象，既受学习材料、学习环境等客观条件的影响，也受学习者智力、年龄、认知结构、认知技能与策略、学习态度与心向、情绪与精神状态等主观条件的制约。归结起来，学习迁移主要受以下几方面因素的影响：

（1）学习材料之间的共同要素或相似性：凡是先前的学习同后来的学习之间所包含的共同要素越多，迁移就越容易产生。在学生的实际学习活动中也是这样，学习内容方面的共同要素越多，需要运用的相同原理越多，则正迁移现象就较明显。

（2）知识经验的概括水平：原有的知识经验概括水平越高，迁移的可能性也越大，效果也就越好。反之，知识经验的概括水平越低，迁移的范围就越小，效果也就越差。

（3）认知结构：任何将学习内容的最佳知识结构以最佳的方式呈现给学生，使其形成良好的认知结构并最终优化为各种能力，都是促进学习积极迁移的重要条件。

（4）认知技能与策略：迁移过程是通过复杂的认知活动实现的，因此认知技能和策略的掌握及其水平,就必然影响迁移的实现。

(5)心理定势:心理定势是一种特殊的心理准备状态,是由先前学习引起的对后继学习活动产生影响的一种心理准备状态。

(6)学习态度与方法:一个学习者对某项学习活动的态度,对学习迁移的引发也非常重要。当学习者对学习活动具有积极的态度时,便会形成有利于学习迁移的心境,这样学习者便有可能将已知的知识与技能积极主动地运用到新的学习中去,找出其间的联系,学习迁移可能在不知不觉中发生。反之,学习者学习态度消极,则不会积极主动地从已有的知识经验中寻找新知识的连接点,学习迁移就难以发生。学习方法也会影响学习迁移,灵活的学习方法有助于学习迁移。

(7)教师的指导方法:教师有意识的指导有助于学习迁移的积极发生。教师在教育教学时有意地引导学生比较学习材料的异同,启发学生总结概括学习内容,注意提高他们的学习策略与学习方法,进行启发式、引导式教学,就会促进学生积极学习迁移的发生。

3. 促进学习迁移的教学原则

(1)科学精选教材:要促进学习迁移的发生,对教育的内容需要进行科学的选择。教材要随着科学的发展而不断变化更新,必须把最基本的教育内容和具有广泛迁移价值的科学成果放在首位,要突出学习材料的共同要素,突出学习材料的内在联系、学习材料的组织结构和应用价值。

(2)确立明确而具体的教育目标:教育目标是教学活动的导向,是学习评价的依据。有了科学合理的教材,在实际教育教学过程中,在每个新的单元教学之前确立具体的教育教学目标,使学习者明确学习目的,是促进学习迁移的重要前提。

(3)有效设计教育程序:在教育过程中发挥迁移的作用,还要求合理处理教育程序。一是宏观方面,即整体安排,先学什么,后学什么;二是微观方面,即每个单元、每一节课的教育程序的安排。教师要根据教材的难点、重点,结合学习者的特点,来把那些具有最大迁移价值的基本知识、基本技能的学习放在首位。

(4)扎实基础知识和基本技能:知识之间、技能之间的共同要素是产生学习迁移的重要客观条件,学习者掌握了扎实的基础知识和基本技能,就为新知识和新技能的顺利学习提供了有利条件。为了能更好地促进学习的迁移,在基础知识和基本技能的教学中,应尽量在回忆旧知识的基础上引出新知识,要尽量突出事物间的内在联系,强调新旧知识之间的共同要素。这样不但可以复习旧知识,也可以使学生更好地理解掌握新知识,也就是说前面的学习是后面学习的准备,后面的学习是先前学习的发展。

(5)注意启发学生对学习内容的概括能力:知识的掌握与学生的概括能力是密不可分的。如果学生具有独立分析、概括问题的能力,能觉察到事物之间的内在联系,善于掌握新旧知识、新旧课题的共同特点,就有利于知识和技能的迁移。学生的概括能力越强,越能反映同类事物间的共同特点和规律性联系,就越有利于迁移的产生

(6)重视学习策略与学习方法教学:学习不仅是掌握知识与技能,还要掌握一定的学习策略和方法。为了促进学习迁移,教师必须重视对学习方法的指导,帮助学习者掌握学习策略。

(7)培养学习者良好的心理准备状态和积极的学习态度:除了要结合学生的特点,营造良好的学习氛围外,教师还可通过积极反馈和正确归因等方式帮助学习者确立学习的自信心,形成积极的学习态度,在每次学习前要注意帮助学生形成良好的心理准备状态,避免不良情绪、反应定势等消极心态产生的负迁移。

(四)人格因素

人格(personality)通常指一个人所具有的独特的、稳定的心理特征的综合。个体的人格特征制约其在社会情景中的行为模式,进而对学习产生影响。人格因素涵盖面较广,此处仅重点介绍对学生学

习活动影响较大的两种人格因素,即心理控制源和焦虑。

1. 心理控制源

(1)控制源的概念和类型:控制源(locus of control)是指人们对影响自己生活与事业的那些力量的看法,可分为两种类型,内部控制型与外部控制型。

(2)控制源对学习的影响:控制源作为一种影响学生学业的人格特征,主要是通过影响学生的成就动机、学生投入学习任务的精力、对待学习的态度与行为方式、对奖励与惩罚的敏感性、责任心等一系列变量来影响学习者学习。

内控型学习者相信自己从事的活动及其结果是由自己的内部因素决定的,因此他们把学业的成功归结于能力和勤奋,把失败归结为努力不够。对他们来说,成功是鼓励,而失败则是需要付出更大努力的标志。内控型学习者通常具有较高的成就动机,更有自信心和自我责任定向,对困难的学习任务的态度是积极的,在挫折面前能坚持。他们常选择适合自己能力的、困难适度的学习任务。外控型学习者则相信自己从事的活动及其结果是由难以预料的外部力量控制的,因此他们把学业的成功或失败归结于命运、机遇等外因,如把学业的成功归结于运气好、猜中题目等,把失败归结于他人或题目太难等。外控型学习者成就动机通常较低,缺乏自信,对学习缺乏必要的兴趣,常从保险角度选择过于容易的学习任务或太难、不现实的学习任务。

(3)帮助学生建立平衡的控制源:把学习的成功与失败全部归因于外部因素固然是错误的,但全部归因于自己的努力也是不现实的。科学、正确的观点能帮助学生发展平衡的控制结构。教育者应在观察学生日常行为的基础上,经常指导和鼓励学生进行适当的归因,对其准确的归因给予强化,对那些能实事求是阐述、承认责任的学生给予表扬,逐渐使学生掌握合理的自我责任标准,建立平衡的心理控制源。

2. 焦虑

(1)焦虑的概念:焦虑(anxiety)是指当前或预计的对自尊心有潜在威胁的任何情境具有一种担忧的反应倾向。焦虑不同于通常所说的担忧,担忧表示一种心理状态,焦虑表示的是一种人格特征。

(2)焦虑对学习的影响:焦虑对学习的影响与焦虑水平有关。通常可将焦虑分为3种水平:焦虑过低、焦虑适中和焦虑过度。焦虑过度会使个体丧失适应新情境的能力,造成反应迟缓或反应不当,影响对学习对象的注意与感知,破坏短时记忆过程。焦虑水平过低,会使学生学习时过分松弛,注意力不集中。取得最佳学习效率的焦虑水平应是中等水平,它能够使学生维持一定的唤醒水平和产生完成任务的心向。但焦虑和学习两者之间的关系是复杂的。焦虑对学习是促进还是抑制,受到多方面因素的影响,如原有的焦虑水平的差异、学习材料的难易程度以及学习者的能力水平等。有心理学家指出,高度的焦虑只有同高能力相结合才能促进学习。如果高度焦虑同低能力或一般能力相结合,则往往会抑制学习。

(3)协助学生维持适度的焦虑水平:在教育教学中,教师应灵活采取各种有效的教育教学方法,如适当地组织学习竞赛性活动、调整考试考查的频度和正确运用奖励与惩罚手段等,把学生的焦虑水平控制在中等程度,使之利于一般能力者的学习,激发学生有效的学习行为。同时,要通过各种形式的教育教学活动,提高学生的学习能力。随着学生学习能力的提高,焦虑对学习的消极影响就会日益减少。

二、外部因素

影响学生学习成效的因素是多方面的,除了前述的内部因素之外,学生学习的外部环境如社会因素、家庭因素和学校因素也是重要因素。

(一)社会因素

1. 社会认同感 1950年,第一届全国卫生工作会议确定我国的护理教育为中等专业教育。随着

Note:

高等护理教育的发展,社会大众对护士的认同感逐渐提升。尤其是新型冠状病毒感染疫情防控,在4.26万援鄂医疗队员中,有70%是护士,其中40%是90后护士,重症医务人员的3/4是重症专科护士。复旦大学附属华山医院感染科主任张文宏医生说:"医生有多重要,护理姐妹就有多重要。"这句话很好地说明了护士是医疗队伍中不可或缺的重要角色,其价值不言而喻。护士的价值不只是用护理琐事来衡量,更应该用护士挽救的生命来衡量!在一线的护士们很好地践行了南丁格尔精神,义无反顾、逆行出征、白衣执甲、不负重托,英勇无畏冲向国内国外疫情防控斗争第一线,为打赢中国疫情防控阻击战、保障各国人民生命安全和身体健康作出了重要贡献,用实际行动履行了敬佑生命、救死扶伤、甘于奉献、大爱无疆的崇高精神。新型冠状病毒感染患者救治过程中,无论是在方舱医院,还是在隔离病区、救治重症患者的ICU,都有护士的身影。他们在医疗救治当中精心照顾和治疗患者、精心观察病情,给予患者心理支持,与医生一道,为促进患者康复、提高治愈率作出了积极的贡献。教育者应在教育过程中,引导学生向护理前辈学习,让学生看到护士得到了社会大众的尊重和肯定,鼓励学生在今后的工作中实现自我价值,培养学生的职业认同感。

2. 信息化发展　在信息化社会里,信息的迅速增长和知识的不断更新,表现为两个主要特征。首先,现代知识海量增长。科学知识每年的增长率也在提高。在信息迅速增长的趋势下,学习者在学习期间不论怎样刻苦好学,其所能掌握的知识对于浩瀚的知识总量来说,只不过是沧海一粟。用传统的教授和学习方式,已远远不足以适应信息化社会的学习要求。这就需要教育者掌握现代学习方法和科技手段,指导学习者评判性思考如何在知识的海洋里及时筛选出学习者所需要的能适应其今后工作的精华,并用最科学有效的方法使学习者迅速掌握知识和技能,养成终身学习的习惯,继而具备创造性,建立自己的知识结构和能力基础,以成为符合社会发展需求的人才。新型冠状病毒感染患者当中有高龄老人,也有新生儿,治疗非常复杂,患者的心理反应也非常复杂,需要护士具有扎实的护理技能,掌握对复杂技术联合应用的能力,能应对各种突发情况和风险的发生。为适应信息化社会的发展和实现个人发展的需要,护理教师应培养学生终身学习的信念和能力。

3. 就业形势　截止到2020年底,全国注册护士总数已经达到470万,我国护理行业仍面临较大的人才缺口。随着人口老龄化和慢性病患者的增加,社会对护理服务的需求会更加强烈、多元,甚至标准会更高,提供高质量的具有人文精神的护理,既是社会民众对护理的一种呼唤或者需求,也是护理改革发展的一个出发点,在国家的顶层设计下,护理专业会更加地去贴近患者、贴近临床、贴近社会民众对护理的需求。国家非常重视护理工作,近些年出台了一系列关于加强护理工作建设和改革的政策文件,对于加强护理队伍建设,提升整个队伍的数量和质量发挥了非常重要的作用。护理专业的吸引力和队伍的稳定性向好的方向发展,这为学习护理专业的毕业生提供了广阔的就业空间。

（二）家庭因素

1. 家庭学习动机　美国社会学家科尔曼等曾经指出"用调查方法进行的大规模研究表明,现代社会的家庭背景对学业成就中的差异的影响程度,比构成教育环境的各种其他因素的影响程度要大得多"。事实上,父母作为学生的第一任教师,家庭对于受教育者的教育影响是无处不存、无时不在的,如果我们仅仅将家庭因素与学业成就相联系,是远远不够的。所以家庭因素对学生学习动机的影响不容忽视,很多家长把孩子的学习成绩不好归因为教师或学生的能力,而很少考虑到学习动机的问题,即使有相当一部分家长懂得学习动机的重要性,也不知该如何调动孩子良好的学习动机。正确的做法应该是告诉孩子为什么读书,帮助孩子树立远大理想与抱负。

2. 家庭教育环境　家庭教育环境影响学生的学习,影响学生正确世界观、价值观和人生观的确立。当前,部分家庭的家庭教育环境存在一些问题。如部分家庭教育环境中,家庭成员不良道德人格所产生的扭曲的社会观和务实的价值观,其对社会上非正常的人际关系和不良的社会现象存在不满情绪,使学生个体意识强化、社会责任感淡化、我行我素,以及不遵守公共秩序和公共规范等,助长了学生不正确的自我中心倾向。再如,部分家庭环境中,家长只重视智力教育,尤其把学习分数作为衡量学生的标准,忽视了德育教育,对学生的品德塑造关心甚少或漠不关心,或偏重学生的物质营养,忽略学生的身心健康,导致部分学生有智无德或高分低能。家庭教育不应放任自流,应对学生的不良行为进行约束和劝阻,鼓励学生建立正确的世界观、价值观和人生观,调动学生学习动机的形成和发展。

（三）学校因素

学校作为学生学习的主要场所,良好的教育教学管理往往能促进学校良好的社会声望与吸引力,提升学生对学校的认同感,增强学生的自豪感,对学生的学习起到积极的推动作用。

1. 优化教育教学环境　首先,优化学校的生态环境。如优化教学设施,使图书馆的电子设备功能更加齐全,多媒体放映更加清晰流畅,学生的自主学习意识会相应地提高,反之,破烂不堪的教学设施、各种环境污染,肯定无法使学生安心地学习。其次,优化学校的学风建设对于整个学校来说是至关重要的,是学校吸引学生的主要因素。促进整个学校的学风建设,给学生提供一个良好的学习氛围,有助于提高学生的学习动机,增强学生的学习成效。学风建设有赖于教育教学管理的科学性,教育教学环境混乱将会导致学生纪律松散和学风不好等,从而导致学生学习积极性差。因此,优化教育教学环境可以提高学生的自主学习意识,使学校的学习氛围更加浓厚。

2. 提高教师队伍水平　教师作为班集体的管理者和组织者,担负着激发学生学习动机的主要任务,教师的教学水平、教学态度、管理能力,教师的奖赏方式,教师的民主意识,教师的人格魅力以及由班主任主导的班风,包括班级的学习风气以及同学之间互相帮助、互相竞争的风气等都会影响学生的学习动机。优化教育教学管理对教师也是一种优化。教师更加关心学生,更注重以学生为中心,更关注学生学习的效果,更用心教导学生,引导学生自主学习,培养学生自主学习的意识。

前述各种影响学生学习的外部因素相互联系、相互影响、相互作用。如果对社会因素、家庭因素和学校因素进行排序,首先应是社会因素,其次是家庭因素和学校因素。例如,在进行新生教育时,应加强对学生职业规划指导和教育,帮助学生更好地了解护理和认识自我,明确人生规划,树立远大目标。加强学校教育教学管理,加强资源建设、学风建设、专业建设、制度建设,使学科设置科学合理,提高教师教育教学和科研水平,完善学生管理制度,构建学生学习的奖惩制度、激励制度和竞争机制等,培养学生学习动机,提高学生自主学习能力。为达到教育教学目标,协调社会、家庭和学校因素,共同提高学生的学习成效。

（孙宏玉　范秀珍　孙颖）

思 考 题

1. 以下观点来自哪位心理学家的何种学习理论? 请阐述如何将其应用于护理教育中。
效果律;以学生为中心;有意义学习;强化程序;观察学习;协作学习;发现学习;同化理论。
2. 请阐述记忆和遗忘的基本特征和记忆的过程。
3. 请辨析以下观点的正误。
（1）负性强化可以减少做出某种行为的概率。
（2）美国心理学家布鲁纳通过动物实验得出了试误学习理论。
（3）临床带教老师为护理专业实习生树立正面榜样,体现了社会学习理论中的替代性强化。
（4）建构主义理论强调学习是主动形成认知结构的过程,要重视学科的基本结构。
（5）护理专业学生应当拥有评判性思维,为了培养这种品质,可以借鉴转化学习理论内容。

4. 陈述性知识和程序性知识有何区别与联系？

5. 动作技能的形成过程分为哪 3 个阶段？如何促进动作技能的获得？

6. 动作技能与智慧技能有何异同？

7. 态度有哪些组成成分？态度教学策略有哪些？

8. 学习策略分为哪几类？举例说明如何将策略运用于教与学。

URSING

第六章

护理教学过程和原则

06章 数字内容

教 学 目 标

识记:

1. 能正确概述护理教学过程的阶段、各阶段之间关系及主要任务。

2. 能正确分述各条护理教学原则的依据、含义和运用要求。

理解:

1. 能用自己的语言正确解释下列概念:护理教学;教学过程;护理教学过程;教学规律;教学原则。

2. 能举例说明护理教学过程的特点。

3. 能说明教学原则和教学规律的区别与联系。

运用:

1. 能运用教学基本规律分析、评论护理教学中常见的理论与实践问题。

2. 能正确运用护理教学原则,对你认为最好的一堂课进行评价。

护理教学(nursing teaching)是在护理教育目的和培养目标规范下,以课程内容、教学手段为中介的师生双方教和学的共同活动。护理教学的任务是通过有计划、有步骤的教学,引导学生掌握系统的护理知识、理论和技能,发展能力、体力和个性,逐步形成科学的世界观、人生观、价值观和专业素养。

准确认识和把握护理教学过程的特点和规律,正确贯彻及运用护理教学原则组织护理教学过程是护理教育工作者成功地进行护理教学工作,提高教学质量的必要条件。

第一节 护理教学过程

教学过程(teaching process)是一个包含教师、学生及师生相互活动的复杂过程。在教学过程中,要建立科学的教学原则,组织合理的教学活动,选择适当的教学方法和实现预期的教学目标,就必须全面认识教学过程,遵循教学过程的客观规律。

一、护理教学过程的概念和基本要素

1. **护理教学过程的概念** 护理教学过程(nursing teaching process)是护理教学双方为完成护理教学任务,以教学内容、教学手段为中介所进行的共同活动的全过程,是使学生掌握护理专业知识体系和基本护理操作技能,形成独立从事护理工作能力的过程。

2. **护理教学过程的构成要素** 护理学教师、学生、教学内容和教学手段是构成护理教学过程的基本要素,它们之间存在着必然的内在联系。在这些要素中,护理学教师起主导作用,他们是护理教学活动的组织者和实施者。为此,护理学教师必须明确教学任务,精通专业,熟悉教材,了解学生,善于处理好教材、教学手段和学生之间的关系,并善于发挥自己的特长。学生在护理教学过程中,是学习的主体。学生只有在积极主动参与下,才能提高接受和加工信息的能力,实现知识和能力的转化。教学内容是护理学教师对学生施加影响的主要信息,为此,它们的选择和编排必须合理,而且具有可传递性。教学手段则是护理学教师得以有效地传递信息、提高教学效率的保证,为此,它必须是行之有效的。在护理教学过程中,各要素虽有各自的地位和作用,但它们又是作为一个整体完成教学这一作用的。要使教学过程的整体功能达到最佳状态,就要深入研究这些基本要素的结构、功能及其相互关系,使之形成最佳组合。

二、护理教学过程的特点

护理教学过程,本质上是学生在教师指导下的一种认识过程,是认识过程的一种特殊形式,即它除了具有一般认识过程的共同属性外,还具有特殊性。

1. **间接性** 学生的认识主要是系统地学习间接知识的过程。在护理教学过程中,学生主要是掌握前人长期护理实践总结的科学文化知识,以此为中介间接地认识客观世界。这种知识,就人类认识总体而言是已知的、被实践证明了的,对学生而言却是未知的。认识客体这一特征决定了学生的认识过程不受时间和空间的限制,从而大大提高了学生认识的起点,缩短了学生对客观世界的认识过程,使学生在相对较短的时间内达到现代社会需要的认识水平。

2. **指导性** 学生的认识活动是在教师指导下进行的。护理学教师根据护理教学要求,遵循护理教育规律,借助各种教学场地(课室、实验室、教学医院、幼儿园、老人院及社区卫生服务中心等),运用各种专门制作的教具(模型、标本及挂图等),以及幻灯、录像、多媒体课件等,采取各种有效的教学方法和形式(课堂教学、实验、见习及实习等),组织特定的教学环境,为学生迅速、大量掌握护理科学知识,发展护理技能提供重要的物质保证。在教师的指导下,学生的认识过程具有明确的指向性和受控性,是一种简约化的认识过程。

3. **全面性** 学生的认识过程是德、智、体、美、劳全面发展和个性全面培养的过程。护理学教师在传授知识、技能的同时,必然会对学生思想品德的形成产生广泛而深远的影响。教材中反映的知识

体系,不仅是人类智能活动的结晶,还蕴含着价值观、世界观、方法论,具有伦理、美学等多方面的教育价值。学生在掌握科学知识的同时,他们的情感、意志、性格、职业道德品质等也在形成发展中。这是一个以认识为基础的德、智、体、美、劳全面发展的过程,远比单纯的认识过程复杂、丰富和深刻。

三、护理教学过程的基本阶段

护理教学过程的基本阶段是根据马克思主义认识论和学生掌握知识、技能的心理活动过程来划分的。

（一）激发学习动机

学习动机是直接推动学生进行学习以达到某种目的的心理动因。它既是教学过程的前提条件,又是贯穿教学全过程的动力。

学习动机可能出自不同的需要。护理学教师首先要帮助学生树立为社会主义、为人类健康事业服务的崇高信念,使他们对所学的护理专业有正确的认识,产生浓厚的求知兴趣和探索欲望,并与个人的前途、事业、理想联系起来,从中汲取巨大力量。只有这样,他们才能长期、自觉、主动地坚持艰苦的学习活动。

（二）感知教材

学生要掌握的书本知识是他人的实践经验总结,要理解和掌握这些知识,必须以感性认识为基础。如果学生感性知识丰富,表象清晰,想象生动,理解书本知识就比较容易;否则,学生对所学内容就会感到抽象、疑惑、难以理解。

引导学生感知教材,获得与教材内容有关的感性认识的方式包括:

1. 提供直观的感性材料,如直观教具、演示、实验、参观、见习及实习等。

2. 向学生提出问题和要求,引导学生回忆以往的经验,或者使学生有目的地观察,促进学习,并培养学生的观察能力。

3. 运用生动的语言形象描述,唤起学生已有的表象和经验。

4. 复习已学过的基础知识,促进新旧知识联结,引发丰富联想,产生新的表象。

（三）理解教材

学生在感知教材的基础上,逐步对教材进行理解和概括,形成科学概念,这是教学过程的中心环节。因为,只有理解教材,形成概念,才能深入了解事物的本质,把握客观事物的规律。

为了使学生正确地进行思维,将书本知识与感性知识结合起来,更好地掌握所学知识,护理学教师应做到:

1. 了解学生思维发展的过程及规律,编制科学的讲授程序,提高课堂教学质量。

2. 恰当选择感性材料,善于运用典型事例揭示事物本质特征,并注意新旧知识的联系,引导学生用已知知识去分析新问题。

3. 善于运用比较、对照、分析和综合、归纳、演绎等方法,引导和组织学生的思维过程,并培养他们的逻辑思维能力。

4. 精确定义概念,并注意纠正学生已有的、与科学概念不符的生活概念,以形成科学的概念体系。

（四）巩固知识

学生只有牢记所学知识,才能顺利地吸收新知识,自如地运用已有的知识。巩固知识是教学过程中不可缺少的环节。

为帮助学生巩固知识,护理教学中应注意:

1. 明确学习任务,使学生有目的地学习,增强学生记忆的针对性、自觉性与积极性。

2. 科学地组织学习材料,引导学生在理解的基础上记忆,将意义记忆和机械记忆结合起来,提高记忆效果。

3. 指导学生综合运用多感官加强记忆,养成边阅读、边理解、边记录、边记忆或用自己的语言复述知识的习惯,使学生通过联想、推论等方法追忆所学知识。

4. 根据遗忘规律,正确组织复习,使知识在大脑中的记忆痕迹得到强化。

（五）运用知识

掌握知识的最终目的是应用知识,解决实际问题。学生通过运用知识,可以形成技能、技巧,还可以检验所学知识,丰富直接经验,使认识深化,进一步巩固知识,提高分析问题、解决问题的能力。

运用知识,不仅要动脑,而且要动口、动手,进行反复练习和实践才能达到。因此,护理教学中应注意:

1. 使学生明确教学实践、练习的目的和要求,调动学生参与实践的积极性。

2. 根据教学要求,精心设计多种形式的教学实践活动,适当组织综合性强的社会实践活动,以提供学生综合运用知识的机会,并逐步加深内容,改进方法,提高难度。

3. 检查实践活动结果,帮助学生改正缺点,并培养学生自主安排活动、自主检查实践结果的习惯与能力。

（六）检查评定学习结果

在护理教学中,学生掌握护理知识与技能的质量怎样,只有通过检查才能确定。护理学教师在教学过程中,一方面要随时了解学生对知识的理解与技能掌握情况,及时调整教学内容、方法、进度;另一方面,还要在完成一定的教学量之后进行专门检查,了解学生知识掌握与能力发展情况,以便改进教学,提高教学质量。为了提高学生的自学能力,护理学教师还应注意培养学生对所学知识的自我检查能力和习惯。

教学过程各阶段都有各自的具体教学任务和独特功能。它们既相互区别又相互联系,并不是每堂课都要体现这 6 个阶段,也不是每堂课都要遵循这 6 个阶段的顺序,应根据教学对象的实际和学科知识本身的特点灵活掌握。

知 识 链 接

卓越的教师如何驾驭课堂

美国教育学者肯·贝恩对不同大学和各个学科近百位卓越的教师长达 15 年的研究发现,卓越的大学教师在课堂教学实践中普遍遵循以下 7 条原则:①创造一个自然的批判性的学习环境;②引起学生的注意并保持下去;③从学生本身而不是从学科出发;④要求学生学习时心存责任感;⑤帮助学生进行课外学习;⑥激励学生从专业的角度去思考问题;⑦创造多元化的学习体验。同时,教师还要具备说话的能力(包括注重自己的口才、运用温情的语言及具有巧妙的解释能力)和促使学生说话的能力(培养学生的口才)。

四、护理教学过程的基本规律

教学规律(objective law of teaching)是不以人的意志为转移的客观存在,是教学过程中内在的、本质的、必然的联系。护理教学过程中的基本规律是护理教学过程诸要素之间最根本的关系。正确处理好这些关系就是遵循了教学规律;反之,就是违背教学规律。

（一）教师与学生的关系

护理教学过程是护理学教师与学生共同活动的过程。因此,教师与学生的关系是护理教学过程中最主要、最本质的关系。护理学专业的师生关系在第三章中已有专门论述,此处侧重其在教学过程中的地位和作用简述。

1. 教师的主导作用是客观存在的　教与学是一个矛盾的统一体。教师的教是矛盾的主要方面,教师受过教育专业训练,精通所教专业的知识,了解学生身心发展规律,根据社会与护理事业需要,把教学计划、教学大纲、教科书所规定的内容传授给学生。对于缺乏专业知识与能力的学生来说,只有借助教师的教导与帮助,才能以简捷有效的方式掌握护理专业知识。教学的效果与质量主要是由教师的教学水平所决定的。

2. 正确认识学生的主体地位　在护理教学过程中,学生既是教育的对象,又是学习活动的主体。教师的教固然重要,但对学生来说毕竟是外因。外因必须通过内因而起作用。教师传播的护理知识、技能,施加的思想影响都要通过学生自己的认真观察、积极思考和自觉练习与运用,才能转化为他们自己的知识财富、智慧才能及思想观点。学生的主体意识越明确,学习主动性就越强,学习效果就越好,个体身心发展就越快。

3. 教师的主导作用必须与学生的主体地位有机结合　在护理教学过程中,教与学双方是相辅相成、相互依存、相互促进的关系。教师主导作用的充分发挥主要体现在承认学生在教学过程中的主体地位,把学习的主动权交给学生,激发他们学习护理知识的兴趣与欲望,鼓励他们独立探索科学真理,引导他们积极思考,创造性地进行活动;反之,学生的主体地位是以教学为前提的,是对教师教的积极配合。如果背离教师的主导作用,学生的主动性、积极性就具有盲目性,导致学习过程事倍功半,成效甚微。而学生学习的积极性越高,又会进一步促进教师主导作用的实现。因此,在护理教学过程中,必须充分发挥教与学双方的积极性,注意避免出现"以教代学"和"以学代教"。

（二）间接经验与直接经验的关系

在护理教学过程中,学生的认识有两个方面:一方面是获取直接经验,即学生亲自活动获得的知识;另一方面是获取间接经验,即他人的认识成果。间接经验与直接经验的关系是护理教学过程中一对基本矛盾关系。正确处理这对矛盾关系,应明确以下两点:

1. 学生学习知识必须以间接经验为主　任何知识的发展完善都离不开直接经验,人类获得知识的途径主要是接受他人的认识成果,获取间接经验。随着人类历史的延续,认识的发展,作为新生一代的学生在有限的活动范围和生命时限内,无论如何也不可能凭直接经验认识世界。他们要在短时间内掌握系统的科学文化知识、护理专业知识与技能,达到专业现有的科学认识水平,并继续攀登科学文化新高峰,就必须以学习间接经验为主。

2. 学习间接经验必须有直接经验作补充　书本知识一般表现为抽象的概念、原理、规律等,学生要自己能够理解、运用书本知识,必须有一定的直接经验、感性知识做基础。只有把直接经验与间接经验结合起来,感性知识与理性知识结合起来,学生才能获得运用知识于实践的能力,从而真正掌握知识。因此,在护理教学过程中,要创造条件为学生增加学习新知识所必需的感性认识,如课堂举例、观看录像、操作演练、临床见习等,促进学生把个人的已有经验、知识或现时获得的感性认识与所学的新知识联系起来,提高护理教学效果。

（三）掌握知识与发展能力的关系

在护理教学过程中,掌握知识与发展能力是相互依赖、相互促进的关系,主要表现为:

1. 掌握知识是发展能力的基础　在护理教学过程中,学生能力的发展依赖于他们对学科知识的掌握,因为系统的学科知识是专业能力发展的必要条件。没有一定的知识作为基础,能力的发展就成了无源之水、无本之木。学生学习的护理学及相关科学知识,既是人类知识长期积累的成果,又是人类认识能力的结晶,本身蕴含着丰富的认识方法。学生在掌握知识的过程中学会基本认识方法,发展基本能力与专业能力,并运用到以后的护理实际工作中去。一般来说,学生掌握知识越丰富,理解越深刻,运用越灵活,其能力发展水平越高。

2. 发展能力是掌握知识的必要条件　学生对知识的掌握依赖于自身能力的发展。通常,能力发展较好的学生,学习效率较高;能力发展较差的学生,学习上的困难也较多。发展学生能力是顺利进行教学的重要条件,是提高教学质量的有效措施,也是人才培养的需要。特别是在科学技术迅猛发展的当代,教学内容迅速增多,难度不断加大,就更需要在教学中培养和提高学生的能力,使学生能胜任未来社会需要,并具有不断获取知识、自我发展的能力。

3. 知识与能力需要统一发展　掌握知识与发展能力是在同一认识活动中实现的,两者有一定的内在联系,但它们并不一定是同步发展的,也不会自然转化。学生知识的多少并不标志其能力发展的高低。从知识的掌握到能力的发展,不仅与学生掌握知识的量、性质及内容有关,也与他们获取知识的方法和运用知识的创造态度有关。因此,在护理教学中,应加强教学内容的科学性、系统性,注重启发式教学,调动学生学习的主动性与探索精神,引导学生积极参与教学过程,充分运用自己的认识能力,正确进行比较、分析、综合、抽象、概括、演绎和归纳等思维活动,使其深刻理解和把握知识所反映的客观事物的关系与规律,创造性地运用知识来理解和解决实际问题。

（四）知识传授与思想教育的关系

在护理教学过程中,教师不仅要引导学生掌握护理知识,而且要提高学生的思想觉悟,做到立德树人、教书育人。

1. **掌握知识是进行思想教育的基础**　任何教学过程都具有教育性,这是客观存在的规律。首先,在护理教学过程中,教师应充分挖掘传授知识本身所蕴藏着的价值观、世界观、方法论,以及探索者的治学态度、意志、性格等精神力量,为学生明辨是非、分清善恶、认识社会、增强职业道德规范、确立正确的科学的世界观和职业价值取向奠定基础。其次,在护理教学过程中,教师的立场、观点、思想感情、工作态度等也会对学生产生不同程度的影响。如果教师严格要求自己,注意为人师表,热爱护理教育事业,那么他们的教学必然对学生产生潜移默化的思想教育作用。再次,学生掌握知识的过程,本身就是道德实践、思想觉悟提高的过程,需要学生具有自觉、认真、诚实的态度,顽强的意志,锲而不舍的精神。

2. **思想教育促进知识的掌握**　掌握知识并不等于提高了思想觉悟,要使知识转化为学生的思想观点,成为调节学生的力量,还要求教师在教学中,结合学生的思想实际,结合护理工作的性质与特点,有的放矢地对学生进行思想教育,引导学生自觉地从所学知识中汲取思想营养,形成情感共鸣,树立牢固的专业思想,主动、刻苦又富有创造性地学习专业知识,提高学习效率,养成优良的职业品质。

（五）课内与课外的关系

传统的教学过程是以课堂教学为主,课外教学是指在教师指导下发展学生个人兴趣和特长的活动,也称为"第二课堂"。课内课外的教学在实现护理人才培养目标的教学过程中是相辅相成的。

1. **课外教学是教学过程中的重要组成部分**　课外教学不受统一的教学大纲、教材及场所的限制,为线上线下混合式教学提供了保障。在学习途径方面,学生课外能及时、广泛地从线上及线下教学资源等多种渠道快速接受内容充实及形式多样的学习信息,有助于拓宽学生知识面,丰富学生精神生活。在学习形式方面,课外教学可以因材施教,以开展各种自愿活动为主,为学生提供各种实践机会,并把科学研究引入护理教学领域,有利于培养学生探索、创造精神和独立进行护理科研活动的能力,并能较好地锻炼学生的意志品质,使学生形成良好的行为习惯。

2. **课外教学必须以课内教学为基础**　高质高效的课堂教学是课外教学的基础。课堂教学在大面积提高教学质量,更经济地培养护理人才,实现教学的传授、发展、教育3项基本职能方面的独特功能是其他教学形式不可比拟的。课外教学必须要有系统的基础知识、专业知识为指导,尽可能与有关护理科研项目实践需要相结合,真正发挥课外教学配合、促进课内教学的作用。

知 识 链 接

国际教育新理念

教育理念是人们为了诠释各种教育现象,在教育实践过程中归纳或总结的用以指导教学行为的教育思想、观念、概念与法则等,包括全民教育、终身学习、学习型社会、泛在学习和21世纪核心素养;区域和国家层面的教育改革新理念,包括学习共同体理念、创新教育、生命教育、国际理解教育等;指导课程与教学改革的重要教育理论,如多元智力理论、建构主义理论、发展性教育评价理论等;具体指导课堂教学方式变革的理念,如范例教学、探究式学习、深层学习、翻转课堂等。

第二节　护理教学原则

教学原则是有效开展教学必须遵循的基本要求,应体现在教学过程的各个方面,贯彻于教学过程的始终,以指导教师的教和学生的学。人们通常都根据教学目标、教学过程及其发展规律性来阐释教学原则。护理学教师在教学中应遵循教学规律,落实教学原则。

一、教学原则的概念和作用

(一)教学原则的概念

教学原则(teaching principle)是在总结教学实践经验的基础上,根据一定的教育目的和对教学过程客观规律的认识而制订教学工作中必须遵循的基本要求。教学原则与教学规律既有联系又有区别。教学规律是制订教学原则的重要依据,是根本,而教学原则是由教学规律派生的。人们对教学规律只能发现、掌握及利用,决不能创造和改变。教学原则是人们在长期教学实践中总结提升而成的理论认识,具有一定的主观性,并随着实践的深入、认识的发展而不断丰富、改进和提高。科学的教学原则是教学规律的具体体现和直接反映。

(二)教学原则的作用

教学原则是学校组织教学,制订教学计划,编写教学大纲、教科书的准则;是教师合理组织教学,运用教学方法与教学手段,完成教学任务,提高教学质量的指南;也是各级教育部门管理者指导教学、检查评估教学质量的依据。

二、护理教学原则体系及应用要求

(一)科学性、思想性和艺术性相统一的原则

科学性、思想性和艺术性相统一的原则反映了教学具有教育性的规律,是社会主义教育目的所决定的,体现了我国护理教学的根本方向和特点。科学性是指护理教师向学生传授的知识必须是正确、科学的知识,反映当代最先进的科学思想。思想性是指无论教材内容的安排还是教师讲授过程都应注意对学生进行辩证唯物主义与共产主义思想品德教育,使学生形成科学的世界观和高尚的职业道德品质。艺术性是指教师在护理教学中要充分发挥教学的感染力,遵循学生心理活动规律,有效提高学生学习的兴趣,使教学内容的科学性、思想性内化为学生的知识、能力与价值。教学的科学性、思想性和艺术性三者之中,科学性是根本,思想性渗透在科学性的教学之中,艺术性是科学性、思想性教学达到最优效果的途径与方法。三者有机结合,护理教学才可能既是有效的,又是可靠的。

在护理教学中贯彻科学性、思想性、艺术性相结合原则需要做到:

1. **保证科学性**　在护理教学中,教师要以马克思主义观点和方法分析教材,选择和补充教学内容。引导学生掌握的知识必须是正确的、系统的、定论的,是反映现当代护理科学发展水平和研究成果的知识。概念表达要精确,原理论证要严密,资料引用要可靠,技能演示要规范。在介绍不同学术观点时,应在讲清基本知识的基础上,实事求是地进行分析,以使学生养成尊重科学的态度。为此,护理学教师必须刻苦钻研业务,加强科学研究,深刻了解本学科最新发展动向,不断提高自身专业学术水平。

2. **坚持思想性**　具体体现在以下 3 个方面:

第一,根据学科的性质和特点,进行思想品德教育。在护理教学过程中,必须根据学科特点,充分挖掘教材内在思想性。例如,护理伦理学、护理管理学等本身就具有鲜明的政治性、思想性和道德准则;基础医学知识揭示了人的本质和客观规律,渗透着唯物主义思想和辩证法。因此,只有结合学科知识特点,有的放矢地进行思想教育,才能有力地感染学生,收到潜移默化的教育效果。

第二,通过教学各环节,培养学生思想品德。护理学教师不仅要在上课时对学生进行思想品德教

育,还要注意通过作业、辅导、考试、实习、课外实践等各种教学活动,对学生提出严格要求,结合学生思想实际进行教育,培养学生主动自觉、脚踏实地、刻苦钻研的学习态度和一丝不苟、持之以恒的良好习惯,关心他人、富有爱心、不畏苦累、乐于奉献的职业品质。

第三,教师以身作则,教书育人。教育是用灵魂塑造灵魂、用人格培养人格的活动。教师优秀的人格品质是最具有感染力的教育资源,它作为一种精神力量,对青年学生的心理影响是任何道德格言、任何奖惩条例所不能代替的。为此,教师应努力提高自己的政治思想、业务水平,加强道德修养,使自己成为学生效仿的优秀榜样。

3. 体现艺术性　教学艺术是受制于个性风格,具有美学价值和创造性运用各种教学方法的个人才华,是教师在教学经验基础上形成的教学技能发展的高级阶段。护理学教师要刻苦钻研教育理论和教学技能,不断提高教学艺术水平,形成个人独特的教学风格,以提高教学的艺术感染力,激发学生相应的积极情感,使学生在轻松、愉悦的气氛中,在美的体验中获取科学知识,并受到深刻的思想教育。

（二）理论与实际相结合的原则

理论与实际相结合的原则是辩证唯物主义认识论的基本原则,是根据教学过程中间接经验与直接经验这对关系而提出的。理论与实际相结合的原则是指在护理教学中要重视和加强学科基础理论知识和基本技能的训练,同时密切结合护理实践活动,使学生在掌握基本知识与技能的同时,通过各种实际活动,使学生具有分析问题、解决问题的能力和言行一致的品质,从而正确处理教学中直接经验与间接经验、感性知识与理性知识、讲与练、学与用、言与行的关系,使学生在获得较完全知识的同时得到实践锻炼,培养理论联系实际的学风和能力。

护理教学中贯彻理论和实际相结合原则需要做到:

1. 以理论为主导,联系实际进行教学　联系实际,首先要掌握理论,对学生尤其如此。要使学生较好掌握护理学基本知识,教师必须理论联系实际进行教学,包括联系学生已有的生活经验、知识、能力、兴趣、品德的实际,联系科学知识在护理实践与社会生活中运用的实际,联系当代最新科学成就的实际,以使抽象的书本知识易于被学生理解、记忆、吸收和转化。教师在联系实际进行理论教学时,必须态度严谨、目的明确、准备充分、理解透彻及方法灵活多样。

2. 通过实践性教学,加强基础知识教学和基本技能训练　护理学教师要充分认识实践性教学环节,如实验、实习、作业等在护理人才培养中的重要地位和作用。根据护理教学特点,通过周密计划,严格落实与及时检查等各个环节,安排和引导学生积极参加各种实践活动,以提高实践性教学活动的教学质量。

3. 根据学科特点和学生特点,确定理论联系实际的度与量　理论联系实际的深度、广度和具体形式必须从护理教学实际需要出发,考虑不同层次学生的年龄特征、身心发展水平、接受能力,以切实提高学生参与实践活动的积极性,保证实践活动的教学效果。

（三）专业性与综合性相结合的原则

专业性与综合性相结合的原则是根据我国的教育目的和护理专业人才培养目标而提出的。明确的专业方向性是院校教学过程的基本特点。一切教学活动都是围绕实现护理专业培养目标而组织展开,使学生在毕业前获得护理专业的基本知识、基本技能和职业道德。护理是帮助人类维持、增进及恢复健康的社会活动。人的复杂性、多面性及人类活动的广泛性、综合性,决定了从事护理活动的人不仅要掌握关于人的自然科学知识,还必须了解涉及人的人文社会科学知识,才能适应现代护理事业发展的需要。因此,在护理教学中应坚持明确的专业性与必要的综合性相结合。

在护理教学中贯彻专业性与综合性相结合原则需要做到:

1. 建立合理的知识体系和能力结构　护理教学应根据社会对护理专业不同层次人才所要求的知识与技能确定课程,选择教材,组织教学活动,使学生在掌握主要的护理专业知识技能的基础上,通晓必要的相关学科知识。在智力结构方面,除了针对不同层次学生的主要能力提出要求外,还应侧重

Note：

培养护理专业核心能力,如评判性思维能力、健康评估能力、临床决策能力、实践能力、沟通能力、健康教育能力及自我发展能力等。

2. 以整体化观点指导各种教学活动 护理专业的各门课程、各种教学活动、任课教师及教学管理部门是一个有机组合的整体,共同发挥着培养护理人才的作用。因此,护理学教师应注意按教学计划及教学大纲要求通过各种教学活动完成任务,教学管理部门通过评教促学,共同形成合力,发挥最佳的教学效果。

3. 进行专业方向性教育与职业道德教育 明确的专业方向有利于激发学生的学习动机,加强学习的主动性,提高学习效率。护理职业道德是护理工作者必须遵循的行为规范,是护理工作者的道德责任和义务,护理学教师应注意在日常教学活动中进行正面教育;也可通过隐性课程,如校园文化、办学理念、校风校纪、学校环境、人际关系、行为特征及各种仪式活动等给学生潜移默化的持续影响。

(四)教学与科研相结合的原则

教学与科研相结合的原则是根据学生身心发展的特点和规律而提出的,是指将科研活动及科研成果引入教学过程,在教授学生护理知识的同时,培养学生的科学精神、科学思维、科学方法和科学道德,发展从事护理科学研究的能力。这在高等护理教学过程中具有十分重要的意义。护理教学过程中的科学研究可以通过课内教学及课外教学两条途径来实现。

在护理教学中贯彻教学与科研相结合原则需要做到:

1. 对学生进行科学精神、科学态度和科学道德的教育 科学精神指坚持真理、敢于创新、勇攀科学高峰的精神与意志;科学态度是指实事求是、严谨踏实的作风;科学道德是指科学工作者的行为规范。在护理教学中,要注意选择科学史中敢于创新、做出重大突破的典型事例教育学生;要严格要求学生实事求是地开展学习研究活动,既要努力获取成功,也要敢于承认失败;要教育学生老老实实做学问,克服浅尝辄止、不求甚解的浮夸作风,杜绝弄虚作假、抄袭剽窃的不道德行为,要相互尊重,谦虚谨慎,养成团结协助的科研作风。

2. 对学生进行科学思维及科学方法的训练 在教学过程中,护理学教师应为学生创造参与科学研究的机会与条件,训练学生的科学思维方法,有目的、有计划地指导学生通过上课、自学、查阅文献、写毕业论文、做临床调查、申报学术项目及参加学术交流、课外实践和各级各类大学生学科竞赛等科研活动,学会运用比较、分析、综合、归纳、推理等逻辑方法,运用辩证法、系统观研究问题,使学生了解本学科科学研究的前沿动态和最新成果,培养学生的科研素养和创新创业思维。

(五)统一要求与因材施教相结合的原则

统一要求与因材施教相结合的原则是根据我国社会主义教育目的而提出的,是由教学过程的本质特点及其规律所决定的,它反映了学生年龄特征及个性特征的发展规律。统一要求是指院校培养护理人才的基本规格和各课程教学的基本要求。因材施教是指护理教学要考虑学生的身心特点、知识水平和一般接受能力等方面的个别差异,有的放矢地进行有差别的教学,使每个学生都能扬长避短,获得最佳发展。护理教学要根据国家统一规定的教学目的和既定的教学计划进行;同时,必须从学生实际出发,承认个别差异,因材施教。这两方面是相辅相成、辩证统一的关系。统一要求是因材施教的目的和任务,因材施教则是实现统一要求的途径与方法,因材施教必须在统一要求的前提下进行。

护理教学中贯彻统一要求与因材施教相结合原则需要做到:

1. 坚持统一要求,面向大多数学生 各层次护理教学都要坚持按教学大纲要求,面向大多数学生,使教学的深度、进度符合大多数学生的接受能力。根据大多数学生的情况,正确处理好教学中难与易、快与慢、多与少的关系。

2. 针对学生特点进行有差异的教学 了解学生特点是因材施教的基础。护理学教师既要了解全班学生的知识水平、接受能力、学习风气等一般特点,也要了解每个学生的学习兴趣、爱好、注意力、记忆力等具体情况,在此基础上采取不同方法,有针对性地进行教学。例如,对"尖子生"要精心培

Note:

植,对他们提出更高要求,使他们发挥潜力、尽快成才;对"后进生"要善于发掘他们身上的积极因素,因势利导,帮助他们分析学习困难的原因,使之通过刻苦努力,逐步赶上大多数同学的学习进度。

（六）直观性和抽象性相统一的原则

直观性和抽象性相统一的原则是根据学生的认识规律和思维发展规律而提出的。直观性和抽象性相统一的原则是指护理教学中教师要利用学生的多种感官和已有经验,通过多种形式的感知,使知识具体化、形象化,提高学生的学习兴趣和积极性,减少学习抽象概念的困难,有助于学生更好地理解和运用知识,并发展学生的观察能力和思维能力。

在护理教学中贯彻直观性和抽象性相统一原则需要做到:

1. **恰当选用直观教具**　运用于教学中的直观教具可分为 3 类。①实物直观:是通过实物进行的,包括各种实物标本、实地参观、见习、做实验等;②模像直观:是通过运用实际事物的各种模拟形象进行的,包括图片、照片、模型、幻灯、课件、录像、虚拟仿真系统等;③多媒体教学:是运用计算机及网络技术与课件、软件进行的教学。直观教具是一种教学手段,不是目的,谨防滥用直观教具。护理教师要从护理教学任务、学科特点和学生年龄特征、生活经验出发,选取具有典型性、代表性、科学性和思想性的直观教具,有效地使学生形成和掌握所学知识的清晰表象和相互关系。

2. **直观与讲解密切配合**　护理教学中的直观不是让学生自发地看,而是在教师指导下有目的地细致观察。教师可以通过提问,引导学生把握事物特征,发现事物间联系,提高观察或感知的深刻度;可以从教学中某个结论出发,通过直观形式验证;也可以通过讲解,解答学生观察中的疑惑,促使学生全面、深刻地掌握知识。在教学中,要重视语言直观的作用。教师生动的讲解、形象的描述,能够给学生以感性认识,启发学生积极思维。

3. **从运用直观过渡到摆脱具体形象**　在教学过程中,直观展示的目的在于使学生摆脱直观,最终进行抽象的思维活动。因此,教师要鼓励学生将形象思维与抽象思维有效地结合起来,做到感性体验与理性思考的统一。在使用直观教具时,必须有意识地使学生以后不需借助教具也能再现有关表象,要克服盲目直观、追求形式主义而不讲究实效的倾向。

（七）系统性与循序渐进性相结合的原则

系统性与循序渐进性相结合的原则是根据科学知识的本质和学生认知发展的顺序性而提出的,它反映了科学知识的整体性及其逻辑体系和学生认知活动规律的辩证关系。系统性与循序渐进性相结合的原则是指护理教学中要按照学科的逻辑体系和学生认知发展、知识掌握顺序进行,使学生系统地掌握护理的基本理论、基本知识和基本技能,形成系统严密的逻辑思维能力。任何科学知识都具有严密的逻辑体系。院校应根据专业知识体系设置课程,并考虑学生逐步深化的认知过程特点和教学法上循序渐进的要求,在保证学科系统性的同时切合学生掌握知识和发展能力的顺序。

在护理教学中应用系统性与循序渐进性相结合原则需要做到:

1. **按学科知识的系统性进行教学**　护理学教师要认真研究教学计划,了解各门课程的关联性与区别性,避免各课程教学的重复与遗漏。在此基础上认真钻研教学大纲和教材,细致了解学生情况。在教学过程中,要注意教材的前后连贯、新旧知识的衔接和相关学科的有机联系与相互照应。

2. **抓主要矛盾,解决好重点和难点**　贯彻系统性原则,并不意味着教学要面面俱到、平均使用力量,而是要求区别主次,分清难易,详略得当地教学,做到突出重点,突破难点,保证教学质量。突出重点,就是把较多时间、精力放在学科的基本概念、基本理论和基本技能上,围绕重点开展教学活动,以保证学生正确、牢固地掌握这部分知识。难点不一定是重点,而是学生较难理解和掌握的教学内容,不同的学生有不同的难点;突破难点就是针对学生的困难所在采取有效措施,如学生缺乏感性知识,可借助直观教具帮助学生理解所学知识;学生操作不合要求,可增加操练次数和时间等。

3. **遵循由已知到未知、由易到难、由简到繁、由近及远的教学规律**　从已知到未知是指教学时应以学生学过的旧知识作为讲授新知识的基础和起点;由易到难是指教学要由从学生熟知的具体事实过渡到抽象的概括;由简到繁是指教学先从比较简单的事实和概括开始,逐步引导学生掌握复杂的本质与概念;由近及远是指教学中应注意从学生周围或易于了解的事物讲起,逐步扩大学生视野。这些规律是遵循循序渐进原则的一般要求,学生的基础牢固,能力才能提高,学习效率才会提升。

4. 灵活处理"渐进"与"骤进"的关系　教学要求循序"渐进",但并不否认一定情况下的"骤进"。"渐"与"骤"是相对于学生的接受能力而言的,只要接受能力允许,方法适宜,教学是可以骤进的。

5. 培养学生系统学习的习惯　护理学教师应通过有计划地布置作业,复习、检查、考核、讲评,使学生所获得的知识系统化与综合化,并养成他们系统的、循序渐进的、坚持不懈的学习习惯,克服学习上忽冷忽热、一曝十寒、贪多求快、急于求成的缺点。

（八）启发性原则

启发性原则是根据教学过程中教师主导作用与学生主体性相结合,掌握知识与发展能力相结合的关系而提出的。它是指在教学中教师应激发学生的学习主体性,引导学生通过积极思考和探究自觉掌握所学知识,学会发现问题、分析问题及解决问题,树立求真意识和人文情怀。

在护理教学中贯彻启发性原则需要做到:

1. 激发学生求知欲　求知欲是学生学习的内在动力。护理学教师要充分发挥教材本身的吸引力和教师个人的创造性,联系实际展现所学知识对人类健康、社会进步和科学发展的重要作用,在具体讲授某一科目时,可针对不同学生的特点,采用不同的教学方法,展现教学内容的情趣、奥妙、意境及价值,使学生产生浓厚的学习兴趣和探求渴望。

2. 引导学生积极思维　启发的目的之一是使学生的思维活跃起来。要做到这一点,护理学教师首先要善于提问激疑,以开阔学生思路,引导学生深入思考,锻炼及提高学生的思维能力。问题不宜过多,难易得当,提法要引起学生兴趣,要给学生留有思考的时间。

3. 通过解决实际问题启发学生获取新知　护理学教师应针对不同层次学生,采取不同的启发方式,不仅要启发学生动脑,而且要引导学生动口、动手,要为他们提供素材、情景及条件等,并提出要求,让学生独立思考,获取新知,克服困难,解决问题,创造性地完成各种任务。

4. 发扬教学民主　教与学是双向信息交流,其中包含情感交流。护理学教师应注意建立民主、平等的师生关系,创设民主和谐的教学气氛。要鼓励学生发表不同见解,允许学生质疑教师,对学生的发言和回答不求全责备。在这种情境下,学生心情舒畅,才会开动脑筋,积极发言,发挥自己的聪明才智,并得到最大程度的锻炼提高。

5. 引导学生反思学习过程　护理教师应引导学生反思自己的学习过程,了解学习程序与方法,发现及分析学习顺利与困难的原因,减少学习过程中的弯路,寻找适合自己的简洁有效的学习程序和方法,从学习中学会学习。

（九）量力性原则

量力性原则是根据学生身心发展规律对教学过程的制约性而提出的。量力性原则是指教学的内容、方法、难度、进度等要与学生的接受能力相适应,防止发生教学低于或高于学生力所能及的限度偏差。学生的接受能力由两方面条件决定,一是身心发展水平,二是所积累的知识经验。如果教得太深、太多,超过学生实际接受能力,就会影响学生的学习信心和身心健康。但是量力并不是消极适应学生当前的发展水平,而是要把握学生的发展水平,使教学适当走在学生发展前面,使学生在高度紧张的智力活动中,在克服困难的过程中富有成效地学习,不断取得进步,最大限度地发展。

在护理教学中贯彻量力性原则需要做到:

1. 了解学生发展水平,从实际出发进行教学　护理学教师在教学前和教学过程中,要随时了解学生已有的知识、能力水平和可能的发展潜力。在此基础上确定所传授知识的深度、广度和进度,使学生始终处于跳一跳才能把果子摘下来的智力活动状态。

2. 认真钻研教材教法,有效组织教学　教学内容的深与浅、教学进度的快与慢,在一定条件下是可以转化的。这就需要护理学教师通过认真钻研教材,研究教法,使教学内容的表达深入浅出,条理清晰,逻辑性强,易于学生理解、记忆。

（十）巩固性原则

巩固性原则是根据人类知识保持的心理活动规律而提出的,它也反映了教学过程的特点与规律。巩固性原则是指护理教学要引导学生在理解的基础上牢固地掌握所学的知识和技能,使之长久地保持在记忆中,并能根据需要正确无误地再现出来,加以运用。巩固并不等于死记硬背,简单重复,而是在科学方法指导下的知识积累、理解和运用。在护理教学中贯彻巩固性原则十分重要。

在护理教学中贯彻巩固性原则需要做到:

1. **在理解的基础上巩固**　理解知识是巩固知识的基础,要使学生牢固地掌握知识,首先在知识传播时要使学生深刻理解,留下清晰的印像。所以在教学过程中,应将理解与巩固知识结合起来,贯穿于整个教学过程。

2. **组织好复习**　复习就是重温已学过的知识,它可以使知识在记忆里的痕迹得到强化,是巩固知识的主要手段。护理学教师应根据护理教学需要,组织好各种复习（表6-1）。护理学教师要向学生提出记忆的任务,安排好复习时间,同时注意复习方法多样化,灵活运用讲授、提问、作业、实验、实操、看幻灯及录像片和电影电视片等进行复习;同时,指导学生掌握记忆方法,学会整理知识,将知识写成提纲、编成口诀、形成思维导图等,以帮助学生记忆,掌握所学知识。

表6-1　各种复习及其任务与方法

复习种类	复习任务	复习方法
学期始复习	恢复学生可能遗忘的知识,使新课顺利进行	重点复习
经常性复习	及时巩固学生所学知识	讲授新课前复习有关知识,讲授新知识时联系已学过知识,小结、提问、复述、及时复习
阶段性复习	把一个阶段学生已习得的知识系统化、深入化,弥补掌握知识的缺陷	单元教学结束后立即进行,复习基本理论、基本知识和基本技能
学期末复习	使学生全面、系统掌握所学知识技能,弄清重点、关键点、前后章节的内在联系,分清易混淆的概念,纠正运用知识时常犯的错误	系统复习与重点复习相结合

3. **在综合运用知识中巩固知识**　护理教学还可通过引导学生努力学习新知识,扩大、加深及改组原有知识,综合运用所学知识于实践中来巩固知识。这是一种更为积极的动态巩固,它要求学生在学习新知识的动态过程中,积极联系和运用已有知识储备,进而达到更深刻、更熟练的巩固。

4. **重视对学生学习质量的检查**　为巩固知识,必须检查知识掌握情况。通过检查,教师才能了解学生对知识的掌握情况,以便采取相应措施,弥补缺漏。护理学教师不仅要在检查中发挥主导作用,而且应培养学生自我检查和评价学习质量的能力。

以上各条原则虽各有其特殊的含义和作用,但它们之间并不是孤立的,而是相互联系、相互补充的统一整体。在教学过程中常常是多项原则共同发挥作用。因此,护理学教师在教学中,要善于根据实际教学情况,综合运用教学原则,以提高教学质量。

（潘杰　姜安丽）

思　考　题

1. 运用本章所学知识,正确分析下列观点:

（1）没有无教育的教学,也没有无教学的教育。

（2）学生的发展水平是教学的出发点。

（3）坏教师直接奉送真理,好教师教人探索真理。

（4）课堂上,师生之间有问有答,就是体现教师主导作用和学生主体性相结合的原则。

（5）教学任务就是向学生传授知识。

（6）教学原则和教学规律是相互统一的。

2. 护理教学过程有哪些基本特点?

3. 学生掌握知识的过程有哪几个基本阶段? 它们之间有何联系?

4. 联系实际说明在护理教学中怎样有效地使学生掌握知识和发展智力。

5. 教学中,教师为什么既要教书又要育人? 在现时代,如何在具体教学过程中实施教书育人?

6. 在护理教学中,从提高教学效率的角度出发,如何贯彻护理教学原则?

7. 在护理教学中,从培养学生思维能力的角度出发,如何贯彻护理教学原则?

8. 结合相关教学规律和原则,讨论护理学教师在进行护理技能教学时应如何安排教学进程。

URSING
第七章

护理教学的组织形式

07章 数字内容

───── 教学目标 ─────

识记：

1. 能正确说出选择教学组织形式的依据。

2. 能准确陈述教学设计的过程和内容。

3. 能正确概述课堂教学的基本程序及其各环节的主要工作内容。

4. 能正确陈述在线教学和临床护理实践教学的主要形式。

理解：

1. 能用自己的语言正确解释以下概念：教学组织形式；班级授课制；小组教学；个别教学；教学设计；在线教学；混合教学；翻转课堂；实验教学；模拟教学；临床护理实践教学。

2. 能举例说明课堂教学、混合教学、翻转课堂、模拟教学的特点及实施要点。

3. 能举例说明实验教学的目标、设计和实施要点。

4. 能比较临床见习和临床实习，正确说明它们各自的作用及实施环节。

5. 能比较临床护理实践教学的常用方法，正确说出它们各自的作用、运用方法及要求。

运用：

1. 能根据上好一堂课的基本要求，正确、恰当地分析、评议一堂课。

2. 能根据所学知识，写出一份符合规范的教案。

3. 能制订一份实验教学计划或临床护理实践教学计划。

护理教学的组织形式是护理教学过程的重要因素。护理教学过程总是按照一定的教学理念和教学内容,通过一定的教学组织形式进行的。护理教学组织形式是开展护理教学活动的必要条件,并且直接影响教学活动的质量和效果。护理教学中常用的组织形式包括课堂教学、实验教学、临床护理实践教学和在线教学。

第一节　概　述

在教学活动中,教学任务的完成、教学过程的实施、教学方法的运用、课程的开设等,都必须运用一定的教学组织形式予以落实。教学组织形式是保障教学效果、实现护理人才培养目标的重要组成部分。

一、教学组织形式的概念与发展

1. 教学组织形式的概念　教学组织形式(organizational form of teaching),简称教学形式,是指为了有效地完成教学任务,教学活动诸要素的组合方式,即包括如何控制教学活动的规模、安排教学活动的时间和利用教学活动的场所等。

2. 教学组织形式的发展　教学组织形式是随着社会生产方式的变化、教育理论的发展、教学实践的丰富及教学改革的深化而不断发展的。古代普遍采用个别教学的形式,当时的医学教育是师带徒式的个别传授,效率很低。资本主义时期,随着大工业的发展和科学技术的进步,对人才的需求日益迫切,要求扩大教学规模,因此在 16 世纪出现了班级授课制的尝试;19 世纪中叶,班级授课制开始普及。20 世纪开始,出现了更多强调因材施教,注意学生个体差异和潜力发挥的教学组织形式,如"设计教学法""道尔顿制""开放教学"。不仅如此,由于科技的进步、互联网的普及,教师可以通过各种传播媒介提供教学信息,对学生进行间接交往或混合式交往的教学组织形式,如电视、广播及互联网远程教学,依托网络课程实施的翻转课堂教学等。

知 识 链 接

学习共同体

学习共同体是在知识社会里适应终身教育和学习化社会思潮以及知识观和学习观的转变而产生的一种新型的教学组织形式。它是指一个由学习者和助学者(包括教师、家长、辅导者等)共同构成的团体,他们彼此之间经常在学习中交流、沟通,分享各种学习资源,共同完成一定的学习任务,因而在共同体成员之间形成了相互影响、相互促进的人际关系。

学习共同体所依据的一个重要概念框架是实践共同体。所谓实践共同体,指的是一个群体所有成员拥有一个共同的关注点,共同致力于解决一个问题,或者为了一个主题共同投入热情;他们在这一共同追求的领域中通过持续不断的相互作用而发展自己的知识和专长。

学习共同体对于创建共同的校园文化,构建良好的师生关系,推动教学改革和质量提升均具有积极意义。

二、教学组织形式的分类与特点

(一) 按组织学生的方式分类

1. 班级授课制　班级授课制(class-based teaching system),又称课堂教学,是将学生按大致相同的年龄和知识程度编成有固定人数的班级,由教师根据教学计划中统一规定的课程内容和教学时数,按照学校的课程表进行教学的组织形式。

（1）特点：①以固定的班级为形式的集体教学,使用统一的课程计划、课程标准、教材,由同样的教师上课,具有教学的集体性;②在严格的学时规定下进行教学,上下课有统一的时间,不同课程可以交替进行教学;③在教室这个固定的环境中上课,可保持教学活动的稳定性;④在教师主导下,以系统地传授理论知识为主。

（2）优点：①保证教学正常有序地开展和达到一定的质量;②有利于经济、有效、大规模地培养人才;③便于系统地传授知识,保证学生循序渐进地学习和掌握各学科的系统科学知识;④可以充分发挥教师的主导作用,提高教师工作效率,并使各科教师的教学活动协调一致;⑤有利于发挥班级集体的教育作用,学生相互帮助,取长补短。

（3）局限性：①难以适应学生的个别差异以及发展学生的个性和独特性;②过分强调教师的主导作用,学生学习的主体性或独立性受到限制;③对学生能力的培养效果较差。

2. 小组教学　小组教学(group teaching)是将2人以上的学生编成一个小组,以各小组为单位共同学习的教学组织形式。这种教学形式可以有效地弥补集体教学的某些不足,给予教师与学生、学生与学生相互交流的机会,有利于引导学生思考或进行合作性学习,是培养健全人格、促使个体社会化的有效途径。

（1）优点：①有利于情感领域教学目标的实现,如形成态度、培养鉴别能力、具有合作精神和良好的人际关系;②有利于开展项目或作业活动,使学生认知领域的某些高层次技能得到较好发展;有助于提高学生组织和表达自己见解的能力;③有助于不同经验和想法的交流,培养学生的思维能力;④便于教师及时了解学生情况,给予适当指导,发挥教师的主导作用。

（2）局限性：①教学组织工作和学生的学习准备比较困难,稍有疏忽就会影响学习效果;②教师的发言时机和时间长度控制不当会影响师生之间、学生之间的相互作用;③保证小组所有成员积极的活动状态有一定的难度;④难以鉴别学生的能力和水平;⑤教学进度不容易控制。

3. 个别教学　个别教学(individualized instruction)是教师分别对个别学生进行传授和指导的教学组织形式,能较好地解决个别差异问题。这种形式不仅是教师个别地教,学生个别地学;更重要的是针对每个学生进行最适当的教学,设计满足每个学生要求的教学计划,采用适合每个学生特点的教学方法。现代教育技术的发展为实现个别教学提供了可能。

（1）优点：①允许学习程度不同的学生按照自己的能力和学习条件进行选择性的学习,如学习内容、教学资源及学习方式等,使每个学生都能最大限度地获得学习效益;②学生自定学习进度,自负学习责任,有利于培养学生的自主学习能力;③允许教师花更多时间关注个别学生;④学习的时间和空间灵活性大,特别适用于高年级学生及成年学生。

（2）局限性：①可能导致缺少师生之间和学生之间的相互作用和多样化的教学影响,不利于学生个性的健康发展;②缺乏自觉性的学生学习效果可能会较差;③需要有充足的资源支持,不够经济。

（二）按教学活动的场所分类

1. 课堂教学　即在固定的教室中进行教学活动的组织形式(参见班级授课制)。

2. 现场教学（on-the-spot teaching）　指教师组织学生到与教学内容有关的仿真或实际工作场所进行教学的一种组织形式,包括实验或实训教学、生产实习、社会调查等。护理教学常用的现场教学形式有实训教学和临床实践教学。

（1）优点：①学生通过直接接触认识客体的过程,获得丰富的感性认识和直接经验,从而巩固所学知识,锻炼实践技能;②有利于学生运用所学知识去解决问题,并带着实践中遇到的问题主动学习新知识,培养学生主动学习和解决问题的能力;③使学生获得护理职业的模拟性训练,有利于提高学生对未来岗位的适应性和胜任力。

（2）局限性：①存在一定的不安全因素,如学生不按规程使用实验室仪器设备、不遵守生产纪律或规章制度等,都可能给自己或他人造成伤害;②场地的质量和数量影响教学的效果,例如实训室场

Note：

地的大小、模拟设备的现代化水平,实习医院的规模、病种多少、医疗技术水平以及与院校的合作关系等;③成本较高,耗时较多:实验器材、仿真模拟设备价格昂贵,容易损耗,工厂或医院的生产实习也需要一定的成本。

3. 在线教学(online teaching)　又称在线教育、远程教学,一般是指基于互联网开展的教学组织方式。在教育信息化的时代,在线教学成为不可或缺的重要教学组织形式,线上线下混合式教学正进入加速发展期。

(1)优点:①不受时间和空间的限制,学习更为灵活方便;②可以有效实现优质资源的共享,且费用低廉,改善教育资源不公平的问题;③实现个性化学习,学生可以根据自己的需求、兴趣等安排学习进度,增强学习的针对性和学生学习的主动性;④学习内容更新快,可重复,帮助学生更好的掌握学习的知识;⑤建立在线学习社区,促进学员之间的交流分享,集思广益,开拓知识结构和学习方法。

(2)局限性:①对学生的自学能力有较高的要求,自觉性差的学生,没有教师的监督,学习效率不高;②缺乏师生互动和学生之间的互动,虚拟的教学环境无法充分实现教师的指导作用,也弱化了学习氛围的塑造;③教师延迟获得教学反馈,无法在课堂上实现教学内容的及时调整。

三、护理教学组织形式选择的依据

教学组织形式多种多样,各有其特点和应用的适应性,因此护理教育者应科学地选择教学组织形式,以便更好地贯彻教学原则,实现教学目标。选择的依据如下:

1. 依据护理教学目的和任务　护理教学过程由若干个教学阶段或环节组成,每一个教学阶段或环节都有其具体目的和任务,如传授知识的教学阶段与形成技能、技巧的教学阶段所采取的教学组织形式就有区别,前者多以课堂教学为主,后者多以小组教学或者个别教学为主。有时,在一个教学阶段中要完成几项教学任务,可以同时采用几种教学组织形式,以其中一种形式为主,其他形式为辅。

2. 依据护理教学内容　确定教学组织形式,就是依据学科性质和内容来选择教学组织形式。

3. 依据学生身心发展特点　护理教育有不同的层次,不同层次的教学对象在年龄、知识背景、身心发展上具有不同的特点。因此,应根据学生不同的年龄阶段、不同身心特点,选择适合的教学组织形式。

4. 依据学校办学条件和教学设施　不同的教学组织形式,需要不同的教学设施和设备条件,如临床教学需要符合培养目标要求和教学标准要求的临床教学基地和临床帅资队伍。

由上可知,护理教学组织形式主要包括课堂教学、临床教学、小组教学、在线教学等。其中课堂教学和临床教学是目前护理学专业教学最普遍采用的教学组织形式。

第二节　护理教学组织形式的设计策略

护理教师需要学习和掌握教学设计的基本理论与知识,才能有效地组织教学。教学设计(instructional design,ID)是运用现代学习与教学心理学、传播学、教学媒体论等相关理论与技术,分析教学需要和问题,设计解决方法并试行,评价试行结果并在此基础上改进设计的一个系统过程。它既具有设计的一般性质,又必须遵循教学的基本规律。

一、教学设计目标、原则与内容

(一)教学设计目标

教学设计的根本目的是促进学生学习,促使教学效果最优化。教学设计必须以帮助每位学习者学习为目的。无论何种形式的教学,学习最终都需要通过学习者自己完成,因此,教学设计重视对学

Note:

习者的分析,重视激发、促进和辅助学习者内部学习过程的发生和进行,使有效学习发生在每位学习者身上。此外,教学设计还可以起到以下作用:

1. 有利于教学工作科学化　教学设计将教学活动建立在系统方法的科学基础上,使得教学手段和教学过程成为可复制、可传授的技术和程序。学习运用教学设计的原理和技术,是教师促进教学工作科学化的有效途径。

2. 促进科学思维习惯的养成　教学设计是系统解决教学问题的过程,它提出的一套确定、分析、解决教学问题的原理和方法,也可迁移到其他领域和其他性质的问题情境中。通过教学设计的学习和应用,可让学习者学会创造性地分析问题、解决问题,养成科学思维的习惯。

3. 推动教学理论与实践的结合　教学设计实现了教学理论与教学实践的紧密结合。一方面,通过教学设计,把已有的教学理论和研究成果运用于实际教学中,指导教学工作的进行;另一方面,教学设计也可以把教师的教学经验升华为教学科学,充实和完善教学理论。

4. 提升教学质量　信息化社会,学会和掌握教学设计的模式与方法,思考采取何种策略有效使用信息化技术发展教学媒体、编制相应教材,对于提高教学质量、适应社会发展的需求具有积极的意义。

（二）教学设计原则

1. 系统性原则　教学设计是一项系统工程,学会和掌握教学设计的理论与方法,需要在分析教学问题的基础上设定教学目标,并围绕既定目标设计教学各环节,保证目标、内容、方法和评价等子系统的一致性。教学设计从教学系统的整体功能出发,综合考虑学生、教师、教材、媒体和评价等方面在教学中的地位与作用,使之相辅相成、互相促进,产生整体优化的效应。

2. 程序性原则　教学设计各子系统的排列组合具有程序性特点,即各子系统有序呈现等级结构排列,且前一子系统制约、影响着后一子系统,而后一子系统依存并制约着前一子系统。根据教学设计的程序性特点,教学设计应体现其程序的规定性及联系性,确保教学设计的科学性。

3. 可行性原则　教学设计要成为现实,必须具备两个可行性条件。一是符合主客观条件。主观条件应充分考虑学生的年龄特点、已有知识基础和师资水平;客观条件应考虑教学设备、地区差异等因素。二是具有操作性。教学设计应能指导具体的实践。

4. 反馈性原则　教学效果考评以教学过程前后的变化以及对学生作业的科学测量为依据。测评教学效果的目的是获取反馈信息,以修正、完善原有的教学设计。

（三）教学设计内容

尽管国内外学者有关教育设计的模式不尽相同,但是设计过程都具备以下4个要素,即教学设计的基本内容。

1. 制订教学目标　这是教学系统设计的一项基本要求与内容。合理的教学目标是保证教学活动顺利进行的必要条件,有关内容参见本书第二章第三节。

2. 分析学习任务　任务分析是指在教学活动之前,预先对教学目标中规定的、需要学生习得的能力或倾向的构成成分及其层次关系进行分析,包括将目标技能分解成一系列子技能,确定子技能的性质及之间的层次关系等过程。目的是为学习顺序的安排和教学条件的创设提供依据。

（1）任务分析的主体:在进行教学设计时,作为任务分析者,必须是具备下列知识和技能的结合体:某一任务领域的专业知识和熟练的技能;教学设计的理论知识和技能;进入此任务领域的初学者的知识结构。

（2）任务分析的基本步骤:①确定学生的原有基础,即分析学生的起点状态,方法包括作业、小测试、课堂提问、观察学生的反应等。②分析使能目标。学生未掌握但又是实现终点目标需具备的知识和技能,称为子技能,以掌握子技能为目标的教学目标称为使能目标。学习起点到终点之间所需的知识、技能决定了使能目标。③分析支持性条件。使能目标作为必要条件是构成高一级能力的组成部分。支持性条件则是有助于加速或减缓新能力出现的"催化剂",如学习动机的激发,能够加速新能力的形成,反之,则减缓新能力的出现。

（3）任务分析的理论基础:指导教师较为常用的任务分析理论有加涅的学习结果分类理论,该理论系统阐述学习结果的类型和每一类学习的条件。运用学习结果分类理论可以把护理教学中的教学任务分别归类划分到 5 种学习结果之中(表 7-1)。

表 7-1　教学目标的学习任务举例及所代表的学习类型

学习任务	学习类型
1. 陈述 WHO 对老年人的年龄划分及关于老龄化社会的标准	言语信息——交流经过组织的知识,使其意义不发生错误
2. 举例说明掌握知识与发展能力的关系	智慧技能——将规则应用于一个或多个具体的例子
3. 论述人工智能技术在突发公共卫生应急事件监控系统中的应用	认知策略——创造一种处理问题的新方法
4. 迅速完成疫苗注射	动作技能——执行一项连贯的操作
5. 主动参与报告的撰写	态度——个人对一类事件选择行动方向

当明确学习行为所代表的学习结果类型后,就可以针对每项学习类型开展学习条件分析。表 7-2 呈现了 5 类学习结果的必要条件和支持性条件,从而指导教学方法的选择。

表 7-2　5 种学习结果的必要条件和支持性条件

学习结果分类	必要条件	支持性条件
智慧技能	较简单的智慧技能的构成成分(规则、概念、辨别)	态度、认知策略、言语信息
言语信息	有意义组织的信息	言语技能、态度、认知策略
认知策略	某些基本心理能力和认知发展水平	智慧技能、态度、言语信息
态度	某些智慧技能和言语信息	其他态度、言语信息
动作技能	部分动作技能、操作规则	态度

3. 选用教学方法　包括教学的方式、途径、媒体等方面的选择和设计。教师选择教学方法的主要标准有:①根据具体的教学目标、教学任务、教学进度和教学时间;②根据学生的学习特点;③根据教师的特点与特长;④根据现有的教学条件。此外,尽可能广泛学习新的教学方法,并对教学方法进行特点、适用范围、优势和不足的比较等。具体参见本书第八章。表 7-3、表 7-4 列举了不同学习阶段和教学目标下对应的教学方法。

表 7-3　新知识习得阶段（新授课）

教学步骤	主要可供选择的方法或技术	预期目标
1. 告知目标	讲述、板书或由问题导入等	指引注意,激发兴趣
2. 复习旧知识	提问、小测验等	激活原有知识
3. 呈现新知识	设计先行组织者、图标;教师讲授;指导学生自学;提供直观材料等	选择性知觉新信息
4. 促进新知识的理解	比较新知识内部的异同;比较新知识与相关原有知识的异同;运用类比等	使新知识进入原有认知图式,理解新知识

Note:

表 7-4　新知识的巩固与转化阶段（复习课或练习课）

学习类型	主要方法或技术	达到的目标
陈述性知识： 关于事物及其关系的知识，或者说是关于"是什么"的知识，包括对事实、规则、事件等信息的表达	1. 布置思考题，让学生带着问题复习、讨论等 2. 对学生的复习、记忆方法提供指导 3. 上系统复习课	巩固新知识，防止遗忘，学会记忆和复习的方法
程序性知识： 关于完成某项任务的行为或操作步骤的知识，或者说是关于"如何做"的知识	1. 设计变式练习，指导学生练习 2. 及时提供反馈，纠正练习中的错误	使知识转化为技能或认知策略

4. 开展教学评价　合理设计教学评价对于促进教学目标的达成和提高教学设计的科学性、有效性都有着积极作用。教学评价设计主要表现为两个取向：①目标参照性的终结性评价设计；②过程取向的形成性评价设计。具体内容参见第十章。

二、教学设计模式与方法

（一）教学设计模式

教学设计是综合多种学科理论和技术研究成果的学科。教学设计模式种类繁多，主要有以下3 种：

1. 面向教师"教"的传统教学设计　传统教学设计以"教"为中心，主要是面向教师的"教"，其主要内容是研究如何帮助教师把课备好、教好。其教育思想倾向于以教师为中心。该方法有利于发挥教师的主导作用，但容易忽视学生自主学习能力的培养，易造成学生对教师、书本和权威的迷信。

2. 建构主义环境下的教学设计　建构主义环境下的教学的教育思想倾向于"以学生为中心"，通过创设有意义的情境和教学资源的提供，促进学生学习中的自主建构、自主探究、自主发现，但容易忽视教学目标分析和教师主导作用的发挥。

3. "学教并重"的教学设计　将上述两种教学设计的方法进行结合，形成优势互补，结合后的教学设计称为"学教并重"的教学设计。该方法既强调充分体现学生的主体地位，又充分强调发挥教师的主导作用，对于护理学专业学生专业价值观、知识和能力的培养均能发挥有力的作用。

（二）教学设计方法

教学设计综合了教学过程中的教学目标、教学内容和教学对象等诸多要素，并运用系统的方法对教学过程模式化。目前，有关教学设计过程的模式有不同的理论，如加涅的系统教学设计理论，迪克-凯瑞的系统教学设计模式，ADDIE 教学设计模型等。其中迪克-凯瑞的系统教学设计模式是较为经典的理论之一，该模式基于典型的行为主义教学系统进行开发，从确定教学目标到终结性评价，形成一个完整的教学系统设计过程。该模式包括 9 个环节和最后的信息反馈修正环节。如图 7-1 所示：

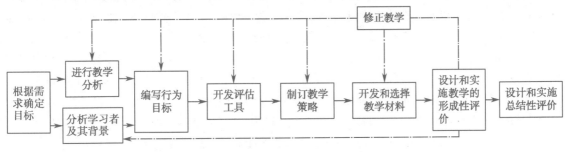

图 7-1　迪克-凯瑞的系统教学设计模式

1. **根据需求确定目标**　首要环节是确定教学目标,即教学设计者明确学习者在教学任务完成后应该学会什么。可以通过多种途径进行需求评估,而后根据评估确定教学目标,如发现学生临床实践学习的困难,分析其在实际工作场所如医院、社区中的护理行为,或者结合新教学的其他需要。

知 识 链 接

OBE 教学设计

成果导向教育(outcome based education,OBE)由美国学者斯派迪率先提出。他在《基于产出的教育模式:争议与答案》一书中把 OBE 界定为:"清晰地聚焦和组织教育系统,使之围绕确保学生获得在未来生活中获得实质性成功的经验"。

OBE 倡导 4 大执行原则。①清楚聚焦:明确课程目标;②向下设计:从课程目标向具体的教学目标进行设计;③高度期许:对学生充满信心,充分发挥学生的长处和优势;④扩展机会:例如开发线上资源,增强成功学习的机会。

OBE 的设计重视学习结果,体现了"以学生为中心"的教学理念,目前 OBE 在许多国家得到了广泛关注和应用。

2. **进行教学分析**　确定教学目标后,设计者需要对学习类型进行分析,并确定实现学习目标所需要的步骤,分析下位技能,确定实现这些步骤所必须掌握的知识、技能和态度。通过分析,最后形成一张图表,说明要达到既定的学习目标,需要掌握的知识、技能和态度(起点行为),并厘清各起点行为之间的关系。例如,在护理教学中,可以章为单位,对内容进行分析,梳理知识点,并以布卢姆的教学目标分类理论的知识、情感和技能进行学习目标的分析,使学生与学习内容能够有效连接。

3. **进行学习者及其背景分析**　在进行教学分析时,需要同步开展学习者及其背景的分析,包括学习者现有的技能、偏好和态度,以及学习技能的教学环境和应用环境。学习者在学习时所处的教学环境是课堂教学、临床实践,还是在线教学,以及运用所学技能的情境各不相同,这样就需要在前期的教学分析中充分考虑教学背景的差异性与特殊性,尽量使教学更加贴近实际需要。教师通过对学习者及其背景的分析,结合学习目的是习得系统化的理论知识,强化临床技能学习,还是实现个性化的教学,因地制宜地采取合理的设计帮助学习者掌握所学知识,并根据不同的应用情境进行知识的迁移运用。

4. **编写行为目标**　行为目标是关于学习者在完成了一个单元的学习后能够做什么的描述,即教学目标。这些目标阐明了学习者的学习内容、学习条件和学习取得成功的标准,既有利于加强学生学习的目的性,也能帮助设计者选择教学内容、开发教学策略,并对教学与学习进行评估。因此,编写行为目标是整个教学设计的关键,内容上应该由易到难,从知识技能上升到情感态度。

5. **开发评估工具**　设计者应基于上述目标开发评估工具,用评估工具检查学习者达成目标的情况,评估的重点是目标中所描述的行为。这个环节的中心目的是促进学习者学习。一方面,学习者可以应用这些评价标准对自己的学习结果进行评价、分析和总结,进而促进未来的学习。另一方面,教师可根据对教学实施质量的评价,对教学设计做出补充和修改,使得整个教学过程更为完善。例如在护理教学中,教师可以通过理论课随堂小测试、技能操作考试、小规模在线课程(small private online course,SPOC)、线上习题等多种方式对学习结果进行评价。

6. **制订教学策略**　设计者制订教学策略的目的是决定教学内容向学习者的呈现方式,促进学习者更有效地学习。教学策略包括 4 方面。①合理安排内容的呈现顺序。例如,可通过先行组织者或者元认知的策略复习相关知识,还可以通过纲要或者概念图的形式帮助教学内容的梳理与呈现。②教学策略的学习成分设计。要了解学习者的内在思维过程,可参照加涅对学习内在思维过程的研究,把教学事件归纳为 5 个学习成分:教学前活动、内容呈现、学习者参与、评测、增强活动,学习成分设计就是对这 5 个部分分别进行规划设计。③学习者分组。不同的分组方式决定了学习共同体的大小,而不同的学习组织决定了采取不同的社会交互方式。④为教学传递选择合适的媒体与传递系统。

7. **开发和选择教学材料**　该环节主要是根据教学策略制作教学材料,主要包括学习指南、教学材料(包括教师指南、投影仪、视频等)和试题。设计者应依据学习的类型、相关材料、可供开发过程中使用的资源决定教学材料的开发和选择。此外,还应提供开发教学材料的标准。

8. **设计和实施教学的形成性评价**　初步完成教学材料的制作后,设计者应根据从评价中收集到的数据修改教学。有关形成性评价参见第十章。在这个环节中,形成性评价的方法一般有3种类型:一对一的评价、小群体评价和现场评价。每一类评价都为设计者提供了修改教学的信息。

9. **修正教学**　根据形成性评价环节收集到的数据,确定学习者无法达成既定目标的原因和教学中存在的问题。修正教学不仅意味着修改教学本身,还包括重新审视教学分析的有效性,对学习者特征和起点行为设定的可行性、行为目标的陈述、评价工具的有效性、教学策略等,根据这些信息设计更为适合的教学材料。

10. **设计和实施总结性评价**　在教学设计开发完成后,通过总结性评价对所开发教学活动和程序进行最终评价,以确定它在现实教学中是否具有有效性。总结性评价应与教育的项目和课程目标紧密结合起来。例如,在健康促进和疾病损伤预防的课程中,明确章节的目的:了解健康决定因素以及对健康促进和疾病预防的影响。基于此,确定以下评价策略测评学生的学习结果:①口头汇报案例,并进行讨论评价;②人口健康与健康差距中心评价量表;③考试识别护士可以设计并实施干预的健康决定因素和健康促进策略。

迪克-凯瑞的系统教学设计模式的特点在于强调学生的任务分析以及起点行为的确立;强调教学设计是一个循环往复的过程,需要设计者不断进行分析、评估和修正,以期完成具体的教学任务,达到教学目标。

第三节　课堂教学

课堂教学包括备课、上课、作业的布置与批改、课外辅导和学业成绩的测量与评定等环节。教师应熟悉各教学环节的任务,围绕学生学习积极性的调动和学习成效,认真做好各个环节的工作,保证和提高课堂教学质量。

一、备课

备课(preparation for lesson)是教学的初始阶段,是顺利完成教学任务的前提和基础。备课是否充分、完善,直接影响教学效果。一堂高质量的课不是随机或偶然发生的,它是教师精心准备的结果。因此,教师在课前应认真备课,根据课程标准和课程的特点,结合学生的具体情况,全面规划教学活动,对教材内容进行教学法上的处理,以保证学生能有效进行学习。

备课主要是做好3项工作:钻研课程标准和教材、了解学生、设计教学方案。

（一）钻研课程标准和教材

1. **钻研课程标准**　课程标准是课程教学内容的总体设计,教师应把熟悉和执行课程标准作为教学的起步点和落脚点,备课时必须明确课程的教学目标、教材体系、基本内容和对教学方法的基本要求。

2. **钻研教材**　教材是护理学教师进行课程教学的基本依据。备课就是要认真钻研教科书,掌握教科书上的每个知识点,明确教学内容的重点、难点和关键点。所谓关键点是学科中某些承上启下的知识点。

护理学教师钻研并掌握教材,一般要经过"懂""透""化"3个阶段。"懂"是掌握教材的基本结构;"透"是对教材融会贯通、运用自如;"化"是教师的思想感情和教材的思想性、科学性融为一体,是掌握教材的最高境界。

3. **广泛查阅教学参考资料**　教师备课仅抱着一本教科书是不行的,要给学生一杯水,自己要有一桶水。在钻研教材的同时,应利用各种途径,收集与教学内容有关的参考资料,包括中外文书籍、数据库、报纸杂志、网络资源等。了解相关的新进展,用以充实、丰富教学内容。

（二）了解学生

了解学生即教学设计中对学习者及其背景的分析。教师要全面了解学生,包括学生的知识基础、学习态度和方法、理解能力、个性特点、兴趣爱好、思想品德和健康状况等。在全面了解学生的基础上进行分析,概括出全班学生的共性并掌握个别情况,使教学具有适宜的难度和进度,同时有针对性地进行分类指导和个别指导。

（三）设计教学方案

在以上工作的基础上,护理学教师必须对一堂课的教学过程的各个环节进行认真研究和设计,拟定出较详细的教学实施方案。

设计教学方案可具体化为编制 3 种计划：

1. **学年或学期教学进度计划**　应在学科或学期开始之前制订。内容包括本学期或学科的教学总要求、章节的编排顺序、教学时数和时间的具体安排、教学形式与教学手段的安排。

2. **单元计划**　是为教科书的某一单元拟定的教学计划,内容包括该单元的教学目的、课时划分、课时类型、主要的教学方法和必需的教具等。

3. **课时计划**　课时计划（teaching period plan）又称教案,是备课中最深入、具体、落实的一步。其内容包括：①确定具体、可行、可测量的教学目标；②确定教学的重点、难点和关键点；③确定课程的类型和结构；④选择合适的教学方法和教学媒体；⑤设计教学的语言行为和非语言行为；⑥设计提问、练习和课外作业；⑦确定各个教学进程的步骤和时间分配。

编写教案有一定的格式,但不限于某种格式,详略的处理也因教师而异。新教师建议写详细的讲稿式教案,经验丰富的教师可根据自己的情况写提纲式教案。一份规范的教案应包括授课课程、授课章节、授课对象、授课时数、授课地点、使用的教材、目的要求、重点难点、教学内容和进程、教学组织形式和方法、教学手段、使用的教具、授课提纲、时间安排、复习要点、思考讨论题及作业题、参考文献、实施后情况记录等。

要写出一份合格的教案,应注意以下几个方面：

1. **全面透彻地掌握教材**　教材是教师编写教案的主要依据,教师必须反复阅读教材,直至熟悉、掌握教材的全部内容,才能对教案的编写做到心中有数,并做到立足于教材而不拘泥于教材。

2. **思路清晰,层次分明**　一堂课要讲授的内容很多,教师应厘清思路,做到主次分明、详略得当,先讲什么,后讲什么,之间如何衔接都应做好安排。对教材中大段的教学内容,要善于提出要点,分解成若干小问题,按一定顺序排列出来,使得教案看起来一目了然,也便于学生学习理解。对所讲授的内容在时间上做好划分,一般以 10 分钟为基数,时间过长不易控制,时间过短缺乏机动性。

3. **材料充实,重点难点突出**　教材受出版周期和篇幅的限制,内容有一定的滞后性,不少内容仅阐述了结论性的东西,不利于学生的理解。因此,教师在编写教案时应对有关内容进行必要的更新补充,把科学结论的形成依据和理论演变发展过程适当反映到教案中。编写教案时,选择教材的内容不宜太多太杂,要抓"三基"内容,突出课程标准,要求学生必须掌握重点内容,根据学生实际情况,确定难点和用什么方法突出重点、讲清难点。在何时何处应用何种教具也应在教案中标明。

4. **语言通顺、精练和准确**　编写教案不是照抄教材,应注意把书面语言转换成口头语言,例如"讲到这里,同学们可能会想到一个问题……""除了采取这种方法,还有没有其他解决问题的方法？"这样讲起课来就会显得自然、流畅,学生们也容易与教师沟通交流,积极地参与到教学过程中来。

二、上课

上课是整个护理教学工作的中心环节,是护理学教师的教和学生的学相互作用最直接的表现。上课应按教案进行,但又要根据课堂的进展情况灵活掌握,不被教案束缚。

Note:

（一）课的类型和结构

1. 课的类型　根据完成任务的不同,可把课分为不同类型,如一节课只完成一种教学任务称单一课,如复习课、练习课、测试课、参观课等。一节课要完成两个或两个以上的教学任务,称综合课。

2. 课的结构　即一节课的操作程序,基本程序是组织教学、检查复习、教新内容、巩固新学内容、布置作业。组织教学即管理课堂,使学生明确一节课的任务、要求,把学生注意力集中到学习任务上来。检查复习是指检查学生预习或复习情况,已学过内容的掌握情况。教授新内容,巩固新学内容,即在理解的基础上,使学生通过复述、练习、概括性讲授等方法当堂牢记或熟练掌握教材。布置作业是为了巩固、加强理解教学内容,预习将要学习的内容。

（二）课堂教学的策略

护理学专业教师在课堂教学中的行为和策略是教学实施过程的主要方法,讲授课程,一般应符合以下要求:

1. 目标明确　包括3层含义:一是师生双方对一节课所要达到的教学目标应具有共同的明确认识;二是教学目标要正确、全面,合乎教材和学生的实际,包括知识的掌握和情感、态度的培养;三是课堂上的一切活动都应围绕教学目标进行。

2. 重点突出　是指在一节课上,教师要把主要精力放在重点内容上,做到重点突出,兼顾全面。教学中普遍存在的问题是教师希望将自己掌握的知识全部传授给学生,因而容易出现"满堂灌"的现象,教学效果并不理想。课堂教学的诸环节(包括讲授内容、板书、多媒体等)均应力求少而精,以引导学生对重点知识的关注,帮助学生把重点知识弄懂、学透、熟练掌握。

3. 内容正确　是指教师要确保教学内容的正确性、科学性和思想性。教师的教学技能或行为必须符合规范。教师对学生提出的问题要持谦虚、认真、实事求是的态度,不能做没有把握的随意性回答。

4. 方法恰当　教师应根据教学目标、内容和学生的特点选择最佳的教学方法。教学有法,但教无定法。教师要善于选择方法,创造性地加以运用,力求取得较好效果。

5. 表达清晰　教师上课必须讲普通话,做到音量适中,语速适宜,条理清晰,语言科学准确、流畅生动、通俗易懂。板书要工整、清楚,多媒体课件制作要规范。

6. 组织得当　指一堂课的进程基本符合课时计划的设计,结构严密,进程有条不紊,不同任务转换时过渡自然,课堂秩序良好。各种教学媒体的使用做到合理选择和搭配,使用熟练,为突出教学内容服务,达到提高教学效果的目的。教师在上课的进程中应加强对导课、组织课的进程、结课3个环节的控制,并注意揣摩学生心理状态,善于运用注意规律,妥善处理课堂问题。

7. 师生互动　指课堂上教师和学生之间具有良好的双向交流,教师的主导作用和学生的主动性都得到很好的发挥。教师能积极引导、启发学生进行思考,激发学生的智力活动,充分调动学生学习的积极性,并且能够注意观察学生的反应,根据学生的反应及时调整自己的教学。

三、作业

作业包括课内作业和课外作业,其目的是帮助学生消化、巩固所学知识,熟练技能和技巧,培养学生应用知识的能力;帮助教师获得教学效果的反馈,为调整、改进教学提供依据。

护理教学中的作业基本可分为以下3个方面:口头作业,如复述、答问和口头解释等;书面作业,如写护理病历、读后感、论文等;实践作业,如护理技能操作、绘制体温单等。

护理学教师在布置和批改作业时应注意以下几个方面:

1. 作业的内容要符合课程标准和教材的要求,针对不同层次的教学目标设计不同类型的作业。所设计的作业应有启发性、典型性,要兼顾理解性、巩固性、应用性和创造性方面的要求,把重点放在基础知识的掌握和基本技能的培养上。

2. 作业的形式可设计成个人独立作业或小组作业,以充分发挥个人学习和集体学习各自的优

Note:

越性。

3. 作业的分量要适当,难易要适度,应根据所讲授课程和自习时间的比例确定作业量,按学生一般水平确定作业的难易度,以免学生负担过重。

4. 作业的要求必须明确、具体,例如作业的格式、字数、评价方法、上交日期等。对作业中的难点、疑点可给予必要指导,但不能代替学生思考。

5. 作业的检查和批改要做到及时批改、及时反馈,必要时做集体讲评或个别指导,使教师及时了解教学的质量,使学生及时了解学习掌握情况。

四、课外辅导

课外辅导是课堂教学的延伸和补充。课外辅导有以下几个方面的工作:答疑、拾遗补阙;给学习优异的学生进行个别指导;指导学习方法,进行学习态度教育;为有学习兴趣的学生提供课外研究的帮助;开展课外辅助教学活动,如参观,看教学影片、录像等。课外辅导可采取个别辅导和集体辅导两种形式。

课外辅导是师生相互了解、交流思想情感的好机会,因此辅导内容不应局限在书本、学科领域内,可广泛地涉及世界观、人生观、理想及志向等。

五、学业成绩的测量与评定

有关内容参见第十章。

第四节　在线教学

在线教学的兴起,对学习环境、学习者和教师等各要素都产生了深远影响,给护理教学改革发展带来了新的机遇和挑战。如何利用在线教学开展更为有效的深度学习,保障护理专业教学质量,是当前需要思考和解决的重要问题。

一、在线教学概述

教育部等11个部门联合印发的《关于促进在线教育健康发展的指导意见》(2019年)指出,在线教学是教育服务的重要组成部分。发展在线教学,有利于构建网络化、数字化、个性化和终身化的教育体系,有利于建设“人人皆学、处处能学、时时可学”的学习型社会。

（一）在线教学特点

1. **灵活性**　随着网络的普及,在线教学的灵活性和便利性尤为突出。学生可以通过网络获取学习资源,随时随地学习各种知识。多数在线课程在内容设计上充分考虑了学生碎片化学习的特征,采用短小且易于分割的信息资源,便于获取和观看。另外,技术使用上的灵活性使在线教学的时间、地点、方式等具有方便易用的特征,更能满足学生个性化的学习需求。

2. **交互性**　在线教学可以提供多种交互方式,如讨论区、答疑栏目、作业、同伴互评等,实现教师与学生、学生与学生之间的互动。学生还可以通过阅读、分析、评论、批注等方式与学习资源交互。这些交互能更好地促进学生对知识的理解,在交互中实现自我发展。

3. **主体性**　由于“教与学的时空分离”,在线教学要求学生以自主学习为主,即学生于在线学习活动之前能够自己确定学习目标,制订学习计划,选择适合自己认知特征的学习方法,做好学习准备。在学习过程中能够对自己的学习过程、学习状态、学习行为进行自我观察、自我审视和自我调节。而在学习之后能够对学习结果进行自我检查、自我总结、自我评价和自我补救。

（二）在线教学主要形式及实施

1. **直播教学**　是指教师和学生在不同空间,利用互联网等信息技术开展的同时间、同步调、同进度的教与学活动。根据参与的直播人数和互动程度,可以划分为大班直播教学和小班直播教学。实施在线直播同步教学,需要师生利用直播或视频会议软件开展音视频交流、演示文稿展示、实时文字研讨等教学活动,具有即时性、实施难度低、师生技术学习成本低等特点。但如果学生人数过多,会导致交流互动不足,且容易出现卡顿、掉线等网络问题。

2. **录播教学**　是指教师事先录制教学视频,通过社交软件、课程平台发布,或者进行电视频道转播。学生可反复观看,直至完全掌握知识为止。这种教学组织形式强调个性化,允许学生自定步调开展学习,但因是录播,互动性更弱,学生临场感较差。

3. **在线自主学习**　是指依托优质在线课程或者教师自组学习资源包,学生按照在线课程的运行要求或者教师发布的学习清单,观看录播教学视频、浏览拓展资源、参与互动交流、提交学习成果、进行练习测试等学习活动,教师则通过课程平台或互动学习工具发布资源、参与讨论、批改作业和分析错题等。

知 识 链 接

大规模在线开放课程

大规模在线开放课程(massive open online course,MOOC)是一种针对大众人群、通过网络学习的在线学习模式,成千上万的学习者可以同时通过网络学习。MOOC 的概念是 2008 年由加拿大学者戴夫·科米尔和布莱恩·亚历山大提出。同年,第一门真正的 MOOC 上线。2011 年秋,MOOC 在美国崛起并引起各界广泛关注,纽约时报称 2012 年为"慕课元年"。

MOOC 的核心特征是大规模、在线和开放。"大规模"表现在一门课程学习人数的规模不受空间限制,可支持上万人同时注册和学习。"在线"是指师生教学、互动完全在网上完成,不受时空限制,并且融入了更多交互。"开放"是指课程资源在线开放,任何人可以在任何时间、任何地点通过网络访问到 MOOC 平台上的优质教学资源。

二、线上线下混合教学

混合教学(blended teaching)目前尚无统一概念,究其内涵,应是将线上学习和线下学习二者结合起来,使二者优势互补获得最佳学习效果。因此,可以说,混合教学是一种将在线教学和面对面教学相融合的教学组织形式。它融合了多种学习活动,如图 7-2 所示。

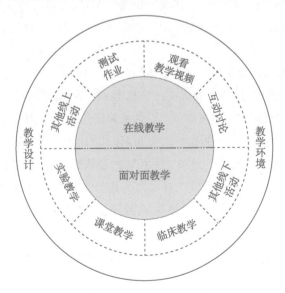

图 7-2　混合教学的组成

（一）混合教学特点

如果将护理教学活动看作是一个系统，那么该系统是由护理教师、学生和媒体等组成。表7-5显示的是混合教学系统中各组成部分在上课前后的角色活动，由此带来的教学意义与作用也发生了变化。

表 7-5　混合教学中护理教师、学生与媒体的角色活动

教学系统	阶段	角色活动
教师	课前	熟悉教学内容，设计在线学习资源及活动，设计线下教学环节，发布学习清单，布置课程作业，制订评价标准等
	课中	讲授学生在线学习后仍未掌握的内容，实施互动活动，促进知识内化。
	课后	收集、分析在线学习数据，持续改进教学质量
学生	课前	根据学习清单，自主完成在线学习及其他任务
	课中	进行个体或小组为单位的测验、师生互动、听讲、记录
	课后	总结、反思学习过程、完成课后作业等
媒体	课前 课后	纸质教材、网络学习资源、支持混合学习的软件平台等
	课中	多媒体教学系统、支持混合学习的软件平台等

1. **改变教师角色与工作范畴**　课堂上教师的角色和任务发生了变化，可以调整为翻转课堂或其他形式。教师不需讲解全部内容，课堂时间用于检视学生的学习成效、深化重难点等，增强学生自主学习能力，提高课堂互动积极性。

2. **要求师生提升信息技术能力**　教师需要掌握线上线下两种教学组织方式及相应的学习平台和工具，设计两类教学活动方案及规定线上线下成绩的评定方法等；学生则需要适应两种教学模式同步进行，课堂活动不再局限于讲解内容，产生了更多的互动。

3. **促进学生自主学习能力**　在混合教学环境下，虽有教师任务清单提醒，但仍需要学生持续训练和提升自主学习能力，促进信息素养的形成，方能逐步养成自主学习的习惯。

4. **获取学习数据，支撑学情分析**　混合教学中，线上和线下的学习活动都可以通过软件进行记录。大量的过程性学习数据将为课程分析、学情分析提供基础，可以得到学生的学习行为画像，了解教学资源的质量及改进意见，开启课程和学业早期预警和干预，支持个性化学习等。

（二）混合教学组织与实施

目前，国内护理混合教学的组织实施过程基本包括以下环节：

1. **课前**　以在线教学为主导，各院校多以网络教学平台为基础，教师上传学习资源，如教案、教学视频、拓展资料、习题等，还可发布学习清单。学生带着任务去学习，目标更明确。

2. **课中**　通过课前在线学习，学生基本理解知识。课中以帮助学生内化知识为主，采用面对面的教学方式，借助智能化学习工具增加与学生互动的趣味性，如随机提问、课堂测试、抽奖、学生实时发送弹幕，随时看到学生的观点及想法等。为了达到最优的教学效果，还可根据具体的教学内容及学生的特点融合多种教学方法，如体验式教学法、角色扮演法、案例教学法和项目教学法等。

3. **课后**　以在线教学为主，主要进行评价反馈、知识链接和知识测验等，并根据反馈进行教学策略的调整。

知 识 链 接

小规模限制性在线课程

小规模限制性在线课程(small private online course,SPOC)是在 MOOC 基础上派生出的典型范例,主要针对小规模、特定人群通过网络提供一种线上、线下学习的混合式学习模式。该模式将 MOOC 教学资源如微视频、学习资料、训练与测验、系统智能评分、站内论坛等应用到小规模的实体院校课程教学中,实质是将优质 MOOC 课程资源与课堂教学有机结合,借以翻转课堂模式,变革教学结构,提升教学质量。

三、翻转课堂

翻转课堂(flipped classroom),也称反转课堂或颠倒课堂,顾名思义,实际上是一种"先学后教"的教学模式,颠倒"教师课堂教课,学生课后做作业"的传统教学结构,让学生在课前自主学习相关知识,课中则用于合作讨论、答疑解惑,促进知识理解,课后自主复习,以实现深度学习和适应学生个性化发展的需要。其中,课前自主学习可以采用在线学习或非在线学习方式。当采用在线学习作为课前课后的学习、复习方式,而课中采用翻转课堂时,就是一种混合教学。

（一）翻转课堂的特点

与传统课堂相比,翻转课堂存在以下变化:①课堂上,师生角色发生互换,由教师为主体转变为学生为主体;②课堂教学任务由知识讲授转变为促进知识的深入理解与迁移;③课堂环境则是变为软硬件环境共同支持。但翻转课堂在课上开展的活动类型与传统课堂则是相同的,如主题讨论、案例讨论、随堂测试等。

（二）翻转课堂的组织与实施

实践表明,即使教学视频、课件、测验等学习资源质量再好,绝大部分学生仍希望教师能在课堂上讲解,如重难点、疑点及错题等。因此,翻转课堂需要精心设计,帮助学生强化、巩固自主学习成果。表 7-6 列举了建议面向学生个人和面向学习小组不同组织形式开展翻转课堂的实施策略。学生参与即鼓励计分,以提高学生学习积极性。

表 7-6　翻转课堂的组织形式及实施策略示范

组织类型	组织形式	教学内容及实施策略
面向学生个人	在线教学情况反馈	教师反馈学生在线观看视频、完成测验、作业、讨论等情况
	提问与答疑	策略 1:教师提问学生并进行评价 策略 2:学生提问,学生间抢答,教师进行正确性评价
	重点讲解	讲解重难点,和学生讨论错误率高的知识点 策略 1:教师讲解或演示 策略 2:学生讲解或演示
	课堂测验	针对重难点,当堂测验 策略 1:在线测试,自动评分 策略 2:纸质测试,同伴互评
	作品展示	策略 1:展示当堂完成的小组或个人作业,师生共同评价 策略 2:展示课前完成的作品,学生在线互评

续表

组织类型	组织形式	教学内容及实施策略
面向学习小组	小组作业	学习小组在规定时间内完成任务,当堂进行反馈 策略1:基于软件的同伴互评 策略2:教师公布评分标准并进行评分
	小组讨论	课前教师布置讨论任务,学习小组进行讨论 课中,学生代表汇报讨论结果,师生共同评价
	同伴互评	教师给出评分标准,学生之间互相评阅作业 策略1:在线测试,自动评分 策略2:纸质测试,同伴互评

第五节 实 验 教 学

护理学是一门实践性强的应用学科,护理操作技能水平常作为评价学生实践能力的重要指标,而实验教学则是提升学生动手能力、掌握护理操作技能的重要方式。

一、实验教学概述

实验教学(experimental teaching)是护理学教师组织学生在模拟真实场景的实验室里或借助护理学虚拟仿真实验系统进行护理行为、技能教学的一种教学组织形式,是学生巩固理论知识、培养护理实践能力的主要途径,为学生进入临床实习提供了基础性训练。其组织形式,按实验环境划分,包括真实实验室和虚拟仿真实验室;按实验内容划分,包括单项护理技能教学和综合护理实验;按仿真度分类,分为低仿真实验和仿真实验(又称模拟教学),如情景模拟教学、高仿真模拟教学等;按认识过程的作用,分为验证性实验、综合性实验、设计性实验和创新性实验。护理教师应根据教学目标,选择适宜的实验类型及组织方式,恰当安排实验教学内容,以提高实验教学质量。

（一）实验教学目标

1. 培养护理实践能力 大部分院校模拟医院、社区、康复中心等的布局建设实验室,借助模拟人或者虚拟仿真实验系统,让学生在低风险的前提下反复训练,有利于学生实践技能的培养。

2. 适应护士角色 学生在模拟的实践情境中进行专业技能训练,可尽早感受到医院或其他服务场所的工作环境。这会使护理技能操作更具真实性,也让学生对护士这一角色有直接的感知,以适应未来岗位需求。

3. 提高综合素养 实验教学中运用训练设备,如静脉穿刺手臂、高仿真模拟人及计算机辅助虚拟场景等,通过设置案例和情境,组织学生进行一系列护理操作,可提高学生的病情判断能力、沟通表达能力、团队协作能力、决策能力和创新精神等。

（二）实验教学环境

不同教学内容的实验环境会有所不同,但总体建设原则包括:

1. 保障教学 根据在校学生的教学需求和自身经济条件建设适当规模和数量的实验室,在实用、适用和节约的前提下,优化资源配置,应用现代化科技手段或设施,满足日常教学需求。

2. 贴近临床 实验教学是为学生后期进入工作岗位做准备,所以实验室环境和设备布置应尽可能接近临床环境,如在急诊实验室内配置多功能监护仪、除颤仪、呼吸机、抢救车、气管插管用品、急救药物、医用设备如吊塔等,缩短与临床环境的距离,为学生今后尽快适应工作环境打下基础。

Note:

3. 注重人文　人文环境对护理专业学生人文关怀品质的培养十分重要,因此,实验室环境应注意以人为本。例如,实验室色调的选择,母婴同室可以粉红色为主,急诊室以绿色为主;在每层楼或实验室门前放置穿衣镜,提醒师生应整理衣帽、精神饱满地进入实验室;在墙壁上悬挂护理先驱前辈的画像、名言或精美图画等,给学生以专业陶冶和美的享受,增强其专业认同感。

（三）实验教学设计与实施

实验教学设计与实施是实验教学的核心部分,其质量优劣直接影响教学效果。

1. 实验教学设计　护理学教师在进行实验教学前应做好充分的准备工作,结合学生的认知水平、年龄层次和学习能力设计教学过程。其基本原则包括:

（1）根据教学目的选择教学方法:教学前,教师要了解本次教学目的是基础技能训练还是综合能力培养,根据不同教学目的选择合适的教学方法。如果是技能训练,可按照"示教—练习—巡查—回示教—评价"模式进行。如为开展综合训练,教师应事先设计合适的案例,选择一组或多组学生（每组以 3~5 人为宜）进行演示,演示结束后师生共同对整个过程进行点评、分析和讨论。

（2）以学生为中心,以教师为主导:在实验教学中,学生是学习的主体和中心,要主动观察、探索、讨论,勇于评判,善于合作。教师在有限的时间内要引导和鼓励学生主动思考、大胆创新、团结协作。

（3）培养爱伤观念:学生在实验教学中面对的往往是模型人或扮演患者的同学,并非真正的患者,较难完全做到爱护、尊重、保护"患者"。这就需要护理学教师在设计教学时注意培养学生爱伤观念,让"以患者为中心"的护理理念扎根在学生心中。

2. 实验教学实施　不同学科课程的不同教学内容,护理实验教学实施过程会有所不同。基本步骤如下:

（1）介绍教学目标:由教师通过口述或使用多媒体等方式传递教学目标,使学生了解本次课的目的、重点、难点和关键点等。

（2）观看教学视频:视频内容应根据教学目标和学生认知状况选择,可以是某个操作的演示,也可以是案例情境介绍。在学生观看的同时,教师可同时讲解或强调其中的细节,提出问题引导学生思考。

（3）教师示教:教师完成正确、规范且完整的操作示范教学。示教过程中,教师可以边演示、边讲解,充分调动学生的注意力。示教结束后,通过询问,了解学生的理解情况,必要时重复示教。

（4）学生分组练习:根据学生人数和实验室条件安排学生进行分组练习,一般 3~5 人/组,分角色扮演"护士"和"患者",由"护士"对"患者"进行技能练习。

（5）教师巡查:在练习过程中,教师应巡回观察学生的训练情况,给予及时的反馈和适当的指导,以规范操作,纠正错误,强化学生的爱伤意识。

（6）学生回示教:随机抽选 1~2 名学生回示教,了解学生对教学内容的掌握程度,引导学生反思练习中存在的问题。根据情况,应对有关内容进行再次强调或演示。

（7）总结和评价:教学结束后,教师总结教学内容,再次强调教学重难点,评价教学效果,包括对学生动作技能、人文关怀素养的评价以及教学过程的评价。

（四）实验教学组织与管理

实验教学组织管理对保障实验教学的正常秩序和顺利开展起着至关重要的作用,具体要求为:

1. 规范实验室相关制度　实验室管理应落实以人为本的理念,建立健全规章制度,不断完善管理体制和运行机制。制度内容涉及实验室队伍建设管理、实验室仪器设备、材料和场所管理、实验教学与运行管理、实验室环境与安全管理、实验室标识管理、学生实验室行为守则等方面。

2. 科学编制实验教学大纲　由各课程教师根据培养目标和课程标准编写实验教学大纲,并定期修订,上报教务处备案。

3. 严格执行实验教学程序　教师严格按照实验教学进度表上课,实验室工作人员需做好教学准备,如各种耐用品、易耗品等材料的计划、使用和管理工作,以及随时准备解决教学过程中出现的问题。实验课后,教师应如实完成上课记录,工作人员做好上课所用仪器设备的登记、保养、维修和计量工作。

4. 积极探索实验教学改革　教师和实验室工作人员应及时吸收科学技术和护理实践发展的最新成果,不断改革教学内容,更新实验项目,以培养学生理论联系实际的学风、严谨的治学态度,提高学生观察问题、分析问题和解决问题的能力。

二、模拟教学概述

模拟教学(simulation teaching)是一种通过创设模拟患者和临床情境,以完全互动的模式引导、激发学生进行体验式学习的教学组织形式。模拟教学弥补了传统实验教学情境单一、学科割裂、体验不足的状态,借助各种模拟设备和先进技术,倡导以尽可能贴近临床真实环境和更符合医学伦理学的方式开展教学,为学生提供无风险、可重复、训练真实、内容规范、手段丰富且逼真的临床实践环境和体验学习的机会。

（一）模拟教学发展与兴起

医学模拟教学最早起源于人体解剖学的兴起,从模拟教学所使用的模型教具发展历程可知,它先后经历了基础解剖模型、局部功能性模型、计算机交互式训练模型、生理驱动型模型和虚拟培训系统5个阶段。随着现代医学教学内容的不断拓展和现代制造工艺、计算机技术的不断提升,医学模拟技术在医学教育中得到了广泛使用,主要有实物模拟、视屏模拟系统、高仿真模拟系统、虚拟仿真模拟系统等不同类别的教学模型和设备,真实模拟病人(即标准化病人)也逐渐应用到教学中。

知 识 链 接

世界第一个计算机模拟患者：Sim One

1967 年,美国南加州大学医学部的 Stephen Abrahamson 博士和麻醉科医生 Judson Denson 博士等人研制出了世界上首个可由计算机操控的模拟患者 Sim One,用于麻醉科医生培训气管插管术。

模拟人背后敞开,没有臀部以下的结构,用螺栓固定在操作台上,以容纳电力和充气设备。它有"正常"呼吸、脉搏、心跳;可睁眼、闭眼,瞳孔会出现持续性的对光反射;会厌部可打开和关闭以模拟喉痉挛;右上臂用于测量血压,左上臂用于输注药物;身体里的感受器可检测到气管插管,感知气管内插管的位置和嘴唇的压痛;在其面部、躯干和嘴唇均能观察到发绀,会出现颜色从粉红、蓝色到灰色的连续性变化;还可以模拟呕吐、弓背、肌肉震颤。现在很多的高仿真模拟人身上都可以看到 Sim One 的许多特点。

Sim One 一面世,就受到极大关注,美国《时代周刊》《新闻周刊》等著名媒体都做了跟踪报道。直到 1975 年因零件磨损且无法替换等原因"去世"前,Sim One 共培训了超过 1 000 名医疗专业人员。

20 世纪 90 年代末,模拟教学开始进入护理教育领域,最早被应用于临床实习教学中。2010 年,国际护理临床模拟教学协会(International Nursing Association of Clinical Simulation Learning, INACSL)正式发布护理模拟教学的最佳实践标准,并对标准进行了多次修订,为护理教学团队组织、开展、评价和提高模拟教学提供了科学、规范、具体的循证指导,进一步推动了护理模拟教学研究发展。

Note:

（二）模拟教学设计特点

为持续改进模拟教学质量，INACSL 以美国学者 Jeffries 构建的护理模拟教学理论框架（图 7-3）为基础，提出了模拟教学项目设计标准，以增强模拟教学在各种环境下的整体价值，从而保证教学效果。Jeffries 护理模拟教学模式认为，模拟教学设计应具备目标性（objectives）、仿真度（fidelity）、复杂性（complexity）、提示性（cues）和引导性反馈（debriefing）5 个特点。

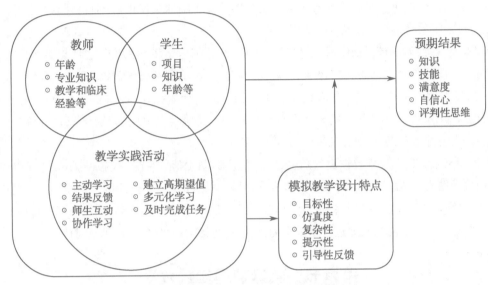

图 7-3　Jeffries 护理模拟教学理论框架

1. **目标性**　实施模拟教学时，要制订详细的教学计划，事先告知学生预备知识、案例信息、模拟活动流程、时间安排、角色分工和预期结果等，为实现教学目标提供必要保障。

2. **仿真度**　模拟教学中，应尽可能提高仿真度，如按照真实病房格局布置实验室，为模拟患者配音，调整模拟患者的生命体征参数与疾病诊断一致，增加医疗团队其他成员、家属等干扰角色等，为学生创造所需要的逼真感受，提高学习投入。

3. **复杂性**　模拟教学情境应根据学生的知识能力水平进行从简单到复杂的设计，提供可直接获取或需间接识别的信息支持，确保学生决策的科学性与合理性。如在模拟插管患者烦躁不安、咳嗽并影响氧合状态的情境下，要求学生选择最合适的干预措施。学生需要从案例中寻找健康评估信息，观察症状表现，阅读呼吸机参数，检视各项生化指标，从中决策患者存在或潜在的护理问题，从而制订护理计划和护理措施。

4. **提示性**　教师可以预先设定提示信息，帮助学生理解案例并推动情境进展，实现教学目标。如学生为模拟患者静脉输液时，患者感到胸闷、气喘，学生可能因操作而忽略上述主诉，教师通过配音控制模拟患者喘气说"难受"或指导"家属"询问"护士"查看患者状态是否合理等方式，引导学生采取措施进入下个环节，即输液反应的护理。

5. **引导性反馈**　模拟结束后，教师要引导学生进行反思，就学生的表现提供反馈，同时对完成模拟的各方面进行讨论。反馈时，注意强化积极体验，讨论如何在复杂临床情境中为患者提供专业护理服务，促进学生对知识、技能和态度的理解以及转化，专注使用最佳实践促进安全、高质量的护理以及学生自身专业角色的发展。

（三）模拟教学组织与实施

1. **教学前准备**　教师根据临床真实案例编制教学案例，并调试教学设备以确保模拟人功能状态符合情境设置。案例包括案例名称、教学目标、病例资料、情境设置、角色分配、建议的正确处理措施、

Note：

模拟人参数设置、引导性反馈纲要等内容。学生以小组为单位,根据教师提供的案例与任务要求,讨论案例、分配角色(如护士、患者、家属等),并结合已学过的理论知识,识别患者存在或潜在的护理问题,初步拟定护理计划和护理措施,完成预演。

2. 教学过程

(1) 理论讲解:教学开始前,教师向学生简要解释案例背景,介绍模拟病房的环境、设备及模拟患者的功能。此外,教师要告知学生教学基本流程以及每个临床情境的教学目标和时间、角色分配等,使学生进一步明确学习目标及各自职责。

(2) 案例演练:启动模拟程序后,学生进入角色,开始临床情境案例模拟。依据案例设计,担任"护士"角色的学生们负责询问病史、健康评估、医护合作,实施照护、健康教育等;另有教师担任"医师"或"患者"等角色,为学生提供相关信息并据其操作向后台做出相应的指示,主导案例的发生发展;也可以增加"家属""护工"等,配合和引导模拟现场。其他学生担任"记录员"和"观察员",观察每位角色的表现并做好记录,如有条件,可全程录像。

(3) 引导性反馈:引导性反馈由教师主导,是模拟教学的核心环节。模拟结束后,教师和学生共同观看回放录像或对情景模拟时的具体环节进行回顾、总结和反思。教师可采用结构式问题引导学生,如"我认为评估心衰患者排尿情况很重要。但你们刚才只评估了生命体征,没有评估排尿情况,可以说说当时是怎么考虑的吗?"通过评估学生的表现,进行提问,引导学生反思及讨论。

第六节　临床护理实践教学

临床护理实践教学作为护理教学的一种特殊组织形式,是提升学生分析和解决问题能力、强化护理操作技能的有效途径,可为学生走上护理工作岗位打下坚实的基础。

一、临床护理实践教学概念

临床护理实践教学(clinical teaching in nursing)是一种帮助护理学专业学生将课堂上所学到的专业知识和技术运用到临床护理实践中,使之获得应有的专业技能、态度和行为的教学组织形式。由于护理实践范围的扩大,现代临床护理实践教学的场所不仅包括医院,也包括家庭、学校、社区、养老机构等各类医疗卫生预防、保健和康复机构。

二、临床护理实践教学目标

1. **强化护理实践能力**　临床教学应为学生提供大量的护理实践机会并给予及时有效反馈,使其在实践中验证和巩固在校所学知识与技能,提升临床实践能力。

2. **培养临床工作思维**　学生在真实、复杂且充满不确定性的临床环境中观察、参与、评价护理活动,有助于发展学生分析和解决问题的能力、评判性思维以及临床决策能力等,提升临床护理思维,以保证安全有效的专业实践。

3. **形成有效沟通与合作能力**　临床学习活动为学生提供了与患者沟通交流的机会,使其学会建立治疗性护患关系。临床教学也多以小组为单位开展,学生学会与他人相互支持、协作,形成良好工作、学习氛围,有助于其顺利完成实习任务,达到教学目标。

4. **重视组织管理能力**　护士每天面对大量的护理任务并要在一定时间内完成,要将这些任务排列好优先顺序并井井有条地完成,需具备一定的组织管理能力。临床教学中,必须注重学生组织管理能力的培养,使他们在未来复杂环境中能高效、规范地完成护理工作。

5. **坚定护理专业价值观**　在校学习过程中,学生已初步形成护理专业归属感与认同感。临床教

Note:

学应为学生提供专业的角色榜样,促使学生对此进行检验,并修正、巩固、发展更明确、坚定的信念和积极的专业价值观。

三、临床护理实践教学环境

临床护理实践教学环境是指组成临床教学的场所、人员及其社会关系,是影响临床护理教与学的各种因素,由人文环境和自然环境两部分组成。人文环境包括临床护理人员、护理服务对象、实习学生和其他专业人员,以及由以上人员组成的人际关系、护理工作模式和教育资源等。临床护理人员的言行举止、思想风貌和专业水平等会对与其密切接触的学生产生潜移默化的教化作用。自然环境主要指对学生的学习产生直接影响的各种自然因素,包括医院的地理位置、性质、规模、设施设备和周围环境等。实习医院的选择,直接影响学生学习对象的种类和数量,以及是否有更多见习和实践的机会。

四、临床护理实践教学形式

(一)临床见习

临床见习(clinical observation)是指在专业课教学期间,为使学生获得护理理论与实践相结合的完整知识而进行临床实践的一种教学形式。通常是在完成理论课学习后,由教师带领学生到医院有关科室,通过看、问、想、操作等教学活动,巩固和加深课堂所学。

临床见习的基本环节分为:

1. 见习前的准备 见习主要由院校各课程组根据课程标准要求统筹安排。由院校教师在见习前与教学医院护理管理部门、有关科室进行沟通,使之了解教学进程和见习内容与要求,给予有效配合。见习前,任课教师应先到见习点,根据教学需要,选择代表性病例作为见习对象,并向患者和家属做好解释工作,以取得理解和配合。另外,要做好学生的组织工作,使学生了解见习的目的、内容、方式、要求和注意事项。

2. 见习期间的组织 见习期间以认识各种疾病与护理操作为主。在教师指导下,学生着重学习如何接触患者,识别各种正常或异常体征;学习临床思维方法和观察病情变化要点,实践基础护理工作,并有计划地安排观察和学习临床诊疗、护理技术操作。见习初期,教师以示教、讲解为主,后期应加大提问、查对、指导的比重,并逐渐增加学生直接接触患者的机会。

(二)临床实习

临床实习(clinical practice)又称生产实习或毕业实习,是指全部课堂教学完成后,集中时间对学生进行临床综合训练的一种教学形式,也是继续完成和达到护理学专业课程计划所规定的培养目标的最后阶段。它通过安排学生直接到医院科室,在临床护理教师指导下承担部分护理工作,强化护理专业知识和技能,培养学生良好的职业道德和行为,是检验护理教学质量的重要手段之一。

组织临床实习的主要环节如下:

1. 联系实习场所,建立实习基地 取得学生实习基地的支持是完成临床实习的重要条件。因此,学校一般应选择具有一定资质和带教能力的综合性医院作为实习基地。

2. 制订实习计划和大纲 根据课程计划,教师编写实习大纲与讲义,建立完善的实习管理制度。在此基础上,院校应与实习基地共同制订完整的、切实可行的实习计划。实习计划基本内容包括目的要求、起止日期、实习科目、轮转安排、带教师资、实习内容、实习形式和方法、实习考核和评定方式等。

3. 加强临床实习的指导和组织工作 每个实习基地都必须在基地负责人领导下,组织科室护士

Note:

长,成立实习指导小组。每个实习科室应有 1 名专门负责实习带教管理的临床教师,执行实习计划,做出实习安排,健全考核机制,保证临床实习质量。学生进入临床实习后,院校教学管理部门和班主任应经常与实习基地保持联系,定期了解学生情况,协助解决学生在实习中遇到的问题。

五、临床护理实践教学方法

(一)体验学习法

体验学习法(experiential learning),又称经验学习法或发现反思学习法,是指在设定教学目标的前提下,学习者在真实或模拟真实的环境中,通过自身经历或对事物的观察,在反思和与他人分享感悟中构建知识、技能和态度的一种教学方法。主要形式包括:

1. 体验学习日记　学生使用日记形式记录在临床实习中所经历的具体事件,还要描述他们对事件的认识。这是鼓励学生反思的行之有效的方法。

来自护生的反思日记

点燃生命的护士话语

中午,急诊室来了一位因赌博输钱喝下农药的中年男子,大家立即投入紧张的抢救,但患者断然拒绝任何救治。正当我们手足无措之时,带教的刘老师走上前,轻轻握住患者的双手说:"我知道你是悔恨自己,觉得赌博输钱很对不住家人,是吗?"他没有作声。刘老师继续柔声地说:"可是看看你年迈的父母、依恋你的妻儿,你走了他们可怎么办?难道你忍心让白发苍苍的父母老无所养,幼小无助的孩子失去爸爸的保护吗?过去的就让它过去吧,只要你肯改,你的亲人一定会原谅你的。"泪水无声地从患者脸上滚落下来,他顺从地接受了救治……

旁边的我鼻子竟也酸酸的。原来护士一句贴心的劝慰、一个支持的举动就能重新点燃一个绝望生命的希望之火,拯救一个即将破碎的家庭。我在心底默默发誓:一定要成为一名懂得关怀患者的护士。

---

2. 反思性小组讨论会　定期组织学生开展反思性讨论会。在讨论中,学生不仅可以反思自己的临床经历,还可以分享他人的感受,从而扩展体验。

3. 实地参观学习　包括参观医院、养老机构及进入社区进行家庭访视等。参观结束后,安排时间让学生向其他同学及教师进行汇报,从而促进反思。

(二)临床带教制

带教制(preceptorship model)是一种学生在一定时期内固定跟随一位护理人员实习的形式。在带教制中,学生全程跟随带教教师一起工作,可全面观察、学习带教教师从事临床护理工作的全部内容和方式,包括各种护理操作、对患者的整个护理过程、与各类人员的沟通及对患者的态度等,可以获得个性化的指导,促进自身专业角色的习得。除观察学习外,带教教师要按实习或见习计划,根据学生情况,安排动手实践机会,并及时反馈;还要关心学生的思想和生活等方面,与学生建立和谐的师生关系。

(三)临床实习讨论会

临床实习讨论会(clinical conference)是一种重要的临床教学活动。通过这种形式的活动,学生可以分享观点和经历,发展解决问题和评判性思维的技能,锻炼和提高口头表达能力,养成与他人合作的精神。其主要形式包括实习前讨论会、实习后讨论会和重要事件讨论会等。

1. 实习前讨论会　是在实习开始前进行的讨论。讨论会由临床教师主导。教师事先为学生选好病例,学生在讨论中可以提出问题,明确患者的护理诊断,与教师和同伴分享自己所关心的事情。实习前讨论有助于学生识别健康问题,制订护理计划,为临床实习做准备。教师的职责是评估学生是否具备完成实习必要的知识和能力,必要时给予指导和建议。

2. **实习后讨论会**　是在每次实习结束后的讨论,为学生提供了深刻分析其经历的机会。学生介绍自己当天对患者采取的主要措施、措施的有效性、措施与护理目标和理论的相关性、实习中遇到的问题及处置方式、自己的感受和疑惑等,与小组同学分享彼此在实习中的经验和情感经历。教师鼓励学生思考和讨论,必要时解释疑点和重难点,并对讨论进行总结。

3. **重要事件讨论会**　是小组同学就实习中遇到的重要事件进行讨论。讨论时,由主持者向全组成员介绍该事件,学生询问事件细节以得到充分信息,发现问题所在,并以个人或者小组工作的形式提出解决问题的方案。结束前,由主持者报告实际发生的情况,并澄清可能存在的任何误解。

（四）护理查房

护理查房(nursing ward round)是对一位或若干位患者进行观察、交谈,了解患者的情况,通过对病史和其他资料的回顾,讨论护理方案及其效果,并在此基础上调整护理方案的护理工作方式。查房通常在患者床边进行,需要获得患者的同意与合作。开始查房时,主持者介绍患者基本情况,包括患者的背景资料,生理、心理和社会等方面的评估结果,相关护理诊断、护理措施及护理效果等。查房过程中,学生可以与患者交谈,进行体检,或示范有关护理操作。教师引导学生主动思考,澄清某些不清晰的观点,控制查房节奏,也可以就关键问题进行提问或强调。对于某些敏感问题,如癌症患者的预后、艾滋病患者的感染途径等,应在床边查房结束后到病房以外的其他地方进行讨论。

（五）病房报告会

病房报告会(ward reporting)是指在每天固定的时间里,所有护理人员在一起报告每位患者的情况,并对护理措施进行讨论。当实行责任制护理时,每个护士都必须报告自己所负责的患者情况,护士长和其他护士就患者病情和护理措施等方面的特殊问题提出疑问,与参会者共同讨论。

（六）病例讨论会

病例讨论会(case discussion)是对病房内的疑难病例、典型病例、死亡病例进行分析和研究,并总结护理上的得失之处。通常由一位护士或学生介绍案例,包括患者的病情、所采取的治疗和护理计划、实施情况及效果等,然后所有护理人员和学生一起讨论。

（七）专题讲座及研讨会

在临床教学中,可以采用专题讲座(subject lecture)及研讨会(workshop)的方式,促进学生对现代护理进展进行了解。专题讲座是请在某一专业领域学术造诣较深的专家就临床护理发展的新概念、新理论、新方法和新技术等进行报告,以期拓宽学生专业视野。研讨会是由专家及学生共同对某一个专题进行讨论,各位参与者充分阐述各自观点,进而加深对这一问题的认识。

六、临床护理实践教学中的伦理与法律问题

（一）临床护理实践教学中的伦理问题

1. **学生在临床教学场所中的伦理问题**　护理实习生有帮助患者的职责,以达到有益结果,或至少不造成伤害。当学生在临床的主要目的是学习时,因其经验不足或技术不熟练,可能会伤害患者权益。另外,作为带教教师的护士因为指导学生,可能占用对患者直接护理的时间和精力,影响自身护理工作的顺利进行。因此,教师在计划教学活动时,必须充分考虑学生、患者及自身工作的权利和需求,有责任使各方人员清楚教学目标并保障教学活动不会影响护理质量;应让患者了解实习生的存在,并决定是否愿意参与临床教学活动;应监督学生对实习做好充分准备,具有一定的理论技能基础,并保证自己在场观察指导。

Note：

2. 师生关系 在临床教学中,教师应该给予实习学生和示教患者信任和尊重,有意识地指导学生确立尊重患者的伦理价值观,并保持自身教学态度和护理行为始终符合伦理准则。临床教师为学生提供同样的学习机会,并用同一标准对不同学生进行评价,公平公正地对待每一位学生。学生享有由称职、负责及知识渊博的教师带教的权利,以促进和帮助学生的临床学习。

3. 不诚实行为 临床教师应严肃对待学生的不诚实行为,如为实习迟到或私自离开实习场所编造借口、隐匿出现的差错、学术不诚信等,这些行为会威胁患者安全,影响学校和临床教学单位的声誉。教师应营造允许学生在安全环境中出现差错的氛围,但也要让学生意识到不能出现损害患者利益的差错。院校和实习基地都应该制定关于临床实习中不诚实行为的惩罚条例或规定,并以此为准绳,持续、公正地处理违反条例的相关行为。

(二)临床护理实践教学中的法律问题

1. 学生的责任与权利 《护士条例》第 21 条规定,在教学医院和综合医院进行护理临床实习的人员应当在护士指导下开展有关工作。因此,实习学生不具有单独执行医嘱、单独书写护理记录的权利,必须在带教教师的严格指导下执行操作规程,在教师指导下书写的护理记录必须有教师签名等。学生在实习中享有的权利详见第三章。

2. 带教老师的基本职责 带教老师应给予学生适度的指导和监督。过分的监督会增加学生压力,或者使学生产生教师不信任自己的感觉,从而使师生关系紧张;监督不够,则容易导致差错事故发生。

3. 患者的权利 护理学教师和学生应了解患者的法定权利,如医疗权、知情同意权、隐私权和自主权等,以免在提供护理服务时侵犯患者权利,引发不必要的医疗纠纷。

4. 实习生发生护理差错事故的预防与处理 实习生发生差错的常见原因包括未认真执行查对制度、理论知识不扎实、教师带教不严等。因此,应对带教教师和实习生分别进行法律法规教育。带教教师应了解学生的学习水平与能力和个性特点等,采取适当教学措施预防差错事故,并对实习生引起的差错予以处理。

(胡韵　林雁)

思 考 题

1. 什么是教学组织形式?确立教学组织形式的依据是什么?
2. 教学设计的基本内容包括哪几个环节?
3. 举例说明模拟实验教学在你所在院校的实施情况,并尝试分析教学效果。
4. 比较传统课堂教学、混合教学、翻转课堂 3 种教学组织形式的异同点。
5. 试述在临床教学中如何使实习护生的临床学习行为符合法律和伦理原则。
6. 请比较并说明临床见习和临床实习的不同。
7. 护士张某是普外科病区的带教教师。今天,普外科病区来了 5 名本科实习同学,现在要对实习同学介绍:①本科室基本情况、工作特点及专业要求,科室规章制度;②介绍科室工作制度、操作常规及各项规定;③结合实习大纲和科室具体情况介绍教学的组织和安排、实习期间护理操作上应达到的要求;④由病区护士长介绍本科室护理工作特点和具体要求;⑤要求实习护生牢记以上内容,以便尽快适应本科室的护理工作,防止差错事故,完成实习计划。

问题:

(1)作为病区的带教教师,张某应达到什么要求?

(2)如何去设计这次教学活动?

（3）可制订什么样的教学方案？

8. 某日上午，一位胰腺炎患者诉腹痛，进修医生王某开医嘱阿托品 10mg,im,st,指示当时唯一在护士办公室的实习护生张某去执行。张某见其他教师正忙着，觉得不便打扰，又考虑到自己肌内注射技术熟练，便去配药。配药时她对剂量不大肯定，便与医生核对剂量，医生确认无误。张某便携药为患者注射。10 分钟后，家属诉患者面部发红、谵妄、心跳快。

问题：

（1）患者出现了什么问题？

（2）张某有没有违反法规的地方？如果有，违反了什么法规？

（3）护生需要为自己的行为承担法律责任吗？为什么？

（4）带教老师应如何处理和预防这类事件的发生？

URSING

第八章

护理教学的方法与媒体

08章 数字内容

教学目标

- 识记:
1. 能正确陈述常用护理教学方法的分类、作用特点及运用的基本要求。
2. 能正确列出选择护理教学方法的依据。
3. 能正确简述教学媒体的基本类型和功能特点。
- 理解:
1. 能用自己的语言解释教学方法、教学媒体的概念。
2. 比较下列各种教学法,并正确说明它们各自的作用和特点:讲授法;谈话法;讨论法;演示法;练习法;参观法;实习法;角色扮演法;读书指导法;自学指导法;发现教学法;行动学习法;叙事教学法;反思教学法;以问题为基础的教学法;案例教学法;小组合作学习。
- 运用:
1. 观摩一节课后,能运用所学知识,阐明运用的教学方法和教学媒体,并对运用的效果和适当性做出评价。
2. 能运用本章所学知识,进行一次模拟教学,做到方法和媒体选择正确,运用得当,效果良好。

教学方法和教学媒体是教学过程中不可或缺的组成部分,教师必须借助一定的教学方法和教学媒体才能完成教学任务,实现教学目标。现代教学方法和媒体都十分丰富,在护理教学前,应根据不同的教学需求、教学内容和教学对象特点,进行教学方法设计,选用最合适和最有效的教学媒体,以达到最佳教学效果。

第一节 护理教学方法

护理教师在教学过程中,采用一定的教学方法是把知识和技能成功传授给学生、达到有效教学目标的必要途径,对于提高教学质量和教学效率起着十分重要的作用。因此,要求护理教师掌握各类教学方法的特点和要素,科学、合理地选择和有效运用教学方法,从而提高教学质量。

一、教学方法概述

1. **概念** 教学方法(method of instruction)是师生为完成一定的教学任务在共同活动中所采用的教学方式、途径和手段的总称。它是教与学方式和手段的统一。两千多年前,孟子关于教与学的论述"事必有法,然后可成,师舍是则无以教,弟子舍是则无以学"(南宋朱熹·《孟子集注》),强调了教学方法对教师"教"和学生"学"的重要性,同时也指出了教与学方法密不可分。

2. **作用** 教学方法是教学系统中的重要因素之一,是联系教师与学生及其课程内容的中介和桥梁,是完成教学任务、实现教学目标和提高教学质量的关键所在。采用有效的教学方法,不仅能够准确、生动、有效地传授理论和知识,而且能够极大地调动学生学习的积极性和创造性,同时对学生智能和个性的发展也有重要的影响。

3. **制约因素** 教学方法具有一定的历史制约性。不同的历史阶段,教学目的和内容不同,教学方法也各异。发展到现代社会,教育的目的是为社会培养各级各类适应不同专业发展需求的人才,并促进受教育者身心发展,教学方法也相应地更为多样化,强调学生的主观能动性,注重学生探究精神的培养。

教学方法也具有一定的历史传承性。从古至今,从我国到外国,各个社会所创造的一些优秀教学方法,至今仍被沿用。如古希腊苏格拉底所倡导的谈话、提问、辩驳、引申、得出结论的教学方法,我国古代孔子所提出的启发、举一反三、因势利导、正反诘问、温故知新等教学方法至今都是现代教学方法的重要营养。

教学方法还受到学生认识发展规律的制约。不同年级学生的知识积累程度和接受能力各不相同,应采取不同的教学方法。即便是同一年级的同一门课程,学生从开始接触到最后学完这门课程,其认识能力由浅入深并逐步提高,因此在学习不同章节时,应根据学生的认识水平选择有效的教学方法。

二、护理教学方法分类

教学方法有多种分类法,此处主要以教学方法的外部形态和该形态下学生认识活动的特点为依据进行分类:

1. **以语言传递为主的教学方法** 是指教师和学生运用口头语言以及学生独立阅读书面语言为主的教学方法。护理教学中常用的以语言为主要传递形式的教学方法有讲授法、谈话法、讨论法和读书指导法等。这类教学方法的教学效果取决于教师是否具有良好的口头表达能力和学生是否具有较强的阅读书面语言的能力。

2. **以直接知觉为主的教学方法** 是指教师通过对实物或直观教具的演示、组织教学性参观等教学活动,使学生利用自己的各种感官,直接感知客观事物、现象而获得知识信息的方法,具有形象性、直观性、具体性和真实性的特点。护理教学中应用的以直接知觉为主的教学方法主要有演示法和参观法等。以直接知觉为主的教学方法在教学中与以语言传递信息为主的方法结合运用,会使教学效果更佳。

3. **以实际训练为主的教学方法**　是以学生的实践活动为主要特征,以形成技能、行为习惯和发展学生实际运用知识的能力为主的一类教学方法。该方法强调手脑并用,通过实践性教学活动,使学生的认识向深层次发展,巩固和完善学生的知识、技能和技巧,逐步形成和发展自己的认知结构。护理教学中应用的实际训练类教学方法主要包括实验法、练习法和实习法等。

4. **以陶冶为主的教学方法**　是指教师根据教学要求,有计划地使学生处于一种类似真实的活动情境中,利用其中的教育因素综合地对学生施加影响的一类教学方法,其特点是使学生在不知不觉中受到教育。这类教学方法不是靠教师向学生直接提出要求或进行具体的指导,而是寓教学内容于各种具体的、生动形象的、有趣的活动之中,目的是创设理智和情感并存的意境,唤起学生的想象,以加深他们对事物的认识和情感上的体验。护理教学中以陶冶为主的教学方法主要包括角色扮演法和情境教学法等。运用该教学方法最重要的是要为学生创设能顺利实现教学任务的情境,只有把学生引入情境之中,才能对学生产生积极影响。

5. **以引导探索为主的教学方法**　是指教师组织和引导学生通过独立的探究和研究活动而获取知识的方法。其特点在于学生在探索解决认识任务的过程中,独立性得到了比较充分的发挥,从而逐步达到培养和发展探索、研究和创新等方面的能力。在这类方法的实施过程中,教师更重要的是为学生设计探索研究的情境,提供相关的资料,引导学生开展有目的的探索活动,帮助学生形成"发现"的结论或结果,促使学生发挥在学习中的自主作用。护理教学中应用的以引导探索为主的教学方法主要是以问题为基础的教学方法、发现教学法和行动教学法等。

三、护理教学常用方法

（一）讲授法

讲授法(lecture method)是一种以讲授为基础的教学法(lecture-based learning,LBL),是指教师运用口头语言系统连贯地向学生传授知识、进行教育教学的方法。由于可以在短时间内向学生传递较多的知识,讲授法是护理教学中最基本、应用最广泛的一种教学方法,常与其他各种教学方法配合使用。

讲授法可分为讲述、讲解和讲演3种方式。讲述一般用于教师向学生描述事实材料或叙述事件发生、发展的过程。讲解是教师向学生解释、说明和论证事物原理、概念和公式等。讲演则要求教师不仅要向学生系统全面地描述事实,而且要深入分析和论证事实,通过分析、论证来归纳和概括科学结论。讲演比讲述、讲解所涉及的问题更深更广,所需时间更长。在课堂教学中,这3种方法经常结合在一起运用。

1. **作用特点**

（1）教师可充分发挥主导作用,将讲授知识系统、连贯地传递给学生。

（2）传递信息量大,使学生能在较短时间内获得较多的知识。

（3）一个教师可以同时和多个学生接触交流,传授效率高。

（4）教师合乎逻辑的分析、论证,生动形象的描述,以及善于设疑、解疑,都有利于学生理解并建立自己的知识结构,促进智力的发展。

（5）可将护理学专业教育、思政教育、人文教育、素质教育和富有说服力的讲授有机结合,对学生具有深刻的感染力量。

尽管讲授法是护理教育中应用最广泛的方法,但也存在明显的局限性:①单向传授知识,不能充分发挥学生学习的主观能动性,容易形成被动的学习习惯。②讲授面对大多数学生,容易忽视学生的个别差异,不能有效地实现因材施教。③提供结论性知识多,不利于培养学生的自主学习能力。④教师专业化程度和个人素质对讲授效果影响较大。

Note:

2. 运用的基本要求

（1）讲授应有目的性：教师的讲授应在课程目标指导下，根据教材的具体内容有重点、有目的地进行讲解。不着边际、即兴而谈的讲授，常使学生难以把握学习重点，不利于教学目标的实现。

（2）讲授应有科学性：科学性是对教师讲课的基本要求。教师讲课的内容应以确凿的材料为依据，确保传授给学生的每个概念、原理、定律等在观点和方法上的正确性。教师的专业理论和实践水平是讲授科学性的基本保证。

（3）讲授应有系统性和逻辑性：科学知识有严密的结构体系，因此传授科学知识应在不破坏科学体系的前提下，根据学生认识活动的规律和特点，循序渐进地进行。教师的讲授应有一定的逻辑性，做到条理清楚、层次分明、突出重点、突破难点，同时体现重点间的内在逻辑联系，使学生习得的知识是一个较完整的体系。

（4）讲授应合理运用语言和非语言行为：讲授时语言要清晰、准确及精练，既要有科学性和逻辑性，又要通俗易懂、生动形象、富有感染力。语音的高低、语气的强弱、语调的抑扬、语速的缓急都应符合学生学习的心理变化规律。教师还要恰如其分地运用比喻，配合必要的板书、教具演示，以加强语言的直观性，从而引起学生积极的学习情绪。与此同时，教师讲授时，应注意非语言行为的应用，教师的表情、眼神、动作等非语言行为能支持、修饰教师的语言，更能帮助教师表达难以用语言表达的感情和态度，加强语言的感染力。

（5）讲授应理论联系实际：讲授法自产生之初便承载着传递前人实践经验的重任，理论与实践的结合是讲授法得以传承的法宝。护理学是一门实践性很强的学科，护理专业教师在运用讲授法时，应注意将理论与实践有机结合，不仅要解释清楚理论产生的实践依据，还要注意说明理论在实践中的具体应用，引导学生应用理论解决实际问题。

（6）讲授应有启发性：教学的任务除了传授知识外，更重要的是发展学生的智力。经过学生智力活动加工过的知识才能真正变成学生自己的知识。教师的讲授应避免照本宣科，注意吸引学生注意力，促进学生积极思考，使其发挥在教学中的主体地位，促使学生的思维活动和讲授内容交融在一起，发展学生智力。讲授应有的启发性需注意3个要点。①讲授要中肯：如教师在讲课中要提到并回答学生最渴望解决、最感兴趣的问题，才能激起学生的兴趣和思考，提高学习的积极性；②讲授要含蓄：如不直接提供结论性的知识，而是在教师"举一"的前提下，促进学生"反三"；③讲授要善于设问解疑：教师可通过设置问题情境诱发学生的求知欲，引导学生追根究底，启发学生积极的思维活动。

（二）谈话法

谈话法（conversation method）又称问答法、提问法，是教师根据学生已有的知识和经验提出新的问题，引导学生积极思考，通过师生之间或学生与学生之间的问答，得出结论，获得知识和发展智力的教学方法。谈话法是被古今中外教育工作者广泛运用的一种教学方法。中国古代的《论语》实际上就是孔子运用谈话法对其弟子进行传道、授业、解惑的记录。古希腊哲学家苏格拉底也善于运用谈话法传播自己的思想，在世界范围内影响颇大。

1. 作用特点

（1）有利于培养学生的思维能力和语言表达能力：谈话法并不是机械式的问答法，而是一种积极的、具有启发性的谈话方式。通过问题性对话传递和交流信息，引起学生注意，激发学生思维活动，调动其学习的积极性，有助于培养学生的思辨能力、语言表达能力和独立思考能力，最终发挥启智益思的独特作用。

（2）有利于体现学生的主体性：谈话法属于探究性的教学方法，提问者可以是教师或学生，但解决问题的主体只能是学生。教师可以引导学生寻找正确的方法解决问题，促进学生主动承担起"主角"的职责，成为独立、自主的学习者。

（3）有利于教学反馈：通过谈话，教师能了解学生对知识的接受能力和理解程度，及时获得学生学习效果的反馈，有利于教师及时调整教学计划，有针对性地开展教学。

Note：

　　谈话法可用于护理学科的各门课程教学,同时也适用于临床参观、见习和实习等现场教学形式,有利于学生保持注意力和兴趣,消除学生从课堂到临床的陌生感和神秘感。但谈话法耗时较多,教师提问如果不科学或不富有启发性,容易使谈话流于形式,不能起到促进或引导学生思考的作用。

　　2. 运用的基本要求

　　(1)谈话前的准备:应明确谈话目的,精心设计问题。谈话法是一种以问题引导学生获取知识的教学方法,问题的设计是成功运用谈话法的关键。教师应以教学目标为指引,以教学内容为依据,设定包括基本概念、基本原理及教材中的重点和难点内容的谈话主题或问题来启发学生积极思考。谈话问题的设计要满足准确性、启发性、逻辑性和针对性等原则,设问时教师还应考虑到学生的知识水平和心智发展水平,使问题的难易适当。

　　(2)谈话中的组织:教师要善于组织谈话过程,要围绕谈话题目、线索和关键问题进行;提问要面向全体学生,选择不同性质、不同难度的问题,使不同学习程度的学生都能参与到谈话中。谈话的节奏应适当,应根据问题的多少、难易程度和提问对象的学习程度来掌握时间。教师的态度应和蔼真诚,鼓励学生大胆谈论自己的观点和认识,对回答问题好的学生应予以鼓励,对回答不全或有错误的学生也不要随意指责批评,以免挫伤其参与谈话的积极性。

　　(3)谈话后的总结:教师应概括问题的正确答案,澄清谈话中的模糊观点,对学术界有不同答案的问题,应适当介绍,并指出谈话过程中的优缺点。对学生反映出的错误认识,要明确纠正,使学生获得系统、科学、准确的认识。

　　(三)讨论法

　　讨论法(discussion method)是学生在教师指导下,通过集体(小组或全班)的组织形式,围绕预先计划的某一个中心问题,发表自己的看法,从而相互启发,搞清问题的一种教学方法。讨论法可用于阶段复习,巩固原有知识;也可用于学习新知识,尤其是有探讨性和争议性的问题。

　　1. 作用特点

　　(1)有利于培养学生学习主动性和思辨能力:运用讨论法组织教学,信息源多、信息量大,学生为讨论准备必需的自学教材并阅读参考资料,独立思考,用自己的语言进行分析、归纳和表达,而在讨论过程中可能遇到事先预想不到的问题,学生要在极短的时间内抓住问题的实质,组织大脑中储存的知识进行分析、推理和论证,从而得出结论。因此,学生的学习始终处于"问题—思考—探索—解答"的积极状态,能有效地培养和提高思维的敏捷性、灵活性和独立性,提高对知识的运用能力。

　　(2)有利于师生交流思想和相互启发:采用讨论法教学,师生或学生之间进行相互讨论,共同切磋,集思广益,利用群体的智慧共同研究问题,有助于师生思想的交流。

　　(3)有助于培养学生合作精神,促进师生之间的了解,发展人际交往技能。

　　但讨论法也存在耗时较多、组织不当易偏离教学目标、低能力学生易处于被动地位、部分学生参与积极性不高等缺陷。

　　2. 运用的基本要求

　　(1)讨论前做好准备:教师要根据教学目的确定讨论题目和讨论的具体要求,讨论题目应具有讨论的价值,同时兼顾教学内容、教学要求和学生实际水平,使不同水平和能力的学生均有兴趣发言。为保证讨论的顺利进行,应预先拟定讨论的提纲,提供相应的材料,让学生做好讨论的准备。讨论前还应考虑讨论小组的规模,一般5~6人为宜。

　　(2)讨论中做好组织引导:每个讨论组应选定一个组长组织讨论。教师在讨论中应努力扮演好组织协调者和引导者的角色,可采取蹲点和巡视相结合,既要深入参与讨论,认真听取和及时分析学生的发言,引导学生围绕中心、联系实际进行讨论;又要全面了解,掌握各组讨论情况,鼓励学生积极发言,开展有理有据的争论,讨论中要善于抓住题目的焦点及关键性的分歧意见,引导学生逐步深入到问题的实质,使问题得到解决。讨论中还应注意给予每个学生平等发言的机会,对发言过多以及过少者,事先应制订相应的讨论规则进行管理。

（3）讨论结束时做好小结：讨论完毕，每组应推选代表向全班汇报本组讨论情况和讨论的意见，教师最后进行总结评价，归纳和明确应得出的结论及其依据；避免直接对学生的观点做出对或错的判断，而应运用事实材料帮助学生澄清讨论中出现的错误与片面认识，使学生获得正确的观点和系统的知识，也可提出需进一步探讨的问题，让学生自己去学习和研究。教师的总结是提高和强化学生认识的重要环节。

（四）演示法

演示法（demonstration method）是教师向学习者演示或展示实物、直观教具、操作步骤或通过现代化教学手段示范某种技能的操作过程或做实验等，穿插讲解，引导学生进行系统观察，对事实、概念、过程或程序进行形象化解释，使学生获得知识和技能的教学方法。根据演示教具类型不同，可分为4类：①实物、标本、模型的演示。②图片、照片、图画和图表的演示。③实验及实际操作的演示。④幻灯、录像、录音、教学影像和多媒体的演示等。根据演示内容和要求不同，可分为两类，即物体或现象的演示和事物内部情况及变化过程的演示。

1. **作用特点**　演示法形象、具体、直接和真实，是一种直观教学法，是护理技能教学的常用教学方法，能使学生获得较丰富的感性材料，加深对学习对象的印象，有利于把理论、书本知识和实际事物联系起来，形成正确、深刻的概念，激发学生的学习兴趣，集中学生的注意力，使习得的知识易于理解和巩固，有利于发展学生的观察能力和抽象思维能力。

演示法教学以教师活动为主，学生的自主性较少，易造成学生对事物的认识停留在表象上，因此，演示法常配合讲授法和谈话法等其他教学方法一起使用。

2. **运用的基本要求**

（1）精心选择演示教具，突显所学内容的主要特征：演示前应根据教学内容精心选择合适的直观教具并检查各种教具的功能状态。如果是示范实验，则要预先进行实验设计和操作，保证教师操作示范的准确性。演示要为教学目的服务，必须适合教学内容要求。

（2）演示前，要让学生明确观察的目的和要求：让学生带着任务去观察，引导学生将注意力集中到观察演示对象的主要特征、重要方面或事物的发展过程上。

（3）演示时，要让全体学生都能清晰地感知到演示的对象：根据教具形状、大小及示范操作手法等，组织演示教学，若需要可分组教学或由教师移动位置等，以保证学生均能观察到教师的示范。同时，针对不同的教学内容和教学要求，尽可能地让学生运用人体的各种感官去充分感知学习对象。比如，听模拟心音、呼吸音和肠鸣音等，触摸胸部的骨性标志、肿大的淋巴结等，可取得良好的教学效果。

（4）演示应与讲解和提问密切结合：如可以一边进行操作演示，一边进行操作讲解，对操作过程的注意事项和可能出现的错误进行说明；演示时要引导学生边观察边思考，使演示的事物与书本知识密切结合，让学生在获得感性知识的同时，加深对相关概念和原理的理解。

（五）练习法

练习法（exercising method）是学生在教师的指导下完成某些动作或活动方式，以巩固知识和形成技能、技巧或行为习惯的教学方法。

按性质和特点来说，练习法一般可分为3类。①心智技能的练习：如护理学专业英语教学中的听、说、读、写等的练习以及护理研究教学中的文献阅读练习，也包括互动教学中解答问题的练习等；②动作技能的练习：如计算机课程中的上机操作、护理学基础中的铺床、注射和测量血压等操作的练习；③行为习惯的练习：如护理人际交往中的礼貌习惯和守时习惯等的练习。

1. **作用特点**　练习法可以帮助学生更加牢固地掌握所学知识，并把知识转化为技能和技巧；有利于培养学生克服困难的毅力和认真工作的态度。

2. **运用的基本要求**

（1）练习前帮助学生明确练习的目的和要求，避免盲目性：练习是有目的的、有步骤、有指导地形成和改进学生技能和技巧，发展学生能力的过程。教师要帮助学生明确练习的目的和要求，提高练习

Note：

的自觉性和积极性;要指导学生掌握和运用与练习有关的基础知识和理论知识,避免机械和盲目的练习。

(2)练习中指导学生掌握正确的练习方法,检查练习的质量:教师首先应通过讲解和示范,使学生获得有关练习的方法和实际动作的清晰表象,然后学生自行练习。练习过程中教师要巡视检查学生练习的质量,根据学生练习中出现问题的性质,做好集体或个别化的指导,使学生及时了解练习的效果,养成及时自我检查并主动纠正错误的习惯。注意正确安排和科学分配练习的次数和时间,采取多样化的练习方式,以保持学生练习的兴趣,减少疲劳。

(3)练习后检查评定练习效果:练习结束时,可安排个别同学回示教,组织学生点评,教师要检查与讲评学生练习情况,使学生及时得到反馈,从而强化操作要领。

(六)参观法

参观法(visiting method)是教师根据教学要求,组织学生到现场,观察和接触客观事物或现象,以获得新知识或巩固验证已学知识的一种教学方法。

1. 分类　依据在教学过程中安排参观的时间不同,可将参观法分为3类。

(1)预备性参观:一般在讲授某一课目之前先组织学生去参观有关事物,目的是为学生学习新课目提供必要的感性经验,引起学生学习兴趣,为学习新课目打下基础。如在讲授护理学基础有关舒适护理的内容前,先组织学生实地参观教学医院病房,了解病床单位的设置、卧床患者的生活自理能力下降的程度、病房的护理用具等,介绍学习舒适护理的重要意义,使学生认识到学习新课目的目的和必要性。

(2)并行性参观:是在讲授某一课目的进程中,为了使理论与实际更好地结合起来而进行的参观,便于学生理解、丰富和记忆知识。如讲解气管切开护理时,可带学生到病房,一边讲解操作的基本方法,一边参观临床教师的规范化操作,使学生对气管湿化、吸痰和换药等各项程序留下深刻的印象,形成完整的认识。

(3)总结性参观:讲完某一课目后,组织学生去参观已讲过的内容,目的是帮助学生巩固课堂上已经学习过的知识,或者到现场用事实来检验和论证已学知识。

2. 作用特点　参观法能有效地将教学与现实医疗护理实践紧密联系起来,帮助学生获得直观、感性的知识经验和体验,更好地理解所学的理论知识;能拓宽学生的知识面,开阔眼界,提高兴趣,激发求知欲;能帮助学生在接触临床护理实践过程中,接受生动的专业思想和职业道德教育。

3. 运用的基本要求

(1)参观应服从教学目的和要求,并根据课程教学计划,紧密结合教学内容进行。

(2)参观前做好准备工作。教师要确定参观的地点和内容,制订切实可行的参观计划,让学生明确参观目的、具体要求、观察对象、参观流程和注意事项,保证参观活动顺利进行。

(3)参观时,教师要注意引导学生有目的、有重点地进行观察,注意启发学生,提出需要解决的问题并给予解答;要使全班学生的注意力都集中到参观活动上,指导学生围绕参观的内容积极地收集资料并做简要的参观笔记。

(4)参观结束后,教师应检查参观计划完成情况并进行小结。要求学生整理参观笔记,把参观时获得的知识进行概括归纳,引导他们把参观获得的感性知识上升为理性知识,并指导学生写出参观报告。

(七)实习法

实习法(practical work method)又称为实习作业法或实践活动法,是教师根据课程标准要求,组织和指导学生在校内外从事实际操作活动,将书本知识应用于实践的一种教学方法。这种方法在护理教学中占有重要地位,护理学专业中的多门课程内容,必须经过实习作业,才能真正为学生所掌握运用。

实习法按照实习场地可以分为课内实习法和课外实习法;校内实习法和校外实习法;分散实习法

和集中实习法等。按照实习项目可分为单项实习法和综合实习法。如学习护理程序后,安排学生到病房收集资料,书写护理病历,属于课内实习;学完口腔护理后,到病房进行操作实习,属于单项实习;护理专业学生理论课程全部结束后到指定医院进行生产实践则属于集中实习。

1. 作用特点 实习法具有实践性、独立性、创造性和综合性的特点,体现了理论联系实际、教学与临床相结合的原则,对学生巩固和充实所学的理论知识,培养实际工作能力以及救死扶伤、关心患者痛苦的良好职业道德具有重要意义。

2. 运用的基本要求

(1) 做好实习前准备:实习开始前,教师首先应组织学生学习相应的理论知识和实践知识,让学生做好理论准备,便于实习在理论指导下进行。要制订相应的实习作业计划,包括实习要求、实习分组、实习内容、时间分配、实习考核方式及内容、实习注意事项等,并向学生明确说明。教师还应事先与实习病区联系协调,做好实习的安排组织工作。

(2) 加强实习过程指导:护理实践的对象是人,教师在学生实习过程中要给学生以具体的帮助,循序渐进,有步骤、有计划地让学生动手操作。教师要尽可能增加学生直接接触患者的机会,结合学生所分管的病例给予个别化帮助;对特殊病例,以及新技术、新知识,教师应做好集体统一指导,做好操作示范,事先纠正不良操作习惯等。教师还应帮助学生在实习中树立爱伤观念,遵守工作纪律,爱护公物,培养护士的职业素养。

(3) 做好实习后检查评定:实习结束时,教师应进行检查评定和小结,评阅学生的实习作业报告,评价实习效果。

四、护理教学其他方法

随着现代教学研究与教学实践的不断深入,对教学方法的要求日益增高,教师可以选择和应用的教学方法也越来越多。

(一)角色扮演法

角色扮演法(role play method)是教师根据一定教学要求,有计划地组织学生扮作他人角色,运用想象或模拟情境进行表演,启发及引导学生共同探讨情感、态度、价值、人际关系及解决问题策略的一种戏剧性教学方法。角色扮演法主要用于情感和技能领域课程的教学,如康复护理学、护理心理学和老年护理学等内容的教学。

1. 作用特点 角色扮演法寓丰富的教学内容于各种有益的活动情境中,训练学生交流能力、规范行为和临床护理技能操作,使学生在潜移默化中受到教育,获得真实的体验,形成正确的认识,发展积极的情感,能较好地调动学生的积极性,提高学习热情。但角色扮演法存在传递信息不多、不快,培养动手能力不够等缺陷,有些教学内容不能靠角色扮演法来掌握。有些情况下,某些学生趋向于表演过于戏剧化,角色会失去真实性和可信性。角色扮演法不适用于初学者。

2. 运用的基本要求

(1) 根据学习目标,精心设计角色扮演的过程。①可根据不同教学内容,创设问题情境,尽可能真实;精选内容,指导学生自行编写小剧本,扮演患者、护士和医生等不同角色来学习相应的内容,通常所表演的内容应是紧扣教学目的的态度和技能。②挑选参与者:可以根据各角色特点指派或让学生自愿报名参与表演。教师要指导学生学习和接受有关角色的知识,参与角色扮演的人数一般为2~4人。③场景或情境设计:角色扮演者设计表演的具体情境,如对话和道具等。④培训观察者:除角色扮演者外的其他学生均为观察者,教师应向观察者说明观察的任务。

(2) 在角色扮演法使用过程中,教师应注意对整个过程加以指导和控制,强调角色扮演过程中学习有关的知识、态度和技能,特别要投入情感,融入角色,并记录表演者的行为,但不能片面追求表演本身的艺术性。

(3) 实施后教师要组织学生进行讨论及评价,教师组织和鼓励学生就表演的过程发表看法,讲

Note:

述自己从中领悟和学到的东西;表演者可以谈自己扮演角色的体验,观察者可以谈观感。学生根据讨论评价结果,总结收获,获得在相似情境下解决问题的能力。

（二）读书指导法

读书指导法(reading tutoring method)是教师指导学生通过阅读教科书、课外参考书和工具书等其他书籍获取知识,培养学生自学能力的教学方法。

1. 作用特点　读书指导法可以培养学生自学能力,形成读书和独立思考的习惯。教学生学会阅读是读书指导法的关键和核心。在当代科学技术迅速发展,新知识不断出现的形势下,培养学生的独立阅读能力具有重要意义。同时,读书指导法还可弥补教师讲解的不足。但读书指导法常受学生以往经验、知识水平和认识方法的影响,因此不同个体间学习效果差异较大。

2. 运用的基本要求

（1）让学生明确阅读的目的、要求,并给出思考题:当学生带着问题去阅读,目的性明显比随意阅读要强,而且学生也能在阅读的同时积极思考,提高阅读的效率。思考题应围绕教学的重点、难点和关键问题,侧重对基本概念和基本理论的理解。

（2）指导学生学会使用工具书和参考资料:教师可以列出参考书目,或指定查阅参考资料的范围(可提示查找的方法),让学生进行自学。选择参考书应注意适合学生的理解水平,与学习内容密切相关,同时又能够扩大学生的知识领域。选择的范围应适当宽些,体裁应多种多样,以拓展学生的视野。

（3）教会学生科学而高效的读书方法:教师要指导学生根据阅读内容与阅读目的选择适宜的读书方法。通常有两种阅读的方法:一是泛读,即快速浏览的方法,是为了能迅速了解阅读材料的中心思想,或是为了寻找某种资料的阅读方法;另一种是精读,即围绕一个中心系统阅读的方法,要对学习的内容系统地学习,反复领会,以求融会贯通。教师也可指导学生根据学习的需要将精读与泛读进行不同组合。

（4）指导学生写好读书笔记。读书笔记常用的形式有摘录、提纲、概要。①摘录:抄写书中精妙的词句、主要事实的论述以及结论等;②提纲:是对阅读主要内容和中心思想的基本概述;③概要:用自己的话组织阅读内容及其反映的思想。教师应指导学生学会作记号、写批注或边阅读边做摘录、提要等,以利于学生保存资料,使知识在头脑中系统化,同时培养学生的书面表达能力。

（5）协助学生制订和完成阅读计划:教师应组织学生定期举行读书报告会和座谈会,交流读书的心得体会,相互启发,并帮助学生解决疑难问题,进一步巩固和扩大读书效果。

（三）自学指导法

自学指导法(guided self-study method)又称学导式教学法,是指学生在教师指导下通过自学掌握知识、培养自学能力和习惯的一种教学方法。它源于美国心理学家斯金纳的"程序教学",后经我国学者卢仲衡和胥长辰等改进而成。

1. 作用特点　自学指导法的核心是将以教师讲授为主变为以学生自学为主,将以教师为中心变为以学生为中心。该法赋予学生较大的学习自主性,学生可以根据自己的学习需求进行个性化学习;可使学生的学习含有更高的智力活动成分;有利于学生知识体系的内化形成;对学生自学能力的培养有较大的促进作用。其缺点是接受知识的效率可能较听课低,同时也缺乏课堂气氛以及教师的熏陶感染作用。因此自学指导法特别适合于学生有一定基础知识而新的学习内容难度不大时选用,运用时以小班教学为宜,并应有适合学生自学的教材。

2. 基本应用过程　自学指导法的教学过程包括提示、自学、解疑、精讲、演练和小结等。①提示:即导入新课,提出本次课的目的与任务,激发学生学习的积极性;②自学:指课前预练,课上自学和自练,学生通过反复练习,掌握重点,发现难点,为自学和教学提供依据;③解疑,由学生自提问题,通过练习与相互讨论或教师辅导进行答疑;④精讲:教师重点讲解和示范,解析教材的重点和难点;⑤演练:课堂上反复练习,课后坚持练习运用,力求掌握知识技能;⑥小结:学生进行自我评价和相互评价,教师也可对学生进行评价,同时提出课外练习和下一次课进行预习的要求。以上的自学、精讲和演练是主要环节,而提示、解疑和小结是辅助环节,各环节的程序应自然流畅、环环相扣。

（四）发现教学法

发现教学法（discovery teaching method）是指学生运用教师提供的按发现过程编制的教材或学习资料,在教师的启发指导下,通过自己的探究性学习,发现事物变化的起因和内部联系,从中找到所学内容的结构、结论及规律,进而掌握知识并培养创造性思维和发现能力的一种教学方法。发现教学法由美国心理学家和教育家布鲁纳首先提出,他认为:"发现不限于寻求人类未知晓之事物的行为,正确地说,发现包括用自己的头脑亲自获得知识的一切形式。"

1. **作用特点** 发现教学法有助于开发学生智力潜能;有利于培养学生自我激励的内在动机;促使学生学会发现探索的方法,获得解决问题的能力;有助于知识记忆和保持。发现教学法的不足之处是需耗费大量时间,加剧教学时数不足等。

2. **应用形式** 在护理教育领域中主要有两种应用形式:①开设实验设计课,让学生综合分析运用所学基础知识,参加从实验设计、实验操作到资料分析的全过程;②开辟第二课堂,进行课外科研活动,如各种形式的创意设计大赛等,培养学生的科研素质和创新能力。

3. **基本应用过程** ①教师创设符合学生实际水平的问题情境,制订出具体要求;②学生从教师提供的素材中发现问题,带着问题观察具体事物;③学生借助推理和直觉提出试探性假设;④假设证实后将其付诸实施。

（五）行动学习法

行动学习法（action learning）是让具有不同知识、技能和经验的学生组成小组,以行动和深刻性反思为基础,共同解决学习过程中存在的实际问题,促使行动小组和学生个体发展的循环学习过程。该法由英国管理学思想家瑞文斯于1940年首次提出。他认为,行动学习法是参与者获取知识、分享经验、共同学习和解决问题的四位一体的综合学习方法。它不是通过传统的讲授式教学,而是通过实际行动和反思获取知识。行动学习法日益受到国内外护理学者的关注和重视。

1. **作用特点** ①反思性:行动学习法以反思与行动为基础,强调从以往的知识和经验中学习;②行动性:行动学习法注重在行动中学习,行动小组成员制订计划并付诸实施后,还需进行反思和总结,寻求新的问题解决对策并继续付诸行动;③合作性:行动小组成员通常由问题提出者（陈述者）、小组其他成员（支持者、倾听者、观察者、协商者）和小组顾问（促进者）3者组成,相互合作,实施行动;④主体性:行动小组成员既是教学过程中的实践主体,也是行动小组中的学习主体,小组成员对实际问题的认知、理解与相关经验是行动研究的宝贵资源;⑤参与性:行动学习法的有效实施需要小组成员的积极参与和互动,进而提升其解决问题的能力,促进团队和个体发展。行动学习法有助于学生识别个体学业发展中所面临的各种挑战,增强学生学习的主动性,提高学生与小组成员间的沟通能力,为学生提供结构化的同伴支持,帮助学生发展创新性、灵活性、系统性思考及解决问题的能力,促进团队协作性文化的形成等。

2. **应用形式** 主要有2种应用形式。①专题研讨会:学生在研讨会上提出所面临的问题或挑战,小组成员从不同角度分析问题,提出解决问题的方法并采取行动和实施计划。②分散的实地活动:根据学习过程中存在的实际问题,行动学习小组实地搜集资料、研究问题,提出有效的解决方案。

3. **基本应用过程** ①成立行动学习组织,成员之间有互补的专业技能和经验知识;②学生提出在学习过程中存在的实际问题和挑战,说明所要执行的任务;③行动小组成员根据已有的知识和经验分析问题,提出见解,分享经验;④行动小组成员探求和讨论,共同提出解决实际问题的新的观点和视角;⑤制订行动计划并付诸实施;⑥反思与评价,确定下一步行动计划。

（六）叙事教学法

叙事（narrative approach）即讲述故事,是文学创作的一种形式,最初仅限于文学领域,20世纪80年代被广泛应用于教育学、心理学和社会学等人文社会科学领域。叙事教学作为一种教学方法最早应用于外语教学,美国著名护理教育家迪克尔曼于 1993 年首次将叙事教学法(narrative teaching method)引入护理教育领域。叙事教学法是指教师通过教师本人、学生、临床护士、患者或借助各种信息媒介(如影视、文学、艺术作品等)讲述故事,在对话和讨论中解释、分析和重构故事背后的深层意义,以达到教育目的的一种教学方法。叙事教学法营造出一个真实的情境,使学生在身心方面最大程度地投入学习情境,充分协调地发挥语言、情感、想象和创造力等心智能力。

1. **作用特点** 叙事教学法是一种集知、情、意、行为一体的教学方法,具有故事融合性、师生双主体性、情感性和情境性的特征。①叙事教学法独有的故事性特点,使得师生在互动的过程中更具有生动性和趣味性,可以提高课堂教学的吸引力,发挥师生双主体作用,使学生积极主动地参与到课堂中;②在叙事教学法中,故事的选择可以多种多样,可以是发生在自己身上的事,也可以讲述其他人的故事,可以由教师叙述,也可以由学生叙述,通过这种多元叙述方式,可以在叙述者和听众之间迅速建立一种情感上的联系,营造积极热烈的课堂氛围,推动教学内容入脑入心,使学生实现情感价值观的升华,提升课程育人效果;③在叙事教学法中,故事只是作为教学过程的引子和材料,叙述者的职责是深入挖掘故事背后所蕴藏的人文或价值理念并传递给学生,让学生积极主动地思考交流,反思自己,形成正确的价值理念。

2. **基本应用过程** 近年来,叙事教学法在护理教育领域得到了广泛的应用,授课内容涉及成人护理学、职业安全与健康、精神科护理学、老年护理学、护理伦理学、社区护理学、院前急救、护理学基础及临床实习教学等。在各类课程中,具体教学内容和方法虽各不相同,但有一定的共性,其实施过程可以概括总结为创设情境、激发情感、进行实践和引导感悟 4 步程序。

(1)创设情境:可以通过文学作品、艺术作品和影视作品,以及讲故事和记录反思日记的方法来达到创设情境的目的,如在学习精神科护理学时,可以利用课余时间组织学生观看反映精神病患者生活的电影,通过观看影片可以让学生对精神分裂症患者有更深刻的认识,让学生更加直观地了解精神病患者的内心世界,了解精神病患者及其家人生活的艰辛和痛苦,使学生产生同理心。

(2)激发情感:教师通过对叙事资料的解读,引导性地提问学生,如观看精神病患者生活的电影后,可以组织学生对所观看的影视作品展开讨论:电影制作人想要利用影视作品表达一种什么观点?在现实生活中,如果你遇到电影中的情形该怎么办?使学生真实体会到患者生理和心理的具体变化,使学生通过参与,增强对自身和他人情感变化的敏感性,逐渐具备良好的情感观察、表达和调控能力。激发情感要求教师始终投入真情,特别是对护理的爱和对患者的爱,用"真情"和"激情"唤醒学生的爱心、同情心和责任心等人文关怀情感。

(3)进行实践:教师为学生提供实践平台,让学生亲身体验,如参与精神科患者护理,或参与社区卫生服务和临床关怀实践等,让学生能够有更多的机会与患者及护士进行互动,使学生在实际场景中提高人文关怀品质。

(4)引导感悟:教师要引导学生以倾听、反思和回应的姿态走进患者的故事,以共情的方式了解患者的疾病体验,最终获得情感的升华,进一步感悟护理工作的价值。

3. **基本应用效果** 学者们的研究发现,相较于传统教学法,叙事教学法能有效调动学生的学习积极性,有利于理论与实践的结合,有助于提高学生对知识的掌握程度,更好地理解所学知识,从而提高学生的学习效果。另外,叙事教学法还有助于培养学生的综合能力,有助于培养学生的人文关怀能力、评判性思维能力、沟通能力和共情能力,有利于提升学生的职业认同感;同时能够帮助教师提升自身素质,达到教学相长,是一种符合当代护理专业教育发展的教学方法。

(七)反思教学法

反思(reflection)是一种辩证思维及情感活动,能够促使个体剖析自身经历,通过反省以产生更高的知识来指导未来实践。反思教学法(reflective teaching method)是以反思理念为基础的教学方法,20世纪 80 年代在欧美国家教育界受到高度关注,于 20 世纪 90 年代传入我国,逐渐引起我国教育界的关注与重视。国内较早研究反思性教学的专家之一熊川武教授给反思性教学的定义是:教学主体借助行动研究不断探究与解决自身和教学目的以及教学工具等方面问题,将"学会教学"与"学会学习"统一起来,努力提升教学实践合理性,使自己成为学者型教师的过程。反思性教学是对教学经验进行回顾与重新认识(包括思考、评价、整改等),以至产生新的更趋合理性的教学方案与行为的活动过程。在教学实践中,反思性教学的做法着重出现在以下几个方面:对教学内容与促进学生掌握知识和能力的反思;对课堂教学组织、策略与方法的反思;对学生成长的反思;对教师自我发展的反思。

1. 作用特点 ①有利于增强教师的道德感,提高教师的教学水平;②从教师教学实践出发,对教师专业发展具有实效性,有利于教师创新能力的提升;③使教师成为研究者,并向专家型教师发展。

2. 特征 ①主动性:是反思性教学最显著的特征。教师是教学和课程发展的设计者,兼具学习者和研究者两个角色。反思性教学要求教师不间断地主动学习先进的学科知识和教育教学理论,从知识传授者向反思型研究者转变。②动态性:反思性教学是动态和连贯的发展过程,贯穿于整个教学活动之中,包括教学前、教学过程中和教学活动后的反思,这就需要教师作为教学主体随着具体情境中各种因素的动态变化不断进行及时调整和有效修正。③开放性:反思教学需要打破教师个体反思空间的封闭性,与同行和学生建立和谐的反思文化氛围,进行集体讨论,实现有效的反思,促进教师专业化成长和个性化教学的形成。④指导性:反思性教学产生于具体的教学情境和教学活动,经过积极思考,将自我经验进行理论升华,并将理论再次应用到教学实践中。

3. 基本实施方法

(1) 教学日志法:教学日志法是对每节课的教学经历做书面的反馈,有条理地对课程主要特征、富有意义的教学环节列一个清单,对照教案,分析学情,总结反思自己或他人教学实践活动中的经验与教训的方法。

(2) 观摩与讨论法:观摩与讨论的目的在于通过同事之间的相互观摩、切磋和批判性对话而提高教学水平。同事之间的观摩和讨论可以为教师反思个人的教学实践提供新的思路和借鉴。比如公开课、讲课比赛和相互评课等。

(3) 录像反思法:录像反思法就是通过录像再现教学过程,让教师以旁观者的身份反思自己或他人的教学过程的方法。这种反馈素材生动、形象,极易引发教师反思性思维,使教师通过反思发现自己的强项和弱点。

(4) 行动研究法:行动研究法是教师自身采取措施改进教学行为,贯穿的是自我质疑和自我解惑的行动过程。行动研究法是一种自我反思的方法,也是目前比较盛行的科学研究方法,有利于提高教师反思能力,促进教师自我成长。

4. 基本应用效果 近年来,护理专业教师将反思性教学用于护理教学实践中,使学生对所学知识及所获经验进行反思和重现。如在临床实习时可以让学生撰写反思日志,记录在临床实践时的所见、所感、所学以及美好的期望,感悟护理工作的价值。通过反思,可以发挥学生在教学中的主体作用,提高他们对问题的探究能力和评判性思维能力,同时提高他们的学习积极性和学习兴趣。

(八) 以问题为基础的教学法

以问题为基础的教学法(problem-based learning,PBL)是一种以临床问题激发学生学习动机并引导学生把握学习内容的教学方法,由美国神经病学教授巴罗斯于 1969 年在加拿大麦克马斯特大学首先将其引入医学教育领域,目前在国内外医学教育与护理教育领域得到广泛使用。

1. 作用特点 PBL 实质是以患者问题为基础、以学生为中心、以小组讨论为形式,在辅导教师的参与下,围绕某一专题或具体病例的诊治与护理等问题进行研究的学习过程。该教学方法可发展学生多方面的技能:①解决问题的技能;②团队合作能力与赏识和包容学习同伴不同见解的精神;③组织利用时间的技能;④高层次的思维能力;⑤获取和评价信息、传播信息、利用信息灵活建构知识的能力;⑥成为自主学习者。不足之处是学生习得的知识不够系统,对教师的数量特别是质量、教学资源、教学条件和实习基地等有较高要求,不利于推广。

Note:

2. 基本应用过程　①选取教材的全部或部分内容,教师先讲授总论、重点内容和基本概念作为过渡;②有关专家或教师设计一定难度、包含学习目标及有实用价值的 PBL 辅导材料供学生预习;③学生根据材料中的病案和思考题等提出一系列问题,分析和归纳出解答这些问题所需的相关知识,制订学习计划;④小组成员分工合作,利用各种工具自学及解决问题;⑤小组内部讨论,学生分享信息;⑥各小组将讨论结果带入课堂讨论与汇报;⑦教师精讲和总结。

3. 教师的作用　在 PBL 教学中,教师是学生学习的导学者、促进者和鼓励者,其作用包括:①在学生分析案例的过程中提出具有启发性的问题来促进小组讨论;②激发学生思考,协助学生联系已学习过的相关知识和经验解决问题;③协助学生讨论、厘清及认识学习议题;④协助学生搜寻及运用学习资源等。

4. 对学生的要求　PBL 教学的成功与否,需要学生的主动配合,从准备资料开始,就要结合提纲和病例去查阅大量的文献资料,并积极与其他同学交流沟通,大家同心协力得出最佳结论。这样的学习,花在前期准备工作上的时间和精力远远超过平常的课堂学习,因此需要学生们有主动学习的自觉性,否则很难达到预期的教学效果和目标。

（九）案例教学法

案例教学法(case-based learning,CBL)是一种以事例为题材,学生运用所学知识,做出分析判断并综合上升为理论认识的教学方法。它以案例为基础,案例本质上是提出一种教育的两难情境,没有特定的解决之道,而教师于教学中扮演着设计者和激励者的角色,鼓励学生积极参与讨论。该方法最早起源于美国,于 20 世纪 80 年代引入我国,它把教学内容编成案例形式来进行教学,在当今世界的教育和培训中受到了重视和广泛应用。

1. 分类　根据案例在教学过程中的不同作用,案例教学法可以分为以下几类。①案例讲授法:教师通过讲解来说明课程内容,将案例融入课程中,使之与课程的基本理论融合,构成一个生动和完整的课程内容体系;②案例讨论法:教师将之前设计好的案例发给学生,组织以学生为主体的对案例进行讨论分析的一种方法,教师在教学过程中进行相应的指导;③案例模拟法:教师组织学生事先编好案例,采取"小品"等形式,对学生进行角色分工,由学生扮演案例中各种角色,使案例情境再现,而后由教师引导学生对模拟的案例进行评析;④案例练习法:是指在学生练习时,引入典型案例,创设问题情境,以培养学生分析问题和解决问题的能力。近年来,这种方法也应用于考试中。

2. 作用特点　案例教学法具有明确的目的性、较强的综合性、深刻的启发性和突出的实践性。①有利于学生进行独立思考,学生需整合自己学过的知识,就事例进行思考、分析和判断,经过缜密思维,提出解决问题的方案;②注重教师与学生的双向交流,可使枯燥的知识学习变得生动活泼,激发学生学习兴趣;③缩短了理论与实际工作情境的差距,帮助学生掌握将理论运用于实践的方法和途径,加深对知识的理解,促使知识内化为能力;④学生要自己查阅各种必要的理论知识,突出学生的主体性和参与性,有利于提升自主学习能力。不足之处在于教师要耗费较多的时间和精力编写案例,且需要一定的编写技能和经验;案例教学对师生的要求都较高。

3. 基本应用过程

（1）编写案例:教师应根据教学目的,编写适合的案例,案例应紧扣教学内容,具有典型性和针对性,起到促进学生探索问题的作用。

（2）阅读分析案例:一般在授课前 1~2 周将案例材料发给学生,并给学生列出一些思考题,让学生通过查阅资料搜集相关的信息,积极思索,初步形成关于案例中问题的原因分析和解决方案。

（3）课堂讨论与交流:可以采用分组讨论的形式,小组在讨论的基础上形成对于案例的分析和处理意见,并在课堂进行汇报,接受其他小组成员的质询。教师充当组织者和主持人角色,引导学生对问题和处理方式进行重点讨论。

（4）总结归纳与提升:学生总结规律和经验,教师进行点评或进行补充性和提高性的讲解。学生可提交案例分析报告,并对案例及案例所反映出来的各种问题有一个更加深刻的认识。

（十）小组合作学习

小组合作学习（team-based learning，TBL）又称为团队导向学习，是一种创新的教学策略与模式，课堂形态是将班级分为多个团队小组，学生在小组中共同学习，以自学、思考、讨论和发表等方式学习并解决问题，一起完成教师布置的学习任务。小组合作学习突出以学生为中心的理念，将学习的主导权还给学生，教师的角色转化为学习的促进者与引导者。目前，合作学习广泛应用于课堂教学，对提高教学质量、提升学生学习成绩和发挥学生团队合作精神起到了积极作用。

1. 作用特点　①小组合作学习中，学生必须主动收集信息资料和积极参与互动教学，其学习能力、信息获取能力、问题分析和解决能力得到有效提升；②学生在较为自由宽松的环境中参与讨论，陈述自己的观点，有更多展示自我和表达自我的机会，有效提高了学生的交流技巧和语言表达能力；③小组合作学习要求学生有良好的合作意识，有助于培养学生的团队意识和集体观念，而小组间的良性竞争有助于培养学生正确的竞争意识；④学生通过小组合作学习，在与团队成员交往中学会理解、倾听和尊重他人，有助于改善人际关系。不足之处在于花费时间多，还可能由于小组内交流多，产生小集体主义倾向，影响组与组之间的交流与合作。

2. 对教师的要求　①具有课堂调控能力和组织能力：要让每个学生都能参与到活动中来，发挥自己的作用；同时教师要根据不同的教学环节，对学生进行引导，提高学生的合作能力；②选择恰当的合作课题：合作课题是否恰当直接影响合作学习的成效，因此合作课题的选择要有可行性和探究性，同时具备一定的难度和挑战性，能开拓学生思维，鼓励学生创新。

3. 对学生的要求　学生是小组合作学习的主体，因此要求学生具备独立思考能力，要有自己的见解，积极参与讨论和探究，通过小组学习，互相启发，达到优势互补。

五、护理教学方法的选择与运用

教学方法是影响教学质量的关键因素，护理教师应根据教学需要和条件，选取恰当的教学方法，并合理地加以组合，才能取得最佳的教学效果。

（一）护理教学方法的选择

1. 依据教学目标和任务　选择教学方法时，必须考虑它在满足一定教学目标和解决一定教学任务时的效果，目标和任务不同，教学方法也不尽相同。如教学任务是使学生获得新知识，可选用讲授法，以利于学生在短时间内接受大量系统的新知识；如果教学任务是培养学生的技能和技巧，应选择实习作业法和练习法；如果教学任务带有综合性，就应该以一种教学方法为主，配合运用其他教学方法。

2. 依据教学内容　教学方法与教学内容密切相关，课程内容的特点决定教学方法的选择。如社区护理学、护理管理学等可以采用讨论法和参观法；护理学基础、健康评估等常选用演示法、练习法和实习法；护理沟通中的沟通技巧常用角色扮演法或情境模拟法。另外，即使同一门课程，由于各章节具体教学内容不同，教学方法也各异，如护理学基础中绪论部分常用讲授法，而各种注射法和生命体征测量等除了运用讲授法外，更注重采用练习法和实习法。

3. 依据学生的身心发展特征和知识水平　教学效果受学生身心发展水平的制约，教学方法的选择应符合学生的年龄特征、知识水平、思维能力、心理特点和学习能力等才能达到教学的高效率。护理教育涉及中专、大专、本科和研究生多个层次，教学方法的选择应有所不同。中专学生年龄小、自学能力差、缺乏感性经验，宜采用讲授、演示和参观为主的教学方法。本科及以上层次的学生，知识经验相对丰富，自学能力较强，则教师教的成分应减少，学生自学比例应增加，宜更多地采用读书指导法、讨论法、以问题为基础的教学法和自学指导法等。

4. 依据教学条件　教学条件会影响某些教学方法的运用，如以问题为基础的教学方法需要较高的师资水平和较丰富的辅助教学资料。有些方法如讨论法和谈话法耗时较多，而讲授法相对耗时较少，对教学资源要求不高。所以教师教学时要考虑现有教学条件的限制，选择可行的教学方法。

Note：

5. 依据教师的素养条件 教师自身的素养条件包括教师已有的经验、理论修养和个性品质等。任何一种教学方法只有适应教师自身特点和素养条件,能被教师理解和驾驭,才能发挥其作用。因此,教师应实事求是地分析和评价自己所具备的素质,选择适当的教学方法,扬长避短,更好地发挥自身优势。

（二）护理教学方法的运用

一种好的教学方法,由于教师运用不同,其效果也会有较大差异。教学方法的运用应注意以下几个方面:

1. 加强教法与学法的有机结合 教师是教法的实施者,同时也是学法的指导者,只有当教师的教法影响学生的学习方法,教法与学法达到和谐统一,才谈得上真正有效地运用了教学方法。

2. 力求多种教学方法相互配合 教学实践证明,每种教学方法都有其适用范围、使用条件和不同功能。因此,应以一法为主、多法配合,结合教学方法的特色,灵活而创造性地选择、组合和运用多种教学方法,发挥教学方法的整体功能和优势。

3. 结合情感运用教学方法 教学过程是认知过程与情感过程的统一,护理教师在教学方法的应用中,不仅要传授知识和培养学生能力,还应重视情感因素的作用,注意和学生沟通及交流情感,达到教学中知与情的结合,要结合自己的教学风格与教学特色进行教学技能训练,使教学方法发挥认知与情感激励的双重功能。

第二节 护理教学媒体

教学过程中,合理和恰当地选择使用教学媒体,对提高与增强课堂教学效果有着举足轻重的作用。因此,护理教师需要了解不同教学媒体的性能和特点,善于利用各种教学媒体辅助教学,进而提高教学质量。

一、教学媒体概述

1. 概念 媒体(media)是指承载、加工和传递信息的介质或工具。在教学过程中承载和传递教学信息的工具被称为教学媒体(teaching media)。教学媒体是教学内容的载体,是教学内容的表现形式,是师生之间传递信息的工具,如实物、口头语言、图表、图像以及动画等。教学媒体往往需要通过一定的物质手段来实现,如书本、板书、投影仪、录像和计算机等。

2. 分类 随着科学技术的进步,教学媒体的种类越来越多,性能也越来越好,由于着眼点不同,对媒体的分类方法也各不相同。按教学媒体发展的先后可分为传统教学媒体和现代教学媒体;按作用于人的感官不同可分为听觉型媒体、视觉型媒体、视听觉型媒体和交互型媒体;按教学媒体的物理性能可分为光学投影类媒体、电声类媒体和计算机媒体。

3. 功能 教学媒体的功能主要有以下 5 方面。①展示事实:利用媒体手段,可以提供有关科学现象、事物形态和物质结构等事实,使学生获得真实的直观经验,便于识记。②创设情境:根据教学需要,利用媒体呈现相关情节、景色和现象,以及真实或模拟的场面,创设情境,激活学生已有知识。③提供示范:利用媒体手段,提供一系列标准的行为模式,如通过视频方式提供基础护理操作的技术手法,方便学生练习和模仿。④呈现过程:媒体提供某一典型事物的运动、成长和发展的完整过程,帮助学生理解典型事物的特性、发生和发展的规律和原理,从而优化教学过程。⑤设置疑点:媒体提供能引发学生思考的典型现象或过程,作为分析、思考和探究的对象。

二、传统教学媒体

传统教学媒体指教学中常用的语言、文字、教科书、黑板、粉笔、挂图、模型、实物和实验演示装置等,一般不需要使用电源。传统媒体历史悠久,使用方便,一直是传递教育教学信息的重要媒体,在未来的教育教学活动中,仍将是不可或缺的工具。

（一）教科书

教科书(textbook)是教学的主要媒体。其优点在于:①呈现的信息比较稳定,能较可靠地传递给学生,并且容易检验、评定和修改;②包含相对持久的信息,信息呈现比音响和声像媒体长久,利于学生自己控制信息呈现速度;③使用方便,不受外界环境的限制。其缺点在于:①信息表现形式单调,信息含量小,为单向信息传递,不能与学生发生交互作用,不能提供信息反馈;②提供的信息以抽象经验为主,需要学生运用想象力和抽象思维能力演绎,对学生的理解力有较高要求;③教科书编制流程复杂,周期较长,不能及时更新信息。

（二）教学板

教学板(teaching board)是允许教师灵活使用来提示教学内容、增强学生对教学内容感知的重要媒体,具有能写、能画、能贴、能擦等功能,能让教师直观、方便地表达教学内容,有利于帮助学生掌握教材的系统和重点,对教学内容形成清晰的印象。常用的教学板有黑板和多功能白板等。目前,最先进的教学板为交互式电子白板,可以融合电脑、播放器和投影仪写字板等硬件,在专门的应用程序支持下,可以构造一个大屏幕和交互式的协作会议或教学环境,同时,也可以对文件进行编辑、注释和保存等。交互式电子白板也支持复印,可复印出书写在白板上的全部教学内容,以此代替抄板书,能大大节约上课时间。

教师在教学过程中利用教学板书写的凝练、简洁的文字、符号和图表等教学信息即板书(writing on blackboard)。板书能弥补语言符号稍纵即逝的缺陷;能条理清楚、层次分明和高度概括地展示教学内容。教师在运用教学板和板书时应注意简明扼要、突出重点、布局合理,同时,要注意书写端正、形式优美和设计独特,以激发学生的学习兴趣。

教学板和板书应用的不足之处在于:①复杂的板书花费课内大量的时间,影响教学进度;②教学板版面有限,传递信息的数量和形式都受到限制。

（三）模型与标本

模型(model)是根据教学需要,以实物为原型,经过加工模拟而成的仿制品,具有仿真、立体、可拆卸及反复使用的特点。模型能够帮助学生认识事物的外部形态和内部结构,学生通过观察和使用模型,可获得与实际经验相一致的知识。在护理学专业教学中,模型使用较广泛,如心肺复苏训练模型和护理技能训练模型等。

标本(specimen)是经过一定方法处理后的实物原型。通过标本,学生可真切地获得对学习对象形态和结构特征的感性认识,提高学习效果。标本在护理教育中的应用较广泛,如解剖课上的人体器官与组织标本等。除模型与标本外,护理教育中还经常直接采用实物进行教学,如护理实验室中的各种护理器械、抢救仪器和床单位等。

三、新教学媒体

近现代以来,随着科学技术的进步,产生和发展了包括光学投影、录音机、电视机、计算机和各种网络等在内的现代教学媒体。近年来,以电子媒体为基础的新教学媒体不断涌现,利用现代科学技术传递教学信息,逼真和系统地呈现各种动态事物,向学习者提供图文和声像并茂的生动具体的事物形象,使得教育信息的传输效率不断提高。

1. **多媒体计算机**　多媒体计算机(multimedia computer)是能够对声音、图像和视频等多媒体信息进行综合处理的计算机。用计算机综合处理文本、图形、图像、动画、音频和视频等多种媒体信息,并在它们之间建立逻辑连接,集成一个具有交互性的教学系统。多媒体计算机辅助教学作为一种有效的现代教学手段已被广泛应用于护理学的各个领域。

在使用多媒体计算机进行教学时,主要采用多媒体课件,多媒体课件主要运用 PowerPoint 软件进行文本编辑,并可利用 Flash 技术加入动画,也可调入相关音频和视频资料进行实时播放,将教学内容

Note:

形象、生动和直观地展现给学生,显著提高教学效果。

多媒体计算机技术的作用特点:①可综合调用各种媒体手段,提供较其他媒体形式更形象、直观、生动活泼的教学形式和表现手法,给学习者多种感官刺激,激发学习兴趣。②可创造出交互作用的教学环境,形成智能化人机对话学习氛围,让学习者有强烈的真实感和参与感。③可通过计算机网络,高速度和大容量地向广域传播。多媒体计算机技术的运用给教育带来了深远的影响。

知识链接

教学新媒体:虚拟实境

虚拟实境(virtual reality,VR)又称虚拟现实,是利用计算机与其他特殊硬设备(如显像式头盔、3D音响、力回馈游戏装置等)及信息软件仿真三度空间环境,可以为使用者提供如同真实世界中关于视觉、听觉和触觉的模拟,使用者可以和这个空间的事物进行互动,可以随自己的意志移动,并具有融入感与参与感。

虚拟实境的最大特点在于能让使用者有身临其境的感觉,已成为当前最新和最有效的教学媒体之一,如学习者只要戴VR头盔或握持手柄等,便可进入事物所在的环境和事物运动变化的过程中(例如,胎儿娩出和助产的过程、无偿献血应急演练过程等),让学习者切身感受到事物的特征及真实情况。

2. **交互型媒体** 在线上教学和线上线下混合式教学快速发展的当今社会,交互型媒体的应用日益广泛。交互型媒体一般建立在现代网络技术、数字技术和计算机技术等多项技术的基础上。常见的交互型媒体如计算机、计算机网络和多媒体教学平台,以及开发的各种交互系统如互动教学平台和交互式视频学习系统等,是以电脑数字技术为依托而衍生出的产品或媒介。在护理教学中,常用的交互型媒体包括电子白板、移动终端(如智能手机、平板电脑等)、计算机、教学平台和社交媒体(如邮箱、微博、微信、QQ等),同时,也包括了微课、视频及其他电子教材和计算机辅助教学课件等。教师利用教学平台发布教学任务、教学视频和课件等,提供多样的学习资源给不同知识水平的学生,学生通过移动终端或计算机进行自主学习,并与教师进行交流。交互型媒体能够支持人与人之间相互通信与互动,可以反映出师生之间的互动程度以及学生的反馈情况,根据学生的反馈情况能够判断学生是否掌握了知识点。

四、教学媒体的选择与运用

(一)树立正确的媒体观

1. **用辩证的眼光看待媒体** 教学媒体仅仅是辅助教学的手段,没有一种人人适用和处处适用的"全能媒体",任何一种教学媒体都有其自身的优点和局限性,都有其各自适用的或不利的某种特定的教学和学习情境。如目前广泛使用的多媒体确实比之前的任何一种教学媒体的功能都强大,但它无法促进师生间情感的交流。

2. **用发展的眼光看待媒体** 随着科技的发展,各种新型的教学媒体不断涌现。教师应不断学习新的媒体技术和方法,更好地应用于教学实践。但是,新媒体不会完全取代旧媒体。有的传统媒体在今天的教育中仍发挥着重要作用,如教学板和板书。各种媒体有各自的特点和功能,在教学中有效地组合,可以达到相互补充和取长补短的效果。

3. **不同的学科内容需要不同的媒体呈现** 在教学中,媒体只有被正确应用,才能发挥其应有的作用。理论性强的内容如护理管理的基本原理,知识点与知识点之间较为松散,可以用电子幻灯的形式梳理知识间的逻辑关系,而基础护理操作技术可以用视频的形式为学生示范操作步骤和具体方法。

Note:

（二）选择教学媒体的原则

1. 目标控制原则　教学媒体的选择要有利于教学目标的实现。每个知识点都有具体的教学目标，为达到不同的教学目标常需要使用不同的媒体去传递教学信息。

2. 优势互补原则　由于各种教学媒体都有各自的优势和局限性，因此，在选择教学媒体时应遵循多种媒体有机结合和优势互补的原则。如在讲解疾病护理时，应用多媒体课件的同时，可结合板书，以强调重要知识点。

3. 最小代价原则　选择教学媒体时，要根据能得到的效能和需要付出的代价来做决定，教师要从本单位的实际条件出发，在达到同样的教学效果时，尽量使用成本低和经济有效的媒体。

4. 适用性原则　选择教学媒体时，要适应学生的认知结构，考虑到各层次学生的接受能力和反馈情况。同时，不同的教学媒体适合表现不同的教学内容，不同教学内容应选择不同的教学媒体来实现。

（曹宝花）

思 考 题

1. 试分析选择教学方法和教学媒体时应考虑哪些因素？

2. 观摩一堂课，分析教师运用了哪些教学方法和教学媒体？结合所学知识，分析教学方法与媒体使用的恰当性，有哪些优点与不足？应如何改进？

3. 随着电脑和多媒体技术进入课堂，越来越多的教师选择多媒体课件演示进行教学，替代了传统的板书。请问，传统的板书在现代课堂教学中还有必要吗？如有必要，能起到什么作用？

Note：

NURSING

第九章

护理学专业学生的职业素养教育

09章 数字内容

教 学 目 标

识记：

1. 能正确概述职业精神教育、思想品德教育、人文关怀教育、思维品质教育、审美教育和个性化教育的主要任务、内容、途径、方法。

2. 能正确阐述思想品德教育过程的基本规律。

理解：

1. 能用自己的语言解释下列概念：职业精神教育；人文关怀教育；思维品质教育；审美教育；个性化教育；思想品德教育过程；平行影响原则。

2. 能结合实际阐释职业精神教育、思想品德教育、人文关怀教育、思维品质教育、审美教育和个性化教育的基本原则。

3. 比较思想品德教育的方法，正确说明各种方法的特点和要求。

4. 能举例说明职业精神、职业道德、人文关怀对护理学专业学生的重要性。

运用：

1. 能结合当前社会实际和护理学专业特点，拟定本科学生思想品德教育计划，做到内容、途径、方法恰当，符合思想品德教育过程的基本规律和思想品德教育原则。

2. 能结合学校实际情况，提交一份大学文化建设的建议案。要求符合全面发展的教育目的、符合个性化教育原则，内容完整、方法可行、措施具体。

护理学专业学生的职业素养教育就是以促进学生的全面发展为基本立足点,培养学生"敬佑生命、救死扶伤、甘于奉献、大爱无疆"的职业精神,以及医者仁心的职业道德品质,使学生具备较高的人文修养和较好的思想品质,能够适应社会及未来岗位需求,使学生在职业素质和个人身心素养等方面得到全面发展。

第一节　护理教育中的职业精神教育

职业精神是职业责任和职业行为上的精神要求,是社会主义精神体系的重要组成部分。职业精神有其内在特征,由多种要素构成。职业精神教育有其任务、内容、原则、途径和方法。护理学专业的学生需要深刻理解并自觉践行医疗卫生行业的职业精神和职业规范,增强职业责任感,培养遵纪守法、爱岗敬业、无私奉献、诚实守信、公道办事、开拓创新的职业品格和行为习惯。

一、职业精神教育的概念和意义

(一)职业精神的概念

职业精神(professionalism)指与人们的职业活动紧密联系,具有职业特征的精神与操守,从事这种职业应该具有的精神、能力和自觉。医学职业精神(medical professionalism)指医护人员在长期的职业活动中形成并为全社会、全人类所肯定和倡导的基本从业理念、价值取向、职业人格、职业准则及职业风尚的总和。职业精神教育(professionalism education)指有目的、有计划、有组织和系统地培养学生形成从事某种职业特有的职业精神和操守的教育活动。

(二)职业精神教育的意义

1. 帮助学生树立正确的职业信念　职业精神教育有助于学生形成坚定的职业信念和高尚的医德,使学生自觉地关注人的生命质量和生命价值,坚持奉献精神,维护医疗公正,履行行业对社会的承诺,为患者提供高质量的护理服务。

2. 促进和谐医患关系的构建　随着护理专业的不断发展,要求护士在工作中必须始终把患者的利益放在首位。只有具有高尚职业精神的护士才能够做到站在患者的角度思考问题,为患者提供充满人文关怀的优质护理服务,从而构建和谐的护患关系。

3. 全面提升护理人员职业素养　护士职业素养是护士在职业活动中表现出来的综合品质,体现了护士职业的内在规范和要求。职业精神教育有助于帮助学生内化职业信念,建立职业理想,培育优良的职业情感态度,逐步养成良好的职业行为习惯。

二、职业精神教育的任务和内容

(一)职业精神教育的任务

1. 帮助学生树立正确的人生观、价值观和职业观　通过职业精神教育,帮助学生认识自己的人生价值和社会责任,逐步确立科学合理的职业理想和信念,认同并热爱职业,学会将实现个人的人生价值与维护人类健康的职业责任有机结合。

2. 培育学生的人道主义精神　护理服务对象是人,护理本质是关爱。一个合格的护理工作者既要能够护理躯体疾患,还要学会给予心灵抚慰。护理教育不仅要注重专业技术训练,更要强调职业责任、道德、情感和伦理决策能力的培养,使学生增强对生命的敬畏、对职业的忠诚和对患者的同情,树立救人济世的社会责任感。

3. 培养学生的行为修养　培养学生的行为修养是职业精神教育的组成部分,是对学生的仪表仪态、言语举止和礼仪素养等方面的培育,使学生养成举止端庄、优雅,衣着整洁,言行审慎等良好的工作态度和行为规范,赢得患者的尊重和信任。

Note:

（二）职业精神教育的内容

随着对职业精神教育认识的加深,国家卫生健康委员会将医德医风教育作为重点写入住院医师和专科医师规范化培训指导意见,将医务人员职业道德教育贯穿整个职业教育始终;在全国范围内开展医德医风主题教育宣讲活动,弘扬"敬佑生命、救死扶伤、甘于奉献、大爱无疆"的新时期职业精神。依据《新世纪医师职业精神——医师宣言》所概括的医学职业精神内涵,护理职业精神教育包括以下几方面内容:

1. **诚实守信教育**　诚实守信是医学职业精神的本质特性,包括:①坚持医学科学精神,以诚信的态度对待学业和专业,推崇理性,严谨求实,扎实掌握专业知识和技术,抵制学术造假,规范护理行为,不断提高慎独修养;②恪守把患者利益放在首位的专业标准,以真诚、诚实和守信的态度对待患者,切实保障患者权益不受侵犯,信守承诺,认真履行患者的知情同意权和为患者保密及保护患者隐私的专业责任。

2. **敬畏生命教育**　生命是人最基础也是最重要的价值。护士职业精神教育最重要的内容之一就是培育学生敬畏生命和尊重生命的态度,确立对患者生命的责任感,自觉履行维护患者生命尊严和生命质量的神圣职责,尊重患者的自主性,充分了解患者和家属的意愿,关注他们的情感体验,以良好的护理行为和工作质量体现对患者的生命状态、生命体验和生命质量的整体关怀。

3. **敬业精业教育**　敬业精业体现的是职业精神中的职业态度和职业准则,是成为一名符合社会需求的执业护士的基本保障。要教育学生认识到选择护士这个职业,就是选择了担负维护社会成员的生命健康和安全的神圣职责,就是选择了终生学习和奉献;要热爱自己的工作岗位、勤奋努力、谨慎认真、善于合作和尽职尽责;要担负起不断提高护理质量的责任,刻苦钻研,勇于创新,不断提高专业水平,掌握并保持精湛的护理技术,始终为患者提供优质和安全的护理服务。

4. **医疗公平教育**　医疗公平是指人的生命健康权利的平等,其核心是医疗资源的公平分配,即每个人在获得医疗资源的机会上享有同等的权利。由于现有医疗资源的有限性,现有医疗资源并不能满足每一个人的健康需求,这就要求护士承担按照公平正义原则合理分配有限医疗资源的责任,做到不以患者的性别、年龄、民族、受教育水平和社会经济地位等评判生命的贵贱;忠实履行患者代言人的职责,帮助患者争取应享有的健康权益;充分而有效地利用有限的医疗资源,努力改善医疗环境,创造条件为患者争取成本效益合理的医疗护理服务。

三、职业精神教育的原则

职业精神教育的原则(principles of professionalism education)是指在进行职业教育过程中必须遵循的准则和基本要求。

（一）人本性原则

教育者要尊重学生的人格和个体差异,采取启发引导的方式帮助学生理解当代医学与人的生存和发展的关系,理解职业精神的内涵,逐步确立正确的生命价值观和关爱生命的人文意识,尊重患者的尊严和自主权,体恤患者的疾痛,理解患者的立场,坚守职业承诺,肩负起维护患者最佳利益的职责。

（二）体验性原则

职业精神教育是以发展利他主义道德追求为主的教育,这种教育必须使受教育者内心有强烈的感受才能转化为受教育者的行为动机。这种特性决定了实施职业精神教育过程中需要情感渗透、体验和交流,以及感悟升华。要为学生创造体验式学习情境,将职业精神的理论认知与情感体验融合在一起,深刻地影响学生的职业理想与信念,扩展和丰富学生的精神世界。

（三）实践性原则

职业精神既包含认识层面的职业理想和职业态度等方面的内容,又包含实践层面的敬业、勤业、精业和创业等内容。护理职业精神教育应着力于知识与能力相互促进、认识与实践相互统一、认知与行动相互衔接,不仅有理论的引导,更要提供多样化的职业实践性活动,促使学生将职业理想、信念和生命价值观外化于行,内化于心,逐步做到知行合一和言行一致。

（四）终身性原则

职业精神教育不仅是一种课程体系,还是一种教育理念和终身追求。护理职业精神的形成是一个渐进、长期和终生的过程,学生在学习期间,职业精神教育应贯穿始终,各阶段教育应相互衔接和系统有序地进行。同时,要注重培养学生自我教育能力,使学生在实践活动中自觉和主动地学习,逐步成长为具有高尚职业精神和品格的护士。

四、职业精神教育的途径和方法

职业精神教育的途径和方法指职业精神教育中所采用的教育方式和手段。

（一）职业精神教育的途径

护士职业精神的培养是一个系统工程,贯穿于院校的思想政治教育、专业教育和人文素质教育的全过程之中。

1. **发挥人文社会科学课程群的作用** 专业教育与人文社会科学教育相结合是培养护理学专业学生职业精神的关键。人文社会科学直接关注人的精神世界,在形成和谐人格和陶冶情操方面具有独特作用。要充分发挥人文社会科学课程群的育人作用,构建以思想政治理论课、人文基础知识课和人文基本技能课为主体的护理职业精神教育课程群。注重各学科之间的交叉融合与渗透,注重学科内容的过渡和衔接,避免重复,提高教学效果。

2. **营造职业精神教育的校园文化环境** 作为职业精神培养的重要外部条件,应充分发挥校园文化的育人功能,重视校园人文和自然环境建设,积极开展校园文化活动。例如,利用校园展板和宣传栏弘扬优秀医护人员先进事迹;定期组织职业精神专题讲座,邀请学科知名人士分享职业精神心得;举办人文知识竞赛和演讲比赛等活动,让学生在健康高雅的校园文化氛围中受到职业精神的熏陶。

3. **重视学生职业精神的实践锻炼** 重视临床见习和实习活动的设计。在实践中,学生所遇到的问题,不仅有"是不是、对不对"的护理判断,还有"能不能、该不该"的护理伦理和价值判断,需要教师及时言传身教,使学生正确认识责任和学会沟通,真正做到尊重患者和尊重生命,把职业精神外化到护理行为中。社会实践活动也是学生职业精神培养的有效载体,组织学生积极参与医疗卫生行业相关的社会实践活动,在活动中培养学生的责任心、同理心和仁慈心,提高服务社会的能力,增强社会责任感和使命感。

（二）职业精神教育的方法

职业精神教育的方法指为实现职业精神教育的任务所采用的方式和手段。职业精神教育的方法有多种,并在教学实践中不断得到创新和发展。

1. **榜样示范法（role model demonstration）** 是指运用他人的模范行为和先进事迹影响受教育者的思想、感情和行为,以达到教育要求的方法。如国家卫生健康委员会联合媒体合作开展"寻找最美医生"大型公益活动,并举办"最美医生"颁奖晚会,组建先进事迹报告团进行巡回报告宣传先进典型,鼓励医务人员树立正确的职业观。在护理职业精神教学中,通过榜样示范法向学生传递职业态度、职业行为、职业道德品质和职业价值观。榜样示范法可应用于职业精神教育的正规课程、非正规课程和隐性课程中。

2. **经验传授法（imparting of experience）** 经验传授法可为学生提供一个完整的学习过程模型。该法强调在学习过程中"经验"的核心作用。可以请护理专家进行职业精神教育,优秀护士长和优秀护士进行职业经验交流,探讨护理事业的发展和护士职业价值,通过经验传授激发学生对护理工作的热情和愿望,使学生巩固专业思想,增强荣誉感和工作责任感。

职业精神教育的方法还有引导反思法和案例教学法,详见第八章第一节。

Note:

第二节　护理教育中的思想品德教育

士有百行,以德为先。护理教育中的思想品德教育具有重要意义,有其特定的任务、内容、过程、规律、原则、途径和方法。护理学专业的学生需要将品德修养作为立业之基,将职业道德规范转化为自身品德结构,成为具有全心全意为人民服务思想、以德为先和全面发展的高素质护理人才。

一、思想品德教育的概念和意义

(一)思想品德教育的概念

思想品德教育(ideological and moral education)是指教育者按照一定社会的要求和受教育者思想品德形成发展的规律与需要,对受教育者心理上施加影响,并通过其思想品德内部矛盾运动,使其养成教育者所期望的思想品德的活动。

(二)思想品德教育的意义

1. 对社会的意义　思想品德教育是各个社会共有的教育现象。思想品德是人个性结构中的核心因素与动力因素,影响着人的行为方式和智慧才能,人又是社会的支配力量和活动主体,培养人们具有先进的思想和高尚的道德,就能充分发挥精神力量对社会发展的促进作用。护理教育中的思想品德教育就是教育未来的护理工作者树立全心全意为人民健康服务的思想道德情感,救死扶伤,实行人道主义,为保障人民群众身心健康做贡献。

2. 对护理学专业的意义　护理学生是未来的白衣天使,肩负救死扶伤的神圣职责,其职业道德的优劣与服务对象的生命健康息息相关。只有具备了高尚的护理职业道德,对人的生命健康和生命质量抱有强烈的道德责任感的人,才能真正胜任现代整体护理工作,推动护理科学不断发展。

3. 对个人的意义　思想品德教育是促进人的全面发展教育的一个重要组成部分,在人的个性发展中也处于重要地位。人的心理面貌由两个基本方面构成:思想品德和智力才能。人的智力才能,体现在他具有什么样的为社会服务的本领,而人的思想品德,则表明他为社会服务具有什么样的人生理想,即通常所指的人的德与才。在这两方面中,德起着灵魂和统帅作用,因此也是教育的最高目的。

在"大思政"理念背景下,将思想品德教育元素贯穿于医学基础课程、护理专业基础课程、专业必修课和选修课、实验室学习及临床实习等教学环节,将教学内容与爱国主义教育、价值信仰引领、职业道德教育、科学精神培育和传统文化陶冶相结合,在专业课程中嵌入人文知识,在操作技能中渗透关爱品质,以专业知识为载体,融入德育内容,不仅有助于培养学生的家国情怀、社会责任感和良好的道德规范等,也能为护理专业知识注入新的意义与活力。

二、思想品德教育的任务和内容

(一)思想品德教育的任务

思想品德教育的任务是教育者通过思想品德教育活动在促进学生思想品德形成发展上所要达到的规格要求或质量标准。

思想品德教育的任务是根据教育目的确定的,反映了社会政治经济要求。在护理教育中,思想品德教育的任务既要根据培养德智体美劳全面发展的社会主义建设者和接班人在思想品德方面的要求确定,反映建设高度文明和民主的社会主义现代化国家的总任务要求,又要反映专业价值观和职业道德方面的特殊培养要求。同时,还应考虑学生思想品德形成和发展的规律以及不同年龄阶段学生的知识水平和身心发展特点。现阶段,护理教育中的思想品德教育任务主要包括:

1. 培养学生具有坚定正确的政治方向和社会主义道德品质及科学世界观　坚定正确的政治方向就是要教育学生坚持社会主义道路,信仰马克思列宁主义和毛泽东思想;要立志为人民服务、为社会主义祖国建设服务。作为护理学专业的学生,要热爱专业,学好专业知识,为我国的护理事业奉献力量。

培养学生的社会主义道德品质,就是培养学生爱祖国、爱人民、爱劳动、爱科学和培养优良品德、高尚情操及各种文明行为习惯。

世界观的形成是长期的和艰巨的任务。要教育学生学会用辩证唯物主义和历史唯物主义的基本观点认识和分析问题,培养实事求是的作风,养成尊重科学的态度,引导学生树立正确的是非观念,在积极改造客观世界的过程中,自觉地改造主观世界,通过长期的学习和实践,逐步形成科学的世界观。

2. **培养学生的道德思维和道德评价能力**　思想品德教育的任务包括与一切腐朽、不良的思想和行为作斗争。为此要培养学生道德思维和道德评价能力,以识别和抵制各种腐朽思想的侵蚀。要注意发展学生对纷繁复杂的社会现象的观察、比较、分析、综合、抽象及概括的能力,教给学生正确的思想方法,使学生科学辩证地思考政治问题、社会问题和人生问题,正确地理解道德的社会意义,将社会主义核心价值观内化于心、外化于行,成为自己的价值追求和自觉行动。

3. **培养学生自我教育的能力和习惯**　培养学生自我教育的能力,即教会学生自我修养的方法,形成自我认识、自我陶冶、自我监督、自我改造以及自我评价的能力,并持之以恒地付诸行动,逐渐形成自觉的行为习惯。

4. **培养学生高尚的职业道德**　职业道德是一个人的世界观、人生观和道德观最直接、最现实的反映。护理职业道德要求护理工作者以"促进健康、预防疾病、恢复健康和减轻痛苦"为崇高的护理目标,不仅要有精湛的技术,更要有高尚的道德。要引导学生认识护理学专业的社会价值,自己对社会和对患者所承担的责任和义务,遵循职业道德的准则和规范,树立为保护人类的生命与健康献身的信念和精神。

（二）思想品德教育的内容

思想品德教育要紧紧围绕坚定学生理想信念,以爱党、爱国、爱社会主义、爱人民和爱集体为主线,围绕政治认同、家国情怀、文化素养、宪法法治意识和道德修养等重点内容,系统进行中国特色社会主义和中国梦教育、社会主义核心价值观教育、法制教育、劳动教育、心理健康教育和中华优秀传统文化教育。现阶段,护理教育中的思想品德教育内容主要包括:

1. **政治思想教育**　包含马克思列宁主义、毛泽东思想、邓小平理论、"三个代表"重要思想、科学发展观、习近平新时代中国特色社会主义思想教育内容。这些重要思想和理论是科学的世界观和方法论,是培养学生科学的世界观和社会主义道德品质的理论基础,因而也是护理教育中思想品德教育的核心内容。要引导学生努力掌握马克思主义的观点和方法,自觉坚持历史唯物主义和辩证唯物主义,深刻理解并正确回答我国社会主义建设中提出的重大理论问题,正确认识和处理个人和社会的关系,成为信念坚定、独立思考及勇于献身的社会主义新人。

2. **爱国主义教育**　是指人们对自己祖国的热爱,是一种为祖国的独立、建设、发展和强大而奉献的崇高精神,是一个国家的人民最强大的凝聚力,是促进国家发展的巨大动力。向学生进行爱国主义教育要加强革命传统教育,倡导民族奋发精神,增强民族自尊心、民族自信心和民族自豪感。

3. **理想信念教育**　是培养学生具有正确的世界观、人生观和价值观的教育。向学生开展辩证唯物主义和历史唯物主义观教育,中国革命、建设和改革开放的历史教育,科学发展观教育等,使学生正确认识社会发展规律、国家的前途命运和自己的社会责任,树立积极的护理职业价值观,把人民群众生命安全和身心健康放在首位,把护理职业理想和道德追求融入国家建设,确立实现中华民族伟大复兴的共同理想和坚定信念。

4. **道德品质教育**　指以社会主义、共产主义的道德规范和行为准则教育学生,帮助学生形成高尚的道德情操,促进其情感、意志和行为习惯的形成与发展。主要内容包括人道主义教育、公民道德和社会公德教育、社会主义人际关系教育、诚信教育和职业道德教育等。

5. **民主法制教育**　是为了培养学生具有正确的民主观念、法制观念和纪律观念。民主教育要教育学生懂得什么是社会主义民主,怎样发展社会主义民主;法制教育要使学生掌握我国宪法和法律的基本精神和内容,增强法律意识,养成自觉遵法、守法和维护法律的行为习惯,同违法行为作斗争。纪律教育要引导学生正确理解自由与纪律的关系,养成自觉遵守纪律的习惯。

6. 心理健康教育　即引导学生掌握心理健康知识,懂得心理健康标准,养成良好的个性心理品质,学会正确地认识自我、评价自我和控制自我;客观的认识和评价现实,学会适应现实;正确对待学习生活中的困难和挫折,完善自身的心理防御机制,增强在挫折和心理冲突面前的应对能力。

三、思想品德教育的过程

(一) 思想品德教育过程的概念

思想品德教育过程(process of ideological and moral education)是指教育者根据一定社会的要求和受教育者思想品德形成的规律,对受教育者有目的地施加教育影响,通过受教育者的积极作用,把一定的社会思想准则和道德规范转化为个体思想品德的过程。

(二) 思想品德教育过程的基本规律

1. 思想品德教育过程是培养学生知、情、意和行的过程　学生的思想品德是由知、情、意和行4个要素构成的,因而思想品德教育过程就是培养学生的知、情、意和行的过程。

知,指道德认识(moral cognition),是人们对是非、善恶及荣辱的认识、判断和评价。学生思想品德的发展,如同智力的发展一样,是离不开认识的,只是认识的对象和要求不同,侧重于认识社会生活及其规律,认识人与人、个人与社会之间的关系,要明是非、分善恶、辨美丑、识荣辱,以便确定自己对客观事物的主观态度和行为准则。一般而言,学生的认识愈全面、深刻,他们的道德观点就愈明确、坚定,并有助于这些逐步转化为他们的信念。

情,指道德情感(moral feeling),是人们对事物的爱憎、好恶的态度。它是伴随着人们的道德认识而产生和发展的,对道德行为起着巨大的调节作用。当学生在某个道德问题上产生了情感,有了强烈的爱憎和好恶时,就会成为一种巨大的力量,推动他们对事物采取追求或舍弃、赞成或反对、适应或改造的行动;相反,如果学生对某事物缺乏必要的情感体验时,他的认识往往就停留在口头上。所以,在思想品德教育过程中,培养道德情感也是重要的一环。

意,即道德意志(moral will),指人们为实现一定的道德目的、道德行为所做出的自觉的、坚持不懈的努力。道德意志是调节道德行为的精神力量。道德意志薄弱的学生在行为上缺乏毅力,一遇困难便动摇不前,在品德修养上进步慢而且易反复。而道德意志坚强的学生则往往能经受考验,坚持履行正确的道德规范,对自己的缺点一旦认识,改正也快。所以在思想品德教育过程中,要重视对学生道德意志的培养。

行,指道德行为(moral behavior),是人们在道德规范的调节下,在行动上对他人和对社会做出的反应,也是人们道德水准高低的重要标志。评价一个人的思想品德,不是取决于他的言论是否动听,而是取决于他的行为是否高尚,是否对社会有益。在思想品德教育过程中,要重视道德行为的培养,教育学生言行一致。为此,不仅要注意道德观念的灌输,提高道德行为的自觉性,而且还要特别注意培养学生的道德信念。因为道德信念已不是对道德的一般了解,它是深刻的道德认识、深厚的道德情感和坚强的道德意志的"合金",它在道德认识转化为道德行为的过程中起着积极的推动作用。

在思想品德发展过程中,知、情、意和行几方面既相对独立,又相互联系、相互影响、相互渗透和相互促进。其中知是基础,行是关键。因此,在思想品德教育过程中,应在知、情、意和行方面同时对学生进行培养教育,以促进学生品德、情感、意志和行为的全面和谐发展。

2. 思想品德教育过程是学生在活动和交往中接受多方面影响的过程　思想品德教育过程是道德的社会传递过程。但是,社会道德规范作为一种社会思想体系和一种意识形态不会自动作用于人,只能在人与人的交往中,在人们接触这种思想体系和意识形态的社会实践活动中得到传递。因此,活动和交往是形成学生思想品德的源泉。但是,活动与交往的性质、内容和方式对人的影响性质和作用也不同,并不是任何活动和交往都是符合思想品德教育过程要求的。因此,应在教育者指导下,根据思想品德教育的任务组织开展活动与交往,使之始终具有正确的思想方向性,保证学生的思想品德按社会主义方向健康成长。

3. **思想品德教育过程是促进学生心理内部矛盾运动转化的过程** 学生的品德是在不断产生和不断解决其主体品德内部矛盾斗争中形成发展的。因此,教育者的任务是自觉地运用主体品德内部矛盾运动的规律,根据学生已有的品德状况和内部矛盾,根据学生的社会生活经验、兴趣、爱好、能力、气质及性格,有目的、有计划地提出系统的教育要求,以引起学生主体品德内部的系列化的和不断深入的矛盾运动,并充分发挥学生的积极性和主动性,启发引导、说理教育、长善救失、因材施教,掌握其矛盾转化的时机和条件,促进、加速学生品德内部矛盾斗争及顺利转化,发挥学生自我品德教育的作用,使学生向着思想品德教育要求的方向发展。

4. **思想品德教育过程是教育与自我教育的统一过程** 思想品德的形成,从根本上说,是受外部影响形成的,但学生不是消极地和被动地接受影响。任何外在的教育都必须经过受教育者的内化才能发生作用。而思想品德一经形成,就具有相对独立性,赋予个体自我教育能力,使之能自觉提高自我品德修养,对自己的思想行为作出选择、控制、调节和评价。因此教育与自我教育相结合,就是要发展学生的自主意识,激发学生自我教育的要求,培养学生自我教育能力。

5. **思想品德教育过程是长期、反复和不断提高的过程** 思想品德作为一种稳定的心理特征,其形成必然要经过长期的、反复的教育和培养。不能认为学生按照教师的要求完成了某个道德行为,就断言他已经形成了相应的道德品质,因为道德行为习惯的养成需要经过长期反复的过程。人的思想品德、心理结构形成后并非固定不变的,而是在外界作用下不断改变,以适应客观世界的变化。因此,从这个意义上说,思想品德教育过程永无终结。

四、思想品德教育的原则

（一）思想品德教育原则的概念

思想品德教育原则(principles of ideological and moral education)是实施思想品德教育所必须遵循的基本要求,是处理思想品德教育过程中的各种关系和矛盾的基本准则。思想品德教育内容的确定、途径和方法的选用,都应遵循德育原则。

（二）思想品德教育的基本原则

1. **共产主义方向性与社会主义现实性相结合的原则** 指在思想品德教育过程中,既要用共产主义思想体系教育学生,又要从社会主义初级阶段的现实出发,实事求是,讲求实效。贯彻这一原则要求必须以马克思主义为指导,使思想品德教育的内容、方法及形式等都符合社会主义教育目的和思想方向,并使其变成学生的内在要求。

2. **理论与实际相结合的原则** 指教师在思想品德教育中要做到既要重视对学生进行正确的理论教育,又要引导他们参加社会实践锻炼,把理论教育和生活实践、提高学生的思想认识和培养学生的道德行为结合起来,使他们成为言行一致的人。贯彻这一原则要求必须在切实提高学生思想认识的基础上,组织各种实践活动,为学生创造道德行为锻炼的机会和环境,在实践中加深认识,增加情感体验,磨炼意志,形成知行统一、言行一致和表里如一的优良品质。

3. **正面教育与纪律约束相结合的原则** 指在思想品德教育过程中,既要用事实和道理进行正面疏导,调动学生接受教育的内在积极性,又要进行必要的纪律约束,督促其严格执行。贯彻这一原则,要以理服人,启发自觉;要把正面教育与建立必要的规章制度结合起来,使学生的行为有章可循,将正面教育有效地落实到行动中。

4. **发扬积极因素、克服消极因素的原则** 指对学生进行道德教育,启发学生自我教育的积极性,依靠和发扬学生思想品德中积极向上的一面,克服消极落后的一面,长善救失,因势利导,提高学生的政治思想觉悟。贯彻这一原则,就要全面地评价学生,既要善于发现他们的积极因素,又要注意分析消极因素,扬长避短;根据学生的特点,因势利导,使学生把旺盛的精力投入积极的和有意义的活动中,逐步形成优良品质。

5. 严格要求与尊重信任相结合的原则 严格要求是指要求学生遵循思想品德教育提出的各种要求,同时又在学生已有的思想和道德水平基础上不断提出更高的要求,促使学生产生心理内部矛盾。尊重信任学生是对学生的真诚关怀与爱护,相信他们能够通过自己的努力,不断求得进步。严格要求是以尊重信任为前提的,护理教师要与学生建立平等和互助的新型师生关系,尊重学生的人格、兴趣和爱好,信任学生的能力和力量,在此基础上根据护理思想品德教育目标和学生已有的品德水平,提出正确、合理和具体的严格要求,发现缺点和错误时及时进行批评教育,达到尊重信任与严格要求的有机统一。

6. 集体教育与个别教育相结合的原则 指在思想品德教育过程中,教育者既要教育集体,培养集体,并通过集体的活动、舆论、优良风气和传统教育个人,又通过教育个人影响集体的形成和发展,把教育集体和教育个人辩证地统一起来。

青年学生是未来的建设者,我国的社会主义事业要求必须把他们培养成为集体主义者,而集体主义思想只能通过集体教育才能培养起来。学生集体是学生社会关系的重要方面和活动交往的主要环境。因此,学生集体对学生思想品德的形成具有特殊作用。教育者影响个别学生,首先要去影响学生所在的集体,充分发挥集体的教育力量,通过集体再去影响个别学生,使教育集体和教育个人同时和平行地进行。苏联教育家马卡连柯称此为平行影响原则。

贯彻这一原则,首先必须培养和建立一个优良的学生集体,开展集体活动,形成共同的目标和正确积极的集体舆论,培养优良的班风和健康的班级群体心理。其次,护理教师要加强个别教育,针对不同学生的特点,提出不同的教育要求,采取不同的教育方式,既依靠集体来教育个人,又通过学生个人来影响集体,推动集体前进。

知 识 链 接

集 体 教 育

有一天,队员彼特连柯上班迟到了。马卡连柯得知后,没有把他立刻找来训斥一顿或给予惩罚,而是把彼特连柯所属分队的队长叫来,对队长说:"你的队里有人上班迟到。""是的,彼特连柯迟到了",队长答。"以后不要再有这样的情况。""是,以后不会有了。"

可是彼特连柯第二次又迟到了,马卡连柯仍然不把他本人找来,而是把全分队集合起来,责备他们说:"你们分队的彼特连柯第二次迟到了。"

马卡连柯责备了全分队,分队集体答应保证以后不会再有这样的情形。散会后,分队立刻教育彼特连柯,并对他说:"你上班迟到,这就等于说我们全分队都迟到了。"分队向彼特连柯提出了许多严格的要求,而彼特连柯也在集体的影响下,逐渐克服了迟到的现象。

7. 教育影响连贯性与一致性的原则 教育影响的连贯性指学校思想品德教育要按照一定的目标有计划、有系统地进行;教育影响的一致性指来自各方面的教育要求能够统一起来,形成教育的合力。

学生思想品德的形成和发展是一个长期的、经历许多阶段的过程。对不同阶段的教育要求、内容和方法应当有所不同,但总的方向上应该是始终一贯的,各阶段教育应互相衔接,有计划、有系统地进行,并且学生会受到多方面的影响。这些影响往往是不一致的,有可能抵消教育的作用。因此,思想品德教育要力求保持校内各方面教育要求的一致,在此基础上,密切联系家庭和社会,使之与学校教育紧密配合,形成统一的教育力量。

8. 教育与自我教育相结合的原则 指在学校思想品德教育过程中,既要发挥教育者的主导作用,积极地对受教育者进行品德教育,又要发挥受教育者的主观能动性,使其自觉主动地进行自我品德教育或品德修养,最终目的是使受教育者能自觉主动地进行自我品德教育和自我品德完善,亦即所谓"教,是为了不教"。因此,护理教育工作必须发挥教育者和受教育者双方的积极性,把教育和自我教育结合起来。

五、思想品德教育的途径

思想品德教育的途径是实现思想品德教育任务和内容的具体渠道,是思想品德教育的组织形式。

（一）学科教学

学科教学包括专门学科教学,如高等医学院校护理学专业开设的护理伦理学课程,以及渗透在其他科目教学中的思想品德教育,如在护理学基础的教学中,教师在讲授或示范护理操作时,强调与患者的沟通和对患者的关怀,强调查对制度及对工作的责任感和慎独品质的意义。

（二）课外活动

课外活动是指课堂教学以外的各种教育教学活动,如各种兴趣小组和文体活动等,是课堂教学的延伸和补充,课外活动突破了课堂进行思想品德教育的局限,寓乐于教,学生乐于接受。

（三）社会实践活动

社会实践类课程,要注重教育和引导学生弘扬劳动精神,将"读万卷书"与"行万里路"相结合,扎根中国大地了解国情民情,在实践中增长智慧才干,在艰苦奋斗中锤炼意志品质。学校要有计划地组织学生走出学校,走进社会,开展各种形式的道德实践活动,如开展社会调查、社会公益活动、生产性勤工俭学和志愿者活动等。

（四）临床学习活动

专业实验实践课程,要注重学思结合和知行统一,增强学生勇于探索的创新精神和善于解决问题的实践能力。护理学专业学生的临床学习活动主要包括见习和实习。在教师指导下,学生通过参与各项临床护理工作,认识服务对象的独特性和需求,认识护理工作的性质和意义,明确自己的责任重大;养成严谨负责、一丝不苟的工作作风,培养尊重和爱护患者的职业道德情感,为形成良好的职业道德品质奠定基础。

六、思想品德教育的方法

思想品德教育的方法是指教育者为了实现思想品德教育任务所采用的方式和手段,主要有以下几种:

（一）说服教育法

说服教育法（persuasion method）是通过摆事实、讲道理,启发和引导学生,使之心悦诚服地接受或改变某种道德观念或信念,进而指导行为实践的教育方法,是思想品德教育的基本方法,运用最为广泛,并渗透到德育的各种途径和方法中。说服教育可以采取讲解、报告、谈话、讨论、辩论和阅读指导等多种方式进行。

（二）榜样示范法

详见本章第一节。

（三）实践锻炼法

实践锻炼法（practical tempering method）是有目的地组织学生参加各种实践活动,以培养他们优良的思想品德和行为习惯的教育方法,是思想品德教育的基本方法。在思想品德的形成中,知是基础,没有知,行就是盲目的,但行是思想品德形成的标志,必须重视培养学生的道德行为,使理论与实践、知与行统一起来,这就需要实践锻炼。通过实践锻炼,可以深化道德认识,锤炼意志品质,使优良的思想品德得到巩固。

Note:

（四）情感陶冶法

情感陶冶法（method of emotional molding）是指通过创设和利用有教育意义的情境对受教育者进行积极影响的教育方法。不同于直接传授，陶冶给学生以潜移默化的影响，需要较长时间才能逐步达到预期的目标，陶冶一旦奏效，就已深刻影响学生的思想情感和性格特征，所形成的思想品德比较持久。情感陶冶法主要有 3 种方式：人格感化、环境熏陶和艺术陶冶。

（五）自我修养法

自我修养法（self-discipline method）是指在教师指导下，学生对自己的思想品德行为进行自我教育和自我提高的方法。在运用时应注意：激发学生自我教育的愿望，培养学生自我教育的自觉性；指导学生掌握科学的自我修养标准，并运用标准对自己的行为进行道德评价，以提高自我评价能力；创设有利于自我修养的情境，让学生进行道德情感体验；创造机会让学生广泛接触社会，积极参加社会活动和护理学专业实践活动，在实践中增强自我修养的信心和自我修养的能力与习惯。

（六）品德评价法

品德评价法（appraisal of moral character）是对学生品德给予肯定或否定，以促使学生发扬优点、改正缺点，鼓励学生不断上进的一种教育方法。品德评价的方式多种多样，主要有表扬与奖励、批评与惩罚、操行评定等。

知 识 链 接

陶行知的"四颗糖"

一次，陶行知看到一个学生用泥块砸同学，当即制止，让他放学后到校长室。陶行知来到校长室，这个学生已等在门口准备挨训了。没想到陶行知却给了他 1 颗糖："这是奖给你的，因为你很准时，我却迟到了。"学生惊疑地瞪大了眼睛。陶行知又掏出第 2 颗糖说："这第 2 颗糖也是奖给你的，因为我不让你再打人时，你立即就停止了。"接着陶行知又掏出了第 3 颗糖："我调查过了，你砸的那些男生，是因为他们不遵守游戏规则，欺负女生；你砸他们，说明你很正直善良，而且有跟坏人作斗争的勇气，应该奖励你啊！"学生感动极了，哭着说："陶校长，你打我两下吧！我错了，我砸的不是坏人，是自己的同学……"陶行知这时笑了，掏出第 4 颗糖："因为你正确地认识错误，我再奖励你 1 颗糖……我的糖分完了，我们的谈话也结束了。"

第三节　护理教育中的人文关怀教育

护理学专业是所有医学和医学相关类专业中人文性最强的专业。关爱是护理学专业的核心和精髓。护理教育中的人文关怀教育至关重要，它通过其特有的任务、内容、原则、途径和方法，引导护理学专业的学生学会以服务对象的健康为中心，在为他们提供必需的护理技术服务之外，还能提供精神、文化和心理等人文方面的支持。

一、人文关怀教育的概念和意义

（一）人文关怀教育的概念

护理教育中的人文关怀教育（humanistic care education）是指培养学生的人道主义精神和人文关爱情怀，使之能够感受、理解并致力于满足护理对象身心健康与实现自我生命价值的渴望和需求的教育。

（二）人文关怀教育的意义

1. 促进学生对专业本质的理解　通过人文关怀教育使学生深刻认识护理学专业的核心价值是

关怀、尊重和帮助,不仅关注患者躯体疾病,还能理解他们的疾痛体验,给予心灵抚慰。面对医学技术的局限性,很多健康问题不能依靠单纯的技术手段解决,还需要人性的关怀,帮助患者减轻身心痛苦。所以,要使学生深刻领悟护理学专业的崇高,更加热爱专业。

2. 促进和谐护患关系的构建　通过人文关怀教育培养学生的人文关怀品质,使学生深刻地感悟生命的价值和人性的崇高,树立满足护理对象关怀需求的责任意识和人道主义信念,提升护患沟通能力,建立良好的护患关系。

3. 促进学生人格的完善　人文关怀教育的实质是人性教育。通过多种途径,如广博的文化知识滋养、高雅的文化氛围陶冶、优秀的文化传统熏染和深刻的人生实践体验等,提升学生的人性境界,使学生善待自己、他人和环境,充分理解人生的意义,愿意把个人人生价值的实现与社会价值的实现统一起来。

二、人文关怀教育的任务和内容

(一)人文关怀教育的任务

1. 形成学生的人文关怀理念　通过人文关怀教育,使学生感悟人的生命价值和人性崇高,形成敬畏生命、尊重生命、关爱生命和救治生命的专业责任意识,并在行为上体现出关爱护理对象生命健康的职业道德情怀和为人类健康事业献身的敬业精神。

2. 发展学生人文关怀的能力　通过人文关怀教育,使学生逐步习得护理人文关怀能力,包括察觉、感知、理解和分析护理对象的关怀需求,并依据护理对象的社会角色、文化背景和个性特征等特性,因人而异地实施关怀照护的关怀行为能力。

(二)人文关怀教育的内容

1. 职业道德教育　职业道德是学生在护理职业领域内处理各种道德关系的职业意识和行为规范。职业道德的培养是护理人文教育的核心内容(详见本章第二节)。

2. 生命关怀教育　是直面生命和死亡问题的教育,包括生命神圣性教育、生命责任意识教育、生命价值教育和死亡教育等,使学生学会敬畏生命和善待生命,辩证统一地看待生命价值和生命质量,树立保护生命和维护生命尊严的责任意识。在职业生涯中对患者抱以深切同情,尊重患者的意愿和选择,关爱患者的生命健康,努力为患者提供抵达心灵的人文关怀。在保证生命价值和生命质量的前提下,推动人类生存价值和生存质量的提升。

3. 健康教育　健康教育是护理人文教育的重要组成部分,具体内容详见第十一章。

4. 终极关怀教育　即对人的最高需要——自由和幸福予以真诚的、有始有终的、彻底的关心、爱护和帮助,是对人生终极价值的关怀。引导学生确立终极关怀是人文关怀教育的最终使命。从素质的全面发展角度看,就是帮助学生建构理想、信念和信仰,成为精神家园完整的人,能从理智与情感的高度统一中形成满足高层次需要的责任感和爱心,并体现在社会和工作职能中,从而使自己的生命潜能的开发和精神力量的发挥获得源源不断的思想和精神上的强大支持,更好地促进生命的健康发展。

三、人文关怀教育的原则

人文关怀教育的原则(principles of humanistic care education)是实施人文关怀教育过程中所遵循的基本准则,主要包括:

1. 自主性原则　护理人文关怀教育是促进学生自主构建人文关怀人格特质和行为反应模式的过程。学生既是教育的对象,又是自我教育和发展的主体。因此,在人文关怀教育过程中必须坚持学生的主体地位,尊重学生的意愿和需要。教育者所采取的教学策略和方法都应该围绕主体,发挥学生的主体能动性,激发学生完善自身人文关怀品质的道德需要,促使学生主动体验情境、分析观点、生成感悟和表现关怀,最终达到自主选择和认同人性-利他主义价值体系。

Note:

2. **渗透性原则** 人文关怀品质的实质是个体内在的道德品质和人格特征,简单的理论说教较难奏效,需要多管齐下,通过显性课程和隐性课程、课堂教学和课外活动、校园文化和社会实践等各种形式,将人文关怀教育的内容渗透到学生的学习和生活的细节,潜移默化地影响学生的思想、情感、心灵和行为,使他们不断地向着护理人文关怀教育目标靠近。

3. **情感性原则** 指教育者在人文关怀教育中,应对受教育者抱以真挚的情感,形成平等关爱的师生关系;不断地改进教学方法与手段,以关爱为基础,做到以理导人和以情感人,使教学过程成为师生之间相互关爱和理解、心灵沟通与分享的过程,以唤醒学生人性中积极和向善的正能量,取得人文关怀教育的良好效果。

四、人文关怀教育的途径和方法

人文关怀教育的途径和方法指人文关怀教育中所采用的教育方式和手段。与职业精神和职业道德的培养基本相同,护理人文关怀教育的实施途径包括专门的人文课程教学、各科教学中的人文精神渗透、多样化人文活动的感悟、临床学习、社会实践和校园文化陶冶等。护理人文关怀教育方法较常用的有榜样示范法、叙事教学法和模拟教学法等(详见第八章第一节)。

第四节 护理教育中的思维品质教育

思维是人脑以已有的知识为中介,对客观现实的概括的和间接的反映。思维品质是衡量一个人的思维发展水平的重要指标。护理教育中的思维品质教育包括意义、原则、内容、途径和方法。护理学专业的学生不仅需要培养优良的思维品质,更需要将其运用到学习和工作中。

一、思维品质教育的概念和意义

(一)思维品质教育的概念

1. **思维品质** 是指个体在思维活动中的智力特征上的差异。它是衡量一个人思维发展水平的重要指标。思维品质主要包括思维的广阔性、批判性、深刻性、灵活性和敏捷性。

2. **思维品质教育**(thinking quality education) 是指通过学校教育,有目的、有组织、有计划地传授科学思维的知识和技能,培养学生优良思维品质的活动。

(二)思维品质教育的意义

1. **对个体的意义** 思维品质表现在人的各种思维活动中的能力状态,既以人的神经系统为基础,又与个体的学习训练和实践活动密切相关,决定了人的创新和解决问题的能力。因此,提高思维品质是促进和提升学生创新能力的根本途径,且有助于学生进行独立的思考,正确的分析、判断和选择,从而形成主体人格和多元个性。此外,思维品质是个体自主学习能力的核心,能促进学生自主学习能力的发展,从而提高他们适应未来社会的能力。

2. **对专业的意义**

(1)有利于发展护理学科理论:现代护理学科理论体系的建立和发展过程,是护理工作者运用护理思维、发现护理规律、解释和解决护理现象与问题的过程,是科学思维服务于护理学研究与实践的成就。

(2)有利于提高护理实践中的决策水平:决策是一种重要的思维活动,从护理政策的制定和护理管理中的决策,到临床护理工作中每个护理干预措施的决策都贯穿着护理思维的活动。良好的思维品质有助于提高决策的科学性和正确性,从而提高护理服务的质量效益。

(3)有利于提升护理科学研究的质量:护理科学研究的任务就是探索和认识未知的护理现象和规律。良好的思维品质有助于发现有价值的护理研究问题,科学地设计研究方案,严谨地落实研究计划,最终取得高品质和创新性的护理研究成果。

Note:

二、思维品质教育的原则和内容

（一）思维品质教育的原则

思维品质教育的原则（principles of thinking quality education）是护理思维品质教育过程中应该遵循的基本准则。

1. **思维教育目标与思维活动设计相统一**　思维品质在思维活动中形成，又总是在思维活动中得到优化。特定思维品质的优化还依赖特定的思维活动过程，因此，护理思维品质教育要根据思维教育的具体目标设计思维活动，努力让学生的思维动起来。

2. **发展思维和知识教学相结合**　知识和思维之间既有区别又紧密联系。一方面知识不等于思维，书本知识多的人不一定有优秀的思维品质。另一方面，思维品质是以科学的知识结构为基础，并在学习运用知识过程中提升的，特别是专业知识基础对发展学生专业评判性思维和整体思维必不可少。因此思维品质教育应与学科知识和技能的教学相互渗透、紧密融合。

3. **隐含性与直观性相统一**　由于思维常隐含在知识的背后，知识教学虽然蕴含着思维，但如果不是有意识地把思维作为教学内容，学生往往只注意外部的知识，忽略了内部的思维。因此思维品质教育应注意采用感性、形象和具体的事物或例证把隐含在知识背后的思维方法和技能凸显出来，促进学生的领悟和积累。

4. **发展思维与社会实践相结合**　实践活动是学生学思维和用思维的重要形式。思维品质教育要不断拓展学生的实践领域。学生在参与各类实践活动中，开阔眼界、丰富阅历和积累经验，习得认知技能，思维能力得到充分锻炼，思维品质也不断优化。

（二）思维品质教育的内容

1. **培养健全的思维主体**　是护理思维教育的重要内容，包括以下方面：

（1）积极的思维需要：思维需要是启动思维的直接动力，可以使思维主体更自觉地从事思维活动，也使主体思维的积极性、主动性和创造性得以增强。思维需要的产生来自问题，来自人的好奇心和成就动机，因此需要培养学生的好奇心、质疑态度和成就动机。

（2）强烈的问题意识：思维以问题意识为前提。当主体遇到问题或发生困惑，就会开启思维、运用思维。所以培养思维主体，关键是设置问题，让主体的思维拥有压力和吸引力。

（3）全面的思维形式：思维形式是思维活动的工具。完整的思维形式包括表象、语言、概念、判断和推理。优化思维形式有助于提高主体的思维水平和学习效果。

2. **系统的思维能力**　个体的思维差别主要是思维能力的差别。发展系统的思维能力是个人成长的主要方面。学术界将思维能力细分为多种，如观察能力、想象能力、分析能力、比较能力、归纳概括能力、抽象能力、演绎能力、转化能力、质疑能力和反思能力等。这些能力是一个系统，相互渗透和补充，形成完满的思维能力，互相配合方能解决各种问题。

3. **科学的思维方式**　思维方式是指人们反映事物、思考问题的角度、方法及特征，是主体反映客体的习惯性思维模式，是思维活动沉淀下来的稳定的格式，是思维品质的内核。科学的思维方式可以改善思维的品质，构成学生自身健康和全面发展的基础，帮助学生解决实践活动中的各种问题，协调各种复杂的社会关系，提高学习和工作的效率，塑造完善人格。

三、思维品质教育的途径和方法

（一）思维品质教育的途径

1. **课堂教学**　是培养学生思维品质的主要途径，包括开设专门的思维品质教育课，如院校开设评判性思维、护理临床决策等课程，以及专门的思维训练课程，或将思维品质培养有机渗透在各专业

Note：

课中。通过这些课程使学生从理论上和训练中熟悉思维的形式、方法和技巧。

2. **临床实践教学**　指导学生在临床见习和实习中,以问题为导向,多观察临床现象,多思考护理问题,多锻炼思维方法,多关注思维流程,多反省思维策略,把临床实践过程变成提升思维品质的过程。

3. **营造促进思维发展的校园学术环境**　宽容和民主的学术环境是创新思维和评判性思维等科学思维方式发展的温床。要为学生的自由思考创设和谐和宽容的环境,包括建立平等的师生关系,营造民主和自由的学习氛围,允许学生充分表达观点和大胆质疑权威等。

（二）思维品质教育的方法

由于思维品质教育的特殊性,需要教师把学生思维品质培养纳入教学目标中,探索思维品质培养的规律,改革创新教学策略和方法。

1. **以疑引思法**　例如头脑风暴法,教师课前精心准备具有启发性和挑战性的开放式问题,变"是什么"的知识为"为什么"的知识。课上将学生分成小组,鼓励畅所欲言,充分讨论问题,提出尽可能多的解决问题的新思路,引导学生经过分析比较,选出最佳的解决问题方案。这些最佳方案往往是多种创新思维产物的优势组合,是学生集体智慧综合作用的结果。类似的方法还有开放式问题提问法和车轮式问答法等。

2. **以述促思法**　例如概念阐述法,概念阐述是反映事物本质属性的一种思维形式,从结构上讲,概念是思维的基本单位;从功能上讲,概念是正确思维的基本条件。概念阐述法要求教师在讲授每一个概念时,都给予学生思考的时间,鼓励学生运用已掌握的知识进行概念的解释。类似的方法还有概念图法、思维图法和反思日记法等。

3. **以辩激思法**　例如小组讨论法,教师设置争议性问题,学生分小组组织材料和积极发言,教师在讨论过程中鼓励学生大胆阐述自己的观点,并对其他小组的观点予以分析、质疑、推理和评价,并通过反省认知修正和完善自己的观点。类似的方法还有小组辩论法、即兴演讲法和反思讨论法等。

4. **以例启思法**　即案例教学法,这种方法对改善学生的思维品质具有重要价值。运用时要注意:选择的案例要有典型性;教师要引导案例讨论的方向,聚焦培养思维品质;学生要具备一定的知识基础和实践经验。

5. **以行践思法**　例如角色扮演法,即让学生在特定的模拟情境中扮演角色,通过换位思考和移情作用,启发及引导学生共同探讨情感、态度、价值观以及解决问题的策略,达到情感领域更高层次的目标。同时通过观察学生在角色扮演过程中以及表演后的表现,可以发现学生理论知识的掌握水平、获取的经验、技能的熟练度以及言语表达能力、处理问题的能力等。类似的方法还有实践反思讨论法、访谈法和模拟问题教学法等。

第五节　护理教育中的审美教育

没有美育的教育是不完整的教育。审美教育是对护理学专业学生进行全面发展教育的重要组成部分。审美教育可以培养和强化学生对美的感知力、想象力,丰富学生的情感,拓展其精神世界。护理教育中的审美教育包括意义、任务、内容和原则等。

一、审美教育的概念和意义

（一）审美教育的概念

审美教育（aesthetic education）,又称美学教育,简称美育,是培养学生具有正确的审美观点和感受美、鉴赏美、创造美的能力的教育。

（二）审美教育的意义

1. **审美教育是对学生进行道德教育必不可少的环节**　审美教育将思想品德教育作为自己的重

要内容和目的;思想品德教育则以审美教育为重要方法和手段。道德教育的实践证明,只有把道德规范的要求转化为人们内心的信仰、情操或精神境界,从内在情感上心甘情愿地按道德规范修身行事时,人的道德信念才是坚定的,道德教育也才是彻底的。要做到这一点,最有效的办法便是以美引善。在审美教育中,道德理想和规范都以生动感人的形象出现,不知不觉地作用于被教育者的心灵,使之对相应道德作出审美评价。道德教育只有达到这一点,才最终完成。

2. 审美教育有益于学生的智力开发　审美教育能够开发大脑右半球,促进学生形象思维能力提高、空间知觉和时间知觉的辨认系统发育,还能够有效地培育智能发展所必需的审美情感和想象力,这对于从事创造性活动起着巨大的推动作用。

3. 审美教育对护理学专业的特殊意义　护理工作就是追求美和创造美的过程,具有美的性质。例如创设优雅的环境,能使患者减轻心理压力,积极配合治疗。护理人员本身应具备美的素质,具备美好的职业道德和优雅的举止风度。护理工作的目的是帮助患者战胜疾病、恢复健康,而健康本身就是一种美。因此应特别加强对学生的审美教育,使学生具备良好的审美素质。

为了切实加强高校美育工作,深化美育教学改革,充分发挥专家对高校美育教学工作的研究、咨询、评估和指导等作用,2020 年教育部成立首届全国高校美育教学指导委员会,以推动高校美育工作的实施与开展。

二、审美教育的任务和内容

(一)审美教育的任务

1. 提高学生感受美的能力　这是审美教育的基本任务。感受美的能力是个体通过自己的感官,反映客观存在的美,产生美感的能力,包括审美感知力和审美理解力。学生一般已经具有了一定的审美感知力,需要通过适当的审美教育使审美感知力得到锻炼而活跃起来。例如让学生走出校园,去体验大自然的美,体验社会生活中的美,形成敏锐的审美感知力。审美理解力是在感知美的基础上,把握自然事物的意蕴或艺术作品的意义和内容的能力,它是一种有意识的教育和文化熏陶的结果。

2. 培养学生鉴赏美的能力　这是对审美对象的鉴别与评价的能力,是一种更高层次的审美能力,会受到诸如社会阶层、实践经验、民族传统和文化素养等因素的影响。审美教育中,必须结合世界观和人生观的教育,联系生活经验,让学生懂得做什么样的人最美,什么样的语言和行为最美。要培养学生明辨各种形式的艺术美,分析出作品的文、野、雅和俗,能识别和抵制庸俗的作品。引导学生正确认识专业,通过教育实践,发现护理工作的美,理解护理学专业的美,致力于追求专业美的完善。

3. 形成学生创造美的能力　这是人的审美意识能动性的表现。审美教育就是要使学生通过各种方式去表现美,要提高学生的动手能力,通过自己的行动去合理安排日常生活,去美化学习和生活的环境。还应当提高学生的艺术创造能力,针对学生个人的爱好和特长去发展学生在文学艺术等多方面的创造才能。

审美教育的各项任务是相对独立的,是一个反复培养、训练及不断提高的过程。其各项任务又是相互联系的,感受美的能力的发展,是鉴赏美的能力的基础,而鉴赏美的能力的提高,又能使人更自觉地去感受美。如果感受美和鉴赏美是认识美的世界,那么美的创造才能则是按照美的规律去改造世界。

(二)审美教育的内容

审美教育的内容是为实现一定的审美教育任务而选择和组织的内容。护理教育中审美教育内容包括:

1. 自然美　指自然物体和自然现象蕴含的美。大自然中一切优美的东西,如皎洁的明月、浩瀚的海洋等,都能激起人们愉悦的情感,产生热爱自然和热爱生活的美好情愫。

2. 社会美　指人类社会关系的美,如个人行为举止的文明和待人接物态度的谦和,以及人与人和人与集体之间的良好关系等。护理人员与医生、患者、家属建立和谐的医护、护患关系,也是一种社会美。帮助学生理解并创造美的社会关系和护患关系,有助于学生体验和获得生活和事业的美好幸福。

3. 艺术美　指通过艺术形象反映的自然美和社会美,包括各种艺术形式,如音乐、图画、舞蹈和文学等。帮助学生学会鉴赏艺术美,进而学会创造艺术美,有助于学生形成丰富的精神世界,激发崇高的人生追求。

4. 专业美　指护理人员的职业形象所特有的外在美,如仪表美、形体美、举止美和语言美等,以及为实现提高人类健康水平这一崇高目标必须具备的内在美,如人格美、情感美和行为美等。因此,帮助学生认识专业美和形成美的专业形象是护理教育中审美教育的重要内容。

三、审美教育的原则

审美教育的原则(principles of aesthetic education)是实施审美教育过程中所遵循的基本准则和要求,包括:

（一）寓教于乐的原则

寓教于乐的原则是指审美教育过程中,要将思想性和娱乐性结合起来。这是美本身的形象性、愉悦性及情感性等特点所决定的。应精心创设审美教育情境,使学生在潜移默化中获得对美的体验,产生对美的热爱。审美教育也是一种情感教育,应运用各种形式调动学生的审美情感,引导他们深入到美的意境中,激起情感共鸣,产生新的审美追求。

（二）与社会和生活相结合的原则

审美教育是社会和生活的需求。在护理教育的审美教育中,教育者应引导学生把美学理论、审美感受和艺术技巧应用于护理工作实践中,创造美的物质与美的精神生活,使审美意识和审美能力通过护理工作实践"物化"出来,自然而然地加入社会文化交流的行列,接受他人的评价和社会的检验。通过这种交流和反馈,促使学生面向时代、面向社会和面向实际,在生活中培养自己适应并创造生活的能力。

（三）因材施教的原则

因材施教的原则是指审美教育中应注意到受教育者的年龄、个性、审美兴趣和爱好的差异,注重施教的方法。审美是最富于个体性的一种心理和实践活动,应当充分尊重学生的个性和兴趣,因为只有诱发学生的兴趣,才合乎审美教育的本性,发挥审美教育的优势,达到审美教育的既定目标。

四、审美教育的途径和方法

审美教育的途径和方法指审美教育中所采用的教育形式和手段。

（一）通过学科教学进行审美教育

通过学科教学进行审美教育指依靠专门学科教学,如院校开设护理美学、护理礼仪、形体训练等课程,以及将审美教育有机渗透到护理学专业各学科课程教学中。

（二）通过课外艺术活动进行审美教育

通过课外艺术活动进行审美教育是课堂艺术教学的延伸和补充。可以有针对性地开展各种艺术活动,例如组织文学、音乐及美术等讲座,培养学生对音乐和美术作品的鉴赏能力;组织各种艺术节和文艺比赛等活动,提供学生感受美、鉴赏美和创造美的机会。

（三）通过自然进行审美教育

欣赏自然美的形式很多,如组织学生郊游、野炊和参加篝火晚会等,可结合自然景物、名胜古迹、风土人情和历史典故等,帮助学生从不同角度认识和理解自然美,深刻体会有关的艺术作品,激发爱国热情,加深对美的感受和理解。还可以指导学生摄影、写生、采集标本和创作诗文,提高其鉴赏美和创造美的能力。

（四）通过日常生活进行审美教育

在日常工作和学习生活中,充分发挥学生自身的外在美,同时更加重视挖掘学生内在的美好向善的本性,培植和塑造优良的思想品质。要从工作和生活中的小事着手,例如,教室和寝室整齐清洁,服装朴素大方,行为举止优雅得体,使学生在美观和充满生气的环境里,受到美的熏陶,美化心灵,达到外在美与内在美的统一。

第六节　护理教育中的个性化教育

当前,我国高等教育已经进入到普及化阶段,呈现出多样化、学习化、个性化和现代化 4 个特征。与多样化相对应的是人才培养的个性化,个性化教育将成为普及化阶段高等教育的重要特征,要尊重学生个体的独特性,帮助每一个学生成长成人成才,真正做到因材施教。护理教育中的个性化教育包括意义、原则、内容、途径和方法等。

一、个性化教育的概念和意义

（一）个性化教育的概念

1. **个性**　个性是一个多元化的概念。从哲学角度来看,个性是相对于共性而言的,是个体人的特殊性,指个人不同于其他人的方面;从心理学角度来看,个性是个体所具有的稳定的心理特征,即具有一定倾向性的心理特征,它是在遗传、成熟度和学习等因素的作用下,个体在需求、性格、能力、兴趣和价值观等方面表现出来的稳定的心理特征。个性包括个性倾向和个性特征两个方面。个性倾向是决定一个人的态度积极性的诱因系统,主要包括需要、动机、理想和世界观。个性特征是指一个人经常的本质的心理活动,包括能力、气质和性格,保证个体典型的心理活动和行为的水平。个性倾向是个性结构中最活跃的因素,是个性进行活动的基本动力,制约着所有的心理活动,表现出个性的积极性。

2. **个性发展**（individuality development）　是指个性品质由质变到量变的不断丰富和完善的过程。人的个性是发展的。学生个性发展是指学生从不稳定的和尚未定型的个性,发展为相对稳定的和定型的个性。

3. **个性化教育**（individualized education）　就是培养个性化人的教育,是引导个体独特的内在潜能和资质发展的教育。它以尊重差异为前提,以提供多样化教育资源和自主选择为手段,以促进个体形成主体性和创造性为本质特征的完美个性为目的。通过个性化教育,能使学生显示自己的独特价值,树立起自信心,形成创造性人格,以适应发展的需要。

（二）个性化教育的意义

1. **对个体的意义**　个性充分发展的人是具有自主性和能动性的人,他们有强烈的内在动力,追求自我实现,这种积极的人生观和生活方式是个人成长道路上的推动力。要使人的潜能得到充分的挖掘和发展,就必须依赖于对人的个性的培养,依赖于人的素质的全面提高。所以,教育的任务就在于使每个学生都能充分发挥其特长和爱好,最大限度地培养其个性品质。

2. **对社会的意义**　个体的独特性是人类社会和文化遗产得以产生和不断发展的重要源泉。只有允许歧异存在,鼓励个性发展,才能使文明不至于停滞不前。个性的发展对于一个充满活力的社会是不可缺少的。只有多样化的个性和无数个人的独特性发展,才能构成五彩缤纷的社会文明。

二、个性化教育的原则

个性化教育的原则（principles of individualized education）是实施个性化教育过程中所遵循的基本准则和要求,包括:

1. **全面性原则**　也称整体性原则,包括:教育对象全面,即教育要面向所有的学生,而不是个别尖子生或有特长的学生;内容全面,个性化教育应涉及个性的各个层次和维度;范围全面,无论是家庭、社会和学校三位一体的宏观教育,还是单纯学校教育中的德育、智育、体育、美育和劳育等,都要渗透个性化教育,以促进学生个性品质全面发展或整体发展。

2. 自主性原则 是指在设计个性化教育中要以学生的个性发展为本,突出学生的主体地位和自主地位,充分发挥其主动性和积极性。必须转换长期形成的"师本"教育观念,树立"生本"教育和主体教育的观念。创设民主的教育环境,培养学生自主学习能力,提倡合作学习和主动学习,使学生的潜能得到最大程度的开发。

3. 针对性原则 指个性化教育必须从学生的具体实际出发,纠正不良个性,发扬优良个性。在教学过程中,教学内容的选择与组织,教学组织形式和教学方法的使用,都应做到有针对性,都必须考虑学生个性的独特性和差异性,注意发挥和培养学生的特殊才能。

4. 活动性原则 活动是个性发展的基本途径。活动性是个性化教育最显著的特征。个性化教育要求学校为学生提供良好的活动环境,提供丰富的实践机会;校内校外和课内课外要相结合,使学生的个性品质在实践活动中得到培养。

5. 适量性原则 指在纠正不良的个性和发展优良的个性方面要做到适度。一旦出现矫枉过正或发挥过多的情况,就会失去个性化教育的意义。

6. 发展性原则 个性化教育不仅重视学生既有个性品质的全面塑造,更强调着眼于学生未来的发展。通过培养学生的认知能力、发现能力、学习能力、自我教育能力和创造能力,增进学生自我发展和学会学习的能力,提高终身学习能力和信息加工能力,以适应未来社会发展的要求。

三、个性化教育的内容

个性化教育的内容包括诸多方面,但最主要体现在对主体性、独特性、探究性、创造性和完整性等个性品质的教育等方面。

1. 主体性教育 主体性是个性的本质特征之一。一个人只有作为主体独立自主地支配自己的意识和活动,才可能是有个性的人。个性化教育就是要培养这种主体精神,不能把个性化教育简单地归结为就是发展个人的兴趣和爱好。

2. 独特性教育 个性是一个人不同于他人的特点,是人与人的差异性,而人的差异性又源于个体的独特性,没有独特性就无所谓个性。个性的独特性源于个性成分或各要素间关系的相对差异性。这种差异表现在两个方面:第一,外部差异,即个体间在智力、性格、情感与意志上的差异;第二,内部差异,即个体内部由于生理和心理上各种成分要素发展不平衡所导致的诸多成分或要素间关系的差异。可以说,个性的独特性不仅是一个人获得成功的前提,而且更是其存在价值的体现。只有发展学生独特性的教育,才是个性化教育。

3. 探究性教育 探究性是指探索与研究的特性,探索揭示人类、社会与自然的奥秘,研究分析其形成、发展与消亡的规律。每个人生来就有一种探究反射,在这种反射的基础上,每个人都表现出各种不同的好奇心与各种不同的探究欲望。人的探究性推动着自然、社会以及人类自身的不断进步。

4. 创造性教育 创造性是人主体性的充分表现,是个性发展的最高形式。创造性作为个性特点,不仅仅是创造力的表现,而且是创造意识、创造情感和创造能力的统一。创造性既是重要的个性品质和道德品质,也是现代人必备的素质。因此,培养创造性是个性化教育的重要目标。个性化教育要努力为每个学生创设和营造鼓励创造性的教育环境,形成一种培养创造性的机制,强化学生的创造意识,激发创造欲望和动机,发展创造想象和创造思维等认识能力,培养创造性人格品质。

5. 完整性教育 个性是一个多层次和多维度的整体结构,包括动力结构、特征结构与调节结构,诸如需要、兴趣、动机、理想、信念、世界观、气质、性格、能力和自我意识等。这3个结构及具体内容彼此关联、相互制约和相互渗透。因此个性化教育要求3个结构要素的发展并重,培养学生个性的完整性和丰富性。

知　识　链　接

个性化教育模式探索

2010 年,中共中央、国务院颁布的《国家中长期教育改革和发展规划纲要(2010—2020 年)》指出:"关注学生不同特点和个性差异,发展每一个学生的优势潜能。"在该纲要指导下,我国开展了个性化教育的探索与实践。其中,华中科技大学教育科学研究院探索建立形成"三九"个性化教育模式,包括:其一,核心理念——以学生为中心;其二,三九个性化教育模式——三个关键点(潜能、立志、空间),三类学生(学术型、能力型、潜力型),"三个一"工程(一人一规划、一生一课表、一师一优课);其三,个性化教育路径——尊重学生,严格要求,科学指导,自主学习。

四、个性化教育的途径和方法

个性化教育的途径和方法指个性化教育中所采用的教育方式和手段。

（一）制订发展学生个性的教育目标

教育目标决定着课程设置、教学方法和教学组织等各方面。个性化教育的第一步是制订个性化教育的目标,即在教学目标上的个性化设计。

（二）设立适宜的课程管理模式

1. **课程设置**　总的原则是注重个性化。在目前我国的基础课程由国家课程、地方课程和学校课程等 3 部分构成的基础上,开发第 4 级课程,即学生本位课程。学生本位课程指的是依据学生个体特点和需要而设计的课程,它可以在教师指导下由学生自己设计,也可以由教师与学生共同设计,把教育的自主权交给学生自己,通过学生自己定位和定向,确立学习与发展目标,并付诸实施,从中培养与构建自己的独立人格、自主学习意识、个别化学习方式和个性化发展取向。

2. **实行学分制与导师制**　学分制管理有利于因材施教,培养良好个性。学分制的核心是选课制和弹性学制。学校要增大选修课程的比例,增强课程的多样化、弹性化和灵活化。学生根据自己的兴趣自由选择学习课程并自主决定完成学业的时间。导师制是实行学分制的保证,学生在导师指导下自主完成学习,导师针对学生的个体差异给予指导。

（三）实施个体化的教学方法

学校应改变传统的教学方式,将"以教为主"改为"以学为主"。将学生从被动的知识接受者转变为主动的探索者和个性化的独立学习者和自我管理者。教学方法应该"以学定教""因材施教",个体化的教学形式强调对个人的判断和进行自我教育,按照每一个学生的要求和才能布置个人学习计划。教师在教学过程中要更多地进行指导,从而淡化"教"的意识。

（四）建立多元化的教学评价方法

个性化教育的教学评价方式应突出学生的主体地位,明确教师的主导地位,根据不同的对象、不同的学科和不同的要求采用不同的考核方式。可采取平时考核与期末考核结合、笔试与口试结合、论文与试卷结合,以及用能力展示代替传统考核等。有学者提出下列几种评价方法:个性分析法、契约评价法、自我评价法、卷宗评价法、同伴互评法和成果展示法等。

（五）构建民主、平等和合作的师生关系

教师要转变角色定位,由领导者变成学生的朋友、知己和学生学习的指导者,以平等的态度对待学生,以民主的方式指导教学活动,允许学生表达不同的思想、观点和思路,使学生掌握自身发展的主动权。有了这样的师生关系与交往气氛,就容易唤起学生积极的学习动机和强烈的学习欲望,发展良好的个性品质。

（六）大学文化建设

大学文化建设是实施个性化教育的重要途径和方法。大学文化包括校园物质文化、制度文化、课

Note:

程文化、精神文化4个层次。教师及相关管理人员应精心组织大学文化活动,开展内容丰富、形式新颖的大学文化活动,把促进学生全面发展和专业素养发展的各种教育渗透到大学文化活动之中。此外,还要积极开拓大学文化建设的新载体,充分发挥网络等新型媒体在大学文化建设中的重要作用。

(姜安丽 刘霖)

思 考 题

1. 如何理解德育过程中知、情、意和行的关系?

2. 以小组形式,调查学校护理教育中职业精神教育、思想品德教育、人文关怀教育、思维品质教育、审美教育和个性化教育的开展情况。这些教育各包括哪些内容? 运用了哪些途径和方法? 是否完成了相应的任务? 还存在哪些问题,应如何改进?

3. 运用本章所学知识,试分析下列观点的正误。

(1) 思想品德教育具有阶级性。

(2) 在思想品德教育过程中,学生是教育的对象,教师是教育的主体。

(3) 实践锻炼是思想品德教育的基本方法。

(4) 学习成绩是确定学生是优秀生还是差生的主要依据。

(5) 全面发展的核心是思维品质,全面发展的灵魂是人的创造个性。

(6) 护理教育中的审美教育特殊性就在于要培养护士美的职业形象。

(7) 个性化教育就是发展个人的兴趣、爱好。

NURSING

第十章

护理教学评价

10章 数字内容

教学目标

识记：

1. 能正确陈述护理教学评价的概念及分类。

2. 能正确陈述各类试题的编制原则及优缺点。

3. 能正确陈述教师教学质量评价的基本内容和途径。

理解：

1. 能用自己的语言正确解释下列概念：教育评价；教育测量；教学评价；诊断性评价；形成性评价；总结性评价；绝对评价；相对评价。

2. 能用自己的语言准确说明护理教学评价的功能。

3. 能正确比较学生学习成效评价不同方法的适用范围及优缺点。

4. 能用自己的语言准确阐述教学质量文化的内涵。

运用：

1. 合理遵循试题及试卷编制原则，为护理教育学课程编制一份试卷。

2. 根据某班学生某门课程考核成绩，对考核结果及质量进行准确分析与评价。

3. 能采用正确的方法对学生的临床护理能力进行评价。

护理教学评价是护理教学过程的重要环节。熟悉评价的概念及分类,了解评价的意义与功能,掌握评价的内容和方法,对教师有效开展教学活动意义重大。本章将介绍护理教学评价的基本概念、教学质量文化理念,以及学生学习成效与临床护理能力评价和教师教学质量评价的相关内容。

第一节　教　学　评　价

教学评价是教育评价的重要组成部分。本节首先分析比较教育评价、教学评价和护理教学评价等基本概念的异同,进一步从不同角度梳理教学评价的重要类型,讨论教学评价的主要功能,分析教学评价的发展趋向,从而帮助理解教学评价的本质内涵,为掌握护理教学评价的具体内容打好基础。

一、相关概念

1. **教育评价**　教育评价(educational evaluation)是指在系统地、科学地、全面地搜集、整理、处理和分析教育信息的基础上,对教育的价值做出判断的过程。取得上述有关教育活动大量系统信息的有效手段之一为教育测量,是教育评价的基础。教育测量(educational measurement)是依据一定的法则(标准)用数值来描述教育领域内事物的属性,是事实判断的过程。可以看出,教育测量注重量化,其结果是教育评价的主要依据之一,而教育评价的判断标准则是多方面的。

2. **教学评价**　教学评价(teaching evaluation)是以教学目标为依据,运用可操作的科学手段,通过系统地收集有关教学的信息,依据一定的标准对教学活动过程和结果做出价值判断的过程。教学评价的内容更为聚焦,可采取的收集教学信息的手段多样,其结果能够为评价对象的自我完善和有关部门的科学决策提供依据。

知 识 链 接

新时代教育评价改革

2020年,中共中央、国务院印发了《深化新时代教育评价改革总体方案》(以下简称《总体方案》),强调扭转不科学的教育评价导向,坚决克服唯分数、唯升学、唯文凭、唯论文和唯帽子的顽瘴痼疾。《总体方案》提出两阶段的深化新时代教育评价改革目标。第一阶段:经过5至10年努力,各级党委和政府科学履行职责水平明显提高,各级各类学校立德树人落实机制更加完善,引导教师潜心育人的评价制度更加健全,促进学生全面发展的评价办法更加多元,社会选人用人方式更加科学。第二阶段:到2035年,基本形成富有时代特征、彰显中国特色和体现世界水平的教育评价体系。《总体方案》对"破五唯"和实施"四个评价"等作出了一系列新部署,有利于从根本上激发高校内涵式发展的内在驱动力,是未来一段时期指导我国教育评价改革的纲领性文件。

---

3. **护理教学评价**　护理教学评价是以预先设置的护理专业培养目标及课程教学目标为依据,通过多种科学方法收集教学信息,对人才培养及具体教学过程和效果进行的价值判断,其目的是保证最大限度地实现各级护理专业教育目标,提高护理教学质量,并对培养对象做出某种资格证明。在护理教学评价过程中,可通过课程考试和问卷调查等测量方法获得量性资料,也可通过座谈和实地观察等途径收集质性资料。

二、教学评价的分类

根据分类标准的不同,教学评价可分为不同类型。如按参与评价的主体可分为自我评价和他人评价,按评价对象的复杂程度可分为单项评价和综合评价等。下面重点介绍 3 种教学评价的分类。

（一）按评价目的与时间分类

1. 诊断性评价（diagnostic evaluation） 又称准备性评价,是护理教学活动开始之前进行的评价,主要是考察现有的教学背景,了解学生各方面情况,并据此进行教学设计,例如在课程开始前的摸底考试。此类评价可以在新的学习阶段开始前进行,其目的在于了解学生是否具有达到新的教学目标所必需的知识和能力水平,把不同程度的学生分置在最有益的教学序列中,以利于护理教学计划和教学内容的安排或因材施教。此外,还可以在新的学习阶段或学习新章节前进行,通过考核了解学生进入下阶段学习的准备情况,确定原有基础,发现学生存在的问题及原因所在,以便制订适合学生特点的护理教学计划和方法,合理安排教学内容。

2. 形成性评价（formative evaluation） 又称过程性评价,是在护理教学过程中进行的评价。目的是及时了解教学进展情况,发现教学计划和方法存在的问题,通过及时反馈和调控促使教学不断完善。形成性评价多用于教学内容和方法的改进,了解课程计划的执行情况和管理情况等。例如在教学过程中定期召开由学生、教师和教学管理人员参与的教学联系会,或通过对学生进行阶段性测验,了解前一阶段教学过程中的教学管理情况、课程计划执行情况和学生学习情况等。

3. 总结性评价（summative evaluation） 又称终结性评价,是在相对完整的教学阶段结束时,对护理教学目标实现程度做出的结论性评价。例如专业学习后的毕业考试和课程结束后的期末考试等,为学生具有某种能力或资格做出证明。另外,通过对教学阶段实施情况的总结性评价也可获得反馈信息,为下一轮教学质量的提高提供依据。

（二）按评价基准分类

1. 绝对评价（absolute evaluation） 又称为目标参照性评价（criterion-referenced evaluation）,是以某一预定目标为客观参照点（如护理培养目标及教学目标）,判断评价对象达到客观标准的绝对位置的评价。评价标准不随评价对象的变化而变化。绝对评价主要判断评价对象是否达到预设目标的要求及达到的程度,不以评定个体间差异为目的,适用于合格性和达标性的教学活动。例如,答对 1 份试卷中 60% 的题目可认为考试合格。这种评价能够使学生明确自己与标准之间的差距,但制订绝对客观准确的标准存在较大难度。

2. 相对评价（relative evaluation） 又称常模参照性评价（norm-referenced evaluation）,是以评价对象群体的平均水平为参照点,确定评价对象在群体中的相对位置的评价。因此,其评价标准存在于评价对象的集合之内。相对评价的作用在于区分评价对象个体学习成效的优劣,常被用来选拔优秀人才。例如每年高考的分数线会随着参加高考学生群体的不同而发生变化。相对评价能够明确每个评价对象在群体中的位置,但由于缺乏客观评价标准,不能准确反映所达到的目标的程度,需结合其他评价使用。

（三）按评价对象分类

1. 学生学习成效评价 是指对学生接受一个阶段的教育之后所获成就的价值判断,其评价对象为护理学生这一主体要素。具体内容见本章第二节。

2. 教师教学质量评价 是指利用相关理论与技术对护理教师教学过程及其结果是否达到质量要求做出的价值判断,根据评价目的不同可分为基于管理目的的奖惩性评价和基于发展目的的发展性评价。具体内容见本章第四节。

3. 教学管理质量评价 是对教育行政部门和学校所发挥的计划、组织、协调和控制等管理职能情况进行的价值判断,其评价对象为教学管理过程与各基本环节,所需评价指标体系和评价主体与方法均较为复杂。

Note:

护理学专业认证

护理学本科专业认证的组织部门是教育部,认证机构是高等学校护理学专业教学指导委员会,认证依据为《护理学类教学质量国家标准》,重点考察专业点的教育理念、教学改革、教学管理和教育质量。

2018年1月30日教育部发布了《普通高等学校本科专业类教学质量国家标准》,其中《护理学类教学质量国家标准》围绕办学宗旨与结果、教育计划、学生成绩评定、学生、教师、教育资源、教育评价、科学研究、管理与行政和改革与发展10个领域展开。各领域中的基本标准是护理学本科教育的最基本要求和必须达到的标准,各高校的本科护理学专业都必须据此制订教育目标和教育计划,建立教育评估体系和教学质量监控保障机制。发展标准是护理学本科教育提高办学质量的要求和应该力争达到的标准,各高校的护理学本科专业应据此进行教育教学改革,提高人才培养质量,促进护理学专业的可持续发展。

三、教学评价的功能

1. 导向功能 是指护理教学评价本身所具有的引导评价对象朝向目标前进的功效和能力。以评价指标和内容体系为引导,可为管理部门、教师和学生指明努力的方向,使教学工作不断完善。例如,在护理教学中发现学生比较重视理论学习,轻视技能训练,因此可采用在毕业评价中增加技能考核成绩比例的方法,使得学生在学习过程中重视基本技能训练,达到培养目标。

2. 调控功能 是指护理教学评价对护理教学活动进行调节和控制的功效和能力。依据护理教育目标体系编制评价指标,在评价中对护理教学管理及活动进行全面检测,不断反馈给教学管理部门和教育者,使其采取有针对性的措施调节教学管理及活动过程,以达到护理教育目标体系所设定的要求。

3. 鉴定功能 是指护理教学评价具有认定、判断评价对象是否合格及其优劣程度等价值的功效和能力。该功能主要通过总结性评价来实现,判断评价对象是否达到或在多大程度上达到规定的标准。教学评价结果常常是学生学习成效和教师教学质量考核的重要依据,可作为资格评定的参考。

4. 激励功能 是指护理教学评价具有激发评价对象的情感,鼓励其不断提高的功效和能力。该功能在教学过程中可维持管理部门认真负责的工作状态,调动教师教学工作的积极性,激发学生主动学习的内部动机。

四、教学评价的趋向

实现新时代高等教育内涵式发展的核心是质量文化、方向是成效评价、方法是多元评价。有学者提出,文化是质量管理的精华和灵魂所在,只有通过先进的质量文化才有可能在教育教学过程中培养出优秀的人。教学质量文化是指学校在长期的教育及教学管理实践活动中,为实现教育质量发展目标而形成的全体成员共同遵循和认可的,以质量为核心的观念体系、思维方式和行为模式,渗透在学校的规章制度、管理规范和成员思想当中,是学校长期从事质量实践活动的产物,能够对学校的教育教学质量管理起着重要的保证作用。对于院校来说,加强教学质量文化理念的渗透,推进教学质量文化的建设与研究,有助于实现教育强国战略、塑造学校品牌形象、提升学科专业水平和培育成员使命责任。在教学质量文化建设过程中,院校应遵循以学生为中心、以价值为导向、以全面为标准和以制度为保证的原则。

为进一步深化教育体制改革,健全立德树人落实机制,扭转不科学的教育评价导向,从根本上解决教育评价指挥棒问题,教育部于 2021 年 1 月印发了《普通高等学校本科教育教学审核评估实施方案(2021—2025 年)》(以下简称《方案》),启动新一轮审核评估工作。《方案》研制历时 2 年多,在设计时坚持主动适应高等教育转段发展需求,更加注重立德树人成效评价,更加注重夯实本科教育教学基础地位,更加注重分层分类评估;继承发展上轮审核评估成功经验,积极借鉴国际高等教育质量保障先进理念,全面对接新时代本科教育新要求;准确把握新一轮审核评估工作重点,强化评估结果使用,促进高校建立健全内部质量保障体系,创新评估方式方法,充分运用现代信息技术手段,采取线上与入校结合、定性与定量结合、明察与暗访结合,实现减负增效。

知 识 链 接

医学教育改革创新成效评价的新方法——贡献分析

医学教育改革创新活动实施是一种复杂干预。英国医学研究委员会的新指南中指出:复杂干预通常被定义为具有几个相互作用的组成部分的干预措施,为评估者提出了许多特殊和额外的问题。干预措施的执行,以及将干预与结果联系起来的因果链的长度的确定都与复杂性有关。因此,复杂干预成果的评价就不能以传统的因果关系评价,应考虑采用非传统的途径。

贡献分析是一种理论驱动的评估形式,旨在验证和构建干预所贡献的事情,即从干预如何促进发展来寻找证据。复杂干预项目评估中提出的关键问题是该项目的过程因素对观察到的结果有多大的影响或贡献。贡献分析提供了一种思考归因问题的方法,即通过事实反推论来证明因果关系的方法,通过发展一种变革理论,展示收集证据来检验该理论,目的是建立一个可信的绩效描述。

第二节　学生学习成效评价

学生学习成效评价是指对学生接受一个阶段的教育之后所获成就的价值判断,是衡量教育教学效果的主要标志,是学校和教师最常用的评价类型。本节首先分析学生学习成效评价的依据和方法,进一步介绍考核的组织管理与分析评价,帮助掌握具体的评价方法与过程。

一、学习成效评价的依据

1. **护理教育的目标体系**　院校课程计划规定了护理学专业的培养目标,在此指导下,每门课程的课程标准规定了学生完成课程学习后应达到的目标。因此,护理教育目标体系中的培养目标、课程目标和教学目标是评价学生学习成效的主要依据。其中具体可测量的教学目标可分解为试题和指标的形式,组成试卷或指标体系,从认知、技能和情感态度 3 方面指导学生学习成效评价。在对认知领域考核时,可从识记、理解和应用 3 个层次编制试卷。

2. **评价目的和内容**　根据不同的评价目的选择不同的评价类型。如以了解学生学习前的准备情况为评价目的,应采取诊断性评价;要了解教学过程中学生学习的情况,可采取形成性评价;要了解一段时间以来学生的学习状况,则适用总结性评价。同样,应根据不同评价内容选择不同的评价方法。如对学生认知方面的评价,笔试是最常用的方法;对学生情感态度方面的评价,可运用观察法、问卷法和访谈法等方法;对学生技能领域的评价,则可运用操作考核等方法。

二、学习成效评价的方法

护理教学过程中,对学生学习成效评价的方法包括考核法、观察法、问卷法和访谈法等。

（一）考核法

考核法（assessment method）是以某种形式提出问题，由考生用文字（笔试）或语言（口试）予以解答，并以此做出质量判断。由于它能按评价目的有计划地进行测量，故针对性强，应用普遍。在高等学校，考核法又可分为考查、考试和答辩3种方式。

1. 考查　一般属于定性的考核方法。学生对于一些事物的认知或某些能力的掌握，有时无法或不必进行定量分析，这时往往采用考查的方式。例如，对课堂提问、课后作业和实验报告等，都可用通过或不通过、及格或不及格表示。

2. 考试　考试是院校评定学生学习成效的主要考核形式，是对学生学习成效的定量分析，一般采用百分制评定成绩。考试根据形式分为口试、笔试及操作考试等；根据答卷的要求分为闭卷考试和开卷考试；按考试的时间可分为期中考试和期末考试等。各种考试形式各有特点，分别适用于不同目标和不同内容的考核。一般考核知识多用笔试，考核口头表达能力及应变能力用口试，考核操作技能用操作考试。

（1）笔试：将事先编制好的试题组织成试卷，考生按照规定的要求在试卷上用笔作答，教师根据评分标准统一判卷评分。笔试有开卷和闭卷两种形式。

优点：①一次考试题量大，涉及面广，信度和效度较高；②大批考生同时应试，费时少、效率高；③考生心理压力相对小，较易发挥正常水平；④学生考试试题相同，可比性强。

缺点：①无法考查学生的口头表达能力、应变能力及动作技能；②考生有可能凭借猜测或作弊得分。

由于笔试简便易行，是应用最为广泛的评价学生学习成效的方法。

（2）口试：通过师生对话的方式对学生进行考核。一般先由教师提出问题，再由学生针对问题做出回答。口试过程中，教师可要求考生做出补充说明，考生亦可进一步说明自己的答案。最后教师根据考生答案质量给予评分。

优点：①当场作答能够考核考生对知识掌握的牢固和熟练程度，思维敏捷性及口头表达能力；②通过连续提问，可厘清考生表达不清的问题，提高考核的深度和清晰度；③能够考查考生的气质和性格等个人特征以及在压力下的应变能力；④考生不易作弊。

缺点：①逐一对考生考核，费时、效率低；②考生考题不尽相同，主考教师有所不同，评分标准难以保持一致；③考生面对教师往往精神紧张，难以发挥原有水平。

（3）操作考试：是考核学生动作技能的专门方法，详见后述。

3. 答辩　在高等院校经常采用答辩作为毕业考试的形式，要求学生具备一定的学术研究和探讨能力。答辩时学生首先汇报研究论文，阐述自己的学术观点。汇报后教师或专家对其汇报提出问题或质疑，学生有针对性地为自己的学术论点辩护。答辩后专家组讨论答辩情况，给予学生等级评定。

（二）观察法

观察法（observation method）是对评价对象在自然状态下的特定行为表现进行观察和分析，从而获得一手事实材料的方法。观察法适用于了解评价对象的行为、动作技能、情感反应、人际关系、态度、兴趣和个性等，可采用逸事记录、行为描写和检核表等方式记录观察结果。在护理教学评价中，观察法是操作技能和临床见习、实习考核的基础。观察是在现场进行的，具有真实性和客观性。但观察法需要依赖观察者的能力和心理状况，会因主观因素干扰而失真，资料记录和整理较难系统化。

（三）问卷法

问卷法（questionnaire method）是以精心设计的书面调查项目或问题，向评价对象收集信息的方法。问卷法也是教学评价中常用的方法之一，具有效率高和便于进行定量分析等特点。根据回答方式不同，问卷中的项目或问题可分为封闭式（结构式）和开放式（非结构式）两种。封闭式问题提供备选答案，供选择或排序；开放式问题要求写出具体情况或看法。在实际运用时，两种方式常常结合起来，主要以封闭式问题为主，辅以若干开放式问题，以便收集更加全面的信息。目前，量表式问卷较多用于对护理学生情感态度、兴趣动机和人文关怀品质等方面的评价。但由于大部分量表为自评工具,由学生自行填写,故所收集的评价结果可能存在一定偏倚。

（四）访谈法

访谈法(interviewing method)是通过与评价对象进行交谈而获取有关信息的方法,能够有效地收集学生在学习态度、需求和观点等方面的资料信息。根据被访谈人数的不同,访谈可分为个别访谈和集体访谈。访谈法的实施程序比较灵活,适用于调查对象较少的场合,便于双向交流信息。但访谈法对访谈者要求高,访谈者的价值观、偏好、态度和交谈方式等会影响被访谈者的反应。另外,对访谈结果的处理和分析也比较复杂。

三、试题类型与编制

试题是用于护理学专业考试的题目,一般可以分为两类,即主观题和客观题。在两类试题中,又各自分为不同形式。

（一）试题类型

1. **主观题（subjective item）** 又称自由应答型试题,学生回答问题时可自由组织答案,教师根据评分标准判定答案。常见的题目形式有论述题和病例分析题等。这类试题用于测量较高层次的认知目标,如综合和评价等,对学生的思维逻辑性、文字表达能力和分析解决问题能力有较高要求和较好的检查效果。但一次考试中的主观题题量不多,因此知识覆盖面较小,且评分易受主观因素的影响。

2. **客观题（objective item）** 又称固定应答型试题。这类试题在编制时已给出答案格式,评分标准易于掌握,常见的题目形式有选择题和填空题等。客观题更适合测量知识、领会、应用和分析等层次的认知目标。其优点包括答案明确、回答简便和评分准确,可采用计算机评分等;在限定时间内可设计足够试题数量,保证对教学内容的覆盖面。但客观题的编制要求相对复杂,考生通过猜测能够达到一定的猜对概率。长期过量使用客观题,有造成学生死记硬背的倾向。

（二）试题编制

1. **选择题（multiple-choice item）** 是20世纪50年代以来逐渐完善的一种题型。每道题目一般是由题干和供选择的4~5个答案组成。题干表示题目的情境,多为一段叙述、一个问题或一份简短病例等,答案是对题干的回答或使题干的含义完整化。在若干备选答案中,有一个(组)是正确或最佳答案,其余答案是似乎正确的错误答案,具有迷惑性,称为干扰答案。

（1）优点与缺点

优点:①适用于各层次认知目标的评价;②作答方便;③阅卷省时省力,评分客观;④猜对概率相对较低;⑤题目取样范围较广,代表性强。

缺点:①高质量命题困难;②存在猜测因素。

（2）编制原则

1）题干应明确规定题意,措词清楚明了,准确无误。

2）备选答案至少4个及以上,选项越多,猜对可能性越小。

3）备选答案中文字表达力求详简一致、简短精练。

4）题干中否定词表达应醒目,以提醒学生注意。

5）干扰答案与题干有一定的逻辑联系,且增加选项间的相似性。

6）正确答案的位置不要固定,可按逻辑顺序或时间顺序排列,或随机排列。

7）不能对正确答案有任何暗示。

（3）题目类型

选择题的类型有多种,目前国内护理教育测量常用3种类型:最佳选择题、配伍选择题和多项选择题(以下例题选项中标有＊的为最佳答案)。

1）最佳选择题:简称 A 型题。A 型题题干多为肯定形式的表述,但也有否定形式的表述。所提供的备选答案中只有 1 个是最佳选择,其他均为干扰答案。A 型题是最常用的选择题,主要有 3 种题型。

题型一:单句型最佳选择题(A1 型选择题),即知识点题型选择题,其结构是由 1 个题干和 4~5 个供选择的备选答案组成。

例题:构成护理程序基本结构框架的理论基础是(　　　):

A. 解决问题论

*B. 系统论

C. 人类基本需要层次论

D. 应激与适应理论

E. 生长发展理论

题型二:病例摘要型最佳选择题(A2 型选择题),题干以 1 个小病例的形式出现,有 4~5 个供选择的备选答案。

例题:患者李某,男,49 岁。胃癌晚期,病情日趋恶化,近日对医护人员的工作一直不满,常常对陪伴家属发脾气。请问该患者的心理反应属于(　　　):

A. 否认期

*B. 愤怒期

C. 忧郁期

D. 协议期

E. 接受期

题型三:病例组型最佳选择题(A3 型选择题),试题的开始是描述 1 个以患者为中心的临床情境,然后提出多个相关问题。一般来说,一组 A3 型选择题包括的问题不超过 3 个,每个问题都与开始的临床情境相关,但测试要点不同。学生要从每个问题的备选答案中选择 1 个最佳答案。

例题:患者吴某,输血过程中出现头晕、四肢麻木、腰背部剧痛、呼吸急促、血压下降和黄疸等症状。

1. 该患者可能因输血发生了(　　　):

A. 发热反应

B. 过敏反应

*C. 溶血反应

D. 急性肺水肿

E. 枸橼酸钠中毒反应

2. 患者尿液中可含有(　　　):

A. 红细胞

B. 淋巴液

C. 大量白细胞

D. 胆红素

*E. 血红蛋白

3. 护士可给患者应用热水袋,热水袋放置于(　　　):

*A. 腰部

B. 腹部

C. 足部

D. 背部

E. 腋窝处

Note:

2）配伍选择题：主要指 B 型题。该题型难度稍高，可用以测试知识的相关性。其基本结构是先列出一组用字母标明的备选答案，一般为 5 个。然后提出一组问题，要求学生给每个问题选配 1 个最合适的答案。问题数量最好与备选答案数量不等，多数情况下一个备选答案选用 1 次，也可规定一个备选答案可选用若干次，或 1 次也不被选用。

例题：

A. 仰卧位

B. 侧卧位

C. 半坐卧位

D. 头高足底位

E. 头低足高位

1. 眼部冲击伤导致前房积血的伤员应取（C）

2. 有意识障碍加深等高颅压症状的伤员应取（D）

3）多项选择题：简称 X 型题，其正确答案数目通常多于 1 个。如果只能多于 1 个，为狭义的多选题，若可为 1 个或以上，为广义的多选题。可规定若学生选出若干正确答案，但没有选出全部正确答案，可得部分分数。若多选 1 个干扰答案，则不给分。

例题：通常，甲状腺功能亢进的患者会触诊到（　　）：

*A. 洪脉

B. 丝脉

C. 奇脉

*D. 水冲脉

E. 细脉

2. **填空题（completion item）**　要求用数字、词组、短语或符号填入留有空白的句子里，使其成为一个完整且正确的句子，主要用于测验知识的记忆和理解的程度。

（1）优点与缺点

优点：①各学科都适用，应用范围广；②猜对概率较小。

缺点：①难以评价高水平的认知目标；②对被试的作答难以把握。

（2）编制原则

1）所空缺的词应是重要的内容和关键词。

2）每个空缺处应只有 1 个正确答案。

3）题目中空白处不能太多，以免题目支离破碎、不易理解。

4）空白处线段长度应一样，以免有暗示作用。

5）尽量将空白处放在题目的中间或后方，不要放在题目开头。

6）若要求填写计算得到的数值，应规定预期的单位和精确度。

例题：乙醇擦浴时所用乙醇的浓度是 25%～35%。

3. **简答题（short answer item）**　是一种半限制的题型，需答题者提供较简短的答案，主要考查答题者对重要知识点的记忆和理解，例如计算题或对某个内容简明的陈述等。名词解释是护理考试中经常使用的一种简答题形式，常作为独立题型存在。简答题的优缺点与填空题类似。

编制原则：问题措词简洁，明确规定答题要求。

例题：简要说明制订护理教学目标的 3 个基本要素。

4. **论述题（essay item）**　此类试题最大的特点是考生可根据教师提出的问题自由应答，通常用于考查学生高层次的认知水平，例如写作表达能力、运用原理能力和分析问题能力等。护理专业试题中常用的病例分析题可认为是论述题的一种特殊形式。该题型能促使被试者从整体上掌握学科的内在联系。

（1）优点与缺点

优点：①能够考查高水平的认知目标；②作答时猜测因素小。

缺点：①题量较少，代表性较差；②较难制订所有评分者都认可的评分标准；③评分主观性强，受多种因素影响；④考前押题可能性较大，不利于知识全面复习。

（2）编制原则

1）题意清晰、精练，使考生切实理解试题意图。

2）不宜采用教材或讲课中有系统陈述的论题，避免学生死记硬背。

3）每题给出作答时间和字数参考，便于考生合理安排。

4）不应设置允许考生选择作答的试题，如5题中选择3题作答，避免成绩失去可比性。

5）题目评分要点与标准要明确，确保评分的客观性。

例题：患者张某，72岁。因"高血压脑出血"经外地医院治疗2周后转入本院，入院时护理评估发现：患者意识不清、右侧偏瘫、大小便失禁，骶尾部皮肤中央有一3cm×5cm浅层组织破溃，伴有黑痂形成，且右足跟部有一紫红色硬结，表皮有水疱形成。请问：

（1）患者的皮肤出现了什么问题？问题的严重程度如何？

（2）针对这些皮肤问题，如何给患者提供正确的护理措施？

四、考核组织与管理

考核是一项复杂而严肃的工作，是护理教学工作中的重要环节，有效的考核有助于促进护理教学质量的提高。在考核前应有周密的计划，并严密组织考核过程，以保证考核结果科学和真实地反映学生成绩。

（一）明确考核目的

考核目的能够决定考核计划的编制，以及其中的各种特殊要求。在编制计划前，首先必须明确是学习开始前的摸底考试，学习过程中的平时性检查，还是课程结束后的期末考试；考核的性质是目标参照性评价，还是用于选优的常模参照性评价。考核目的不同，其内容、方法及工作程序也不完全相同。

（二）确定考核范围与领域

考核范围应遵照护理课程计划和课程标准来确定，总结性评价更应如此。有时为更好地鉴别学生的学习潜力，可设置一些超出课程标准的内容，但分数占比要合理，亦可作为附加分数。考核中各部分教学内容所占比例，应根据其重要性合理分配，不能单纯依据教学时数分配。考核内容覆盖面要广，以减少抽样误差，同时对重点内容有所侧重，以提高考核效度。

（三）确定目标层次和考核办法

课程特点和考核目的不同，考核所涉及的各目标领域的不同层次各有差异。一般在总结性评价时，应对各层次都进行严格考核，方能较全面地对考生的学习成效做出准确判断。在不同性质的考核中，认知领域各层次所占比例有所不同。

在考核方法和试题选择方面，一般认为操作技能应以实践考核为主，笔试是进行认知领域考核的主要方法。认知领域低层次目标的考核宜采用选择题、填空题和简答题等，高层次认知目标的考核应以论述题等主观题为宜。

首先，在确定笔试试题的量时，应根据护理课程标准使各教学重点有足够的题目，保证考核的内容效度。考核中设置选择题时，题量不应太少，通常不少于30题。其次，应照顾到大多数学生能在规定时间内完成全部题目，题量要与考核时间相适宜。

（四）编制试卷

1. 制订试题设计蓝图（又称双向细目表） 编制一份优良的试卷，需要精心设计、反复推敲。一般需要根据事先确定的考核范围和目标首先制订一份细目表，作为设计和编制试题的框架。细目表

Note：

的横标目可为认知领域教学目标的各个层次,纵标目为以章节划分的教学内容,单元格内为考核内容所占比例。该表格能够保证试卷中的试题既能覆盖全部教学内容,又能反映各部分内容和各认知目标层次的相对比重。在此基础上,可进一步编制各章节内容或各目标层次中的题目数量、题目类型和分数分配等,参考格式见表10-1。

表 10-1 某课程试题设计蓝图

内容比例	第一章	第二章	……	第 n 章	合计/%
知识	A_{11}	A_{21}	……	A_{n1}	
领会	A_{12}	A_{22}	……	A_{n2}	
应用	A_{13}	A_{23}	……	A_{n3}	
分析	A_{14}	A_{24}	……	A_{n4}	
综合	A_{15}	A_{25}	……	A_{n5}	
评价	A_{16}	A_{26}	……	A_{n6}	
合计/%					100
题目数量					
题目类型					
分数分配					

2. **命题** 即编写具体的试题,所编写试题质量的好坏直接影响到整个试卷的质量。在命题过程中应该注意以下原则:①根据细目表的要求命题;②题型不宜单一,但也不应太繁杂,一般不超过5种题型;③掌握好每道试题的难度和区别度,一般认为一份试卷基本分控制在65%~70%,难度分在20%,水平分在10%左右;④编制2份难易水平相当的试卷,以备调用;⑤试卷文字要准确清楚,核对无误;⑥事先制订好评分标准。

（五）考核管理

考核的实施是将试卷由单纯的测量工具转变为反映考生水平的测评结果。考核实施管理的根本任务,就是保证考核过程顺利无误以及考核结果的客观真实。

1. **试卷管理** 确保试卷机密,是对考核实施管理的首要要求。必须采取一切措施,不让任何无关人员获悉试题。同时,明确命题纪律,要求每个命题人员严格遵守。

2. **考场制度** 是由主考部门制订的关于监考人员和考生在考场内的行为准则,是防止舞弊行为、保证考核顺利进行的手段之一。

（1）对监考人员:①在规定的时间内到达考场,考核期间不得离开考场;②严格遵守考核规则,不暗示、不解释;③严格掌握考核时间,不随意延长;④防止和制止考生作弊行为并做处理。

（2）对考生:①不得将有关书籍和笔记带入考场;②按规定时间提前进入考场,迟到或超过规定时间不得入场;③如遇到试题分布错误、漏印或字迹模糊等问题,可举手向监考人员询问;④答卷前在卷面指定位置填写姓名、学号或考号等关键信息,凡有漏填或字迹模糊无法辨认的试卷,一律当作废卷处理;⑤考核时间到后,应立即停止答卷,并将试卷翻放在课桌上或上交监考人员后再离去,不得将试卷带离考场;⑥不得以任何形式作弊。

3. **考场设置** 考场应设置在周围环境安静、室内光线良好和温湿度适宜的场所。桌椅高度适中,考生座位之间保持一定距离。

（六）阅卷

教师应根据试题的标准答案规定评分标准,进行分题阅卷。为统一标准,主观性试题应指定专人批改。根据评分依据的不同,成绩评定方法可分为绝对评分法和相对评分法。

1. **绝对评分法**　是以护理学专业培养目标或课程目标作为评分依据,对学生成绩进行评定的评分方法。因此,试题能否很好地代表欲测内容的总体,是绝对评分的前提。如果试题的代表性不好,则对考生做出的评定不能较准确地反映其达到护理教育教学目标的程度。绝对评分法通常采用百分制,也可将百分制换算为 5 级记分法,即以 90~100 分为优秀,80~89 分为良好,70~79 分为中等,60~69 分为及格,60 分以下为不及格。绝对评分法的另一种方式是采用检查表对学生达到教育教学目标的程度进行评定,需根据不同工具的记分规则予以评分。

2. **相对评分法**　是以同一群体参与该考核的平均成绩(常模)作为评分依据来判断每位考生在该群体中所处相对位置的评分方法。通常用标准分数 Z 或 T 来表示相对评分。

Z 分数的公式如下:

$$Z = \frac{X - \overline{X}}{\sigma}$$

X:某生的原始分数

$\overline{X}$:该群体分数的平均值

σ:总体标准差

例如:某年级全体学生的某课程平均成绩为 75 分,标准差为 10 分,A 生得分 95 分,B 生得分 55 分。A、B 两生该课程成绩的 Z 分数分别为:

$$Z_{(A)} = \frac{95 - 75}{10} = 2 \qquad Z_{(B)} = \frac{55 - 75}{10} = -2$$

A 生的标准分数 Z=2,表示该生超过年级平均水平 2 个标准差单位。若该群体原始分数呈现或近似呈现正态分布,查阅正态分布函数表可推算得出,在该群体中大约有 2.27%的考生分数超过 A 生。B 生的标准分数 Z=-2,说明该生落后于群体平均水平 2 个标准差单位,查表可知有 97.73%的考生分数超过 B 生。

为使标准分数 Z 减少一位小数,并变为正值,可将 Z 分数按以下计算公式转化为 T 分数。可以看出,T 分数的平均数是 50,标准差是 10。

$$T = 10Z + 50$$

按上例,A、B 两生的 T 分数如下:

$$T_{(A)} = 10 \times 2 + 50 = 70 \qquad T_{(B)} = 10 \times (-2) + 50 = 30$$

因此,标准分数 Z 和 T 值的大小可反映某一考生在该群体中所处的位置。例如标准分数 Z 为正值,说明该生成绩超过群体平均水平,且正值越大,成绩越好。由于标准分数无实际单位,其分值大小可直接用于不同课程考核成绩在群体中位置的比较。

五、考核结果分析与质量评价

对考核结果及质量进行科学分析是不断提高考核质量的重要手段,也是作出可靠和有效评价的重要前提。

(一)考核成绩分析

对学生考核成绩的分析是一次考核后必须要做的工作,目的在于了解本次教学的总体成效、学生对教学目标的掌握程度和考核设计中存在的问题等。

1. 绘制本次考核的成绩分布表和图。

2. 计算本次考核的平均成绩和标准差。

举例如下:某院校 60 名护理学生护理学基础课程考核成绩如下:

第一步:将学生成绩从高到低排列。

95	94	90	89	89	88
87	85	84	84	84	84
84	84	84	83	83	81
80	80	80	80	80	79
79	78	78	78	78	77
76	76	76	75	75	75
75	74	74	74	74	73
72	70	70	70	69	69
69	69	68	68	68	66
64	64	63	63	62	55

第二步：编制成绩频数分布表，按 5 分一个组距，计算每组频数填入表 10-2。

表 10-2　某院校 60 名护理学生护理学基础课程考核成绩频数分布表

组数	起止点	频数	频率
1	95~100	1	1.67
2	90~	2	3.33
3	85~	5	8.33
4	80~	15	25.00
5	75~	14	23.33
6	70~	9	15.00
7	65~	8	13.33
8	60~	5	8.33
9	55~	1	1.67

第三步：绘制成绩频数分布直方图。

以上述频数分布表中数据为依据，横坐标为成绩，纵坐标为频数，绘制直方图（图 10-1）。

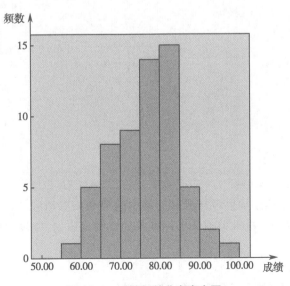

图 10-1　成绩频数分布直方图

Note：

如果考核设计合理,则直方图所示的分布曲线应呈正态分布。如果考核偏难或偏易,将呈现以下非正态分布图(图 10-2)。

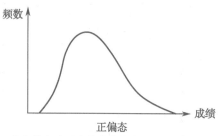

正偏态

高峰偏左,表示考核内容偏难或学生基础差。

a

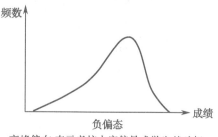

负偏态

高峰偏右,表示考核内容偏易或学生基础好。

b

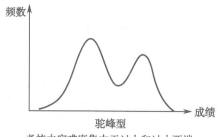

驼峰型

考核内容难度集中于过大和过小两端,
或学生基础较悬殊。

c

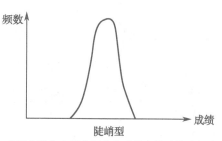

陡峭型

考核内容为中等难度偏多或学生基础较为整齐。

d

图 10-2　成绩分布图

第四步:计算平均成绩和标准差。

平均成绩用 $\overline{X}$ 表示:

$$\overline{X} = \frac{\sum_{i=1}^{n} X_i}{n}$$

$\sum$:数据之和。

X_i:某位考生的成绩。

n:考生总人数。

标准差用 σ 表示:

$$\sigma = \sqrt{\frac{\sum_{i=1}^{n}(X_i - \overline{X})^2}{n}}$$

$\sum$:数据之和。

X_i:某位考生的成绩。

$\overline{X}$:考生群体的平均成绩。

n:考生总人数。

均数和标准差可用于描述学生考核成绩的集中趋势和离散趋势。若某学生群体考核成绩呈正态分布,则在均数加减 1 个标准差或 2 个标准差的成绩范围内,应包含 68.27% 或 95.45% 的考生成绩。

（二）试题质量分析

试题质量分析的常用指标是试题的难度和区别度。

1. **难度（difficulty）**　即指试题的难易程度。试题的难度指数用 P 表示。难度指数越大,试题的难度越小。由于试题的记分方法不同,所以难度指数的计算方法也不同。

(1) 0、1 记分试题难度指数:0、1 记分试题也称为二分变量记分试题,即试题的作答情况只有"答对"或"答错"两种,例如单选题、判断题等,其难度指数可用以下公式计算:

$$P = \frac{R}{n}$$

R:答对该题目的考生人数。

n:考生总人数。

例:有 100 名考生参加考试,答对某试题的考生有 73 人,该题的 P 值为:

$$P = \frac{R}{n} = \frac{73}{100} = 0.73$$

(2) 非 0、1 记分试题难度指数:非 0、1 记分试题是指得分可从 0 分至满分的试题,如简答题、论述题等,可用以下公式计算难度指数:

$$P = \frac{\overline{X}}{W}$$

$\overline{X}$:全体考生该题得分的平均值。

W:该题的满分值。

例:全体考生某题平均得分 11.67 分,该题满分 20 分,该题的 P 值为:

$$P = \frac{\overline{X}}{W} = \frac{11.67}{20} = 0.58$$

试题的难度是评价试题质量高低的指标之一,也是筛选试题的依据之一。一道试题的 P 值在 0.3~0.7 较为适宜,一份试卷所有试题难度指数的平均值最好在 0.5 左右。

2. 区别度(discrimination) 是指试题对学生学习成效的鉴别程度。试题的区别指数用 D 表示。某试题的区别度高意味着该题对于学习成效好和差的考生具有较好的鉴别能力。

(1) 0、1 记分试题区别指数:采用"两端法"计算,即将每个考生的考试总分由高至低排列,分别从高分和低分两端各取总人数的 27% 构成该考试的高分组和低分组。"两端法"区别指数计算公式如下:

$$D = P_H - P_L$$

P_H:高分组中答对该题的人数比例。

P_L:低分组中答对该题的人数比例。

例:高分组中答对某题的人数比例为 0.83,低分组中答对该题的人数比例为 0.45,该题的 D 值:

$$D = P_H - P_L = 0.83 - 0.45 = 0.38$$

(2) 非 0、1 记分试题区别指数:对于非 0、1 记分试题来说,当该试题得分与考试总分均呈正态分布时,可用考生某试题得分与其考试总分之间的相关系数表示该题的区别指数,计算公式如下:

$$r = \frac{\sum XY - \frac{\sum X \sum Y}{n}}{\sqrt{\sum X^2 - \frac{(\sum X)^2}{n}} \cdot \sqrt{\sum Y^2 - \frac{(\sum Y)^2}{n}}}$$

r:相关系数(在此表示某试题的区别指数)。

X:考生某试题得分。

Y:考生考试总分。

n:考生总人数。

例：某试题相关数据 $\sum X = 73$，$\sum X^2 = 485$，考试总分相关数据 $\sum Y = 840$，$\sum Y^2 = 59\,820$，所有考生某试题得分与其考试总分乘积之和 $\sum XY = 5\,168$，考生总人数 $n = 12$，该题的区别指数为：

$$r = \frac{5\,168 - \dfrac{73 \times 840}{12}}{\sqrt{485 - \dfrac{73^2}{12}} \times \sqrt{59\,820 - \dfrac{840^2}{12}}} = 0.284$$

区别指数的范围在 $-1 \sim 1$。若某试题的区别指数越大，则该题的区别度越好。也就是说，考试总分的高分组答对该题的人数多于低分组的人数，或考试总分越高的考生该题得分越多，说明该题对考试优劣程度的判断与考试总分保持一致。相反，如果某题的区别指数很小甚至为负值，提示该试题的区别度有问题。此时应对试题进行分析，给予必要的修改或从题库中删除。一般认为，一道试题的区别指数在 $0.15 \sim 0.30$ 为良好，大于 0.30 为优秀，小于 0.15 不宜采用。

判断一道试题的质量应把难度和区别度结合起来分析。有理想难度的试题不一定有理想的区别度，难度相近的试题，其区别度也会有较大差异。

（三）考核质量分析

评价考核整体质量的指标有很多种，其中最主要的是信度和效度。

1. 信度（reliability）　即可靠性，是指测量结果的稳定程度。考核的可靠性是指考生在考核中得分的一致程度。通常采用两次考核结果的相关性来检验信度，相关系数可称为可靠性系数或信度系数。检验信度主要有以下方法：

（1）折半信度（split-half reliability）：将某次考核中的全部试题分为相等的两半，如序号为奇数的题目和序号为偶数的题目，分别计算每个考生两半试题的得分，再求所有考生两个得分的相关系数。由于折半法只代表半数题目的信度，故上述求得的相关系数必须用斯皮尔曼-布朗公式进行校正，公式如下：

$$rtt = \frac{2rhh}{1 + rhh}$$

rtt：考核整体的信度系数。

rhh：两半试题得分的相关系数。

例：某考核中两半试题得分的相关系数为 0.79，考核整体的信度系数为：

$$rtt = \frac{2rhh}{1 + rhh} = \frac{2 \times 0.79}{1 + 0.79} = 0.88$$

（2）重测信度（test-retest reliability）：是同一考核在不同时间对同一群体先后实施两次，两次考核分数的相关系数即为重测信度系数。主要表示学生掌握知识的稳定程度，但容易受到时间间隔长短、学生身心发育及学习经验积累等因素影响。

（3）复本信度（equivalent-form reliability）：是用两份题量、题型、考核内容、难度及区别度均一致，但题目不同的试卷考核同一群体考生，求出两次考核得分的相关系数，即为复本信度系数。复本信度可以说明试题的取样是否具有代表性，但无法表示考生掌握考核内容的稳定度。

用于评定学生考的信度系数一般要求在 0.90，甚至 0.95 以上。但有时考核的信度系数并不高，主要由于受到多种因素影响，除随机误差外，还包括试题的数量、质量、分数分布及评分者等。

2. 效度（validity）　又称有效性，是指一次考核确实能够测量到考生应有的知识和能力的程度，常用内容效度和效标相关效度表示。

（1）内容效度（content validity）：是指一次考核是否测量到了具有代表性的教学内容。试题取样是否代表课程目标是决定内容效度高低的关键。内容效度无须用数量化的指标反映，只需对考核内容进行逻辑分析和比较，故可称为逻辑效度。

Note:

（2）效标相关效度（criterion-related validity）：是以某一考核分数与其效标分数之间的相关性来表示的效度，相关系数就是效标相关效度系数。效标是检验某考核效度的一个参照标准，常为一种公认的比较可靠或权威的考试。由于可用数量化的指标（即相关系数）反映考核内容的有效程度，故称统计效度。一次考核分数与其效标分数之间的相关系数越大，其效标相关效度就越高。

信度和效度是密切相关的，效度会受到信度的制约，但信度高不一定保证效度高。当考核的信度和效度不能兼顾时，应首先保证考核的效度，在此基础上努力提高考核的信度。

第三节　学生临床护理能力评价

护理学是一门实践性很强的学科。一个合格的护士不仅要掌握护理学的基本理论、基本知识和基本技能，还要能灵活运用所学知识、技能从事临床护理工作。因此，学生临床护理能力评价是护理教学评价的一项重要内容。

一、临床护理能力评价的范围与内容

临床护理能力是运用知识和技能解决临床护理问题的能力。对于护理专业学生来说，临床护理能力涵盖技术操作能力、批判性思维能力、沟通协调能力、整体护理能力、临床决策能力和健康教育能力等。这些能力的培养贯穿整个护理专业教育过程，教育者可以分阶段对学生进行考核评估，按照各阶段特点确定评价内容。

1. **课程教学中专项技能达标考核**　是对学生临床操作技能进行的形成性评价，由各任课教师及带教教师在教学中逐项实施，负责落实。例如基础护理技能、心肺复苏技能等。

2. **实习前强化训练考核**　学生虽经过先前学习，但随着时间推移，有些操作又变得生疏。为了使学生进入实习医院后能较快适应临床护理工作，在实习前可集中进行护理操作技能强化训练与考核，帮助学生对所学内容重新温习，提高学生对实习的自信心。

3. **实习阶段出科考核**　通常安排在各科室实习的最后一周进行。考核内容除基础知识、技能外，还可增加一些专科护理技能，并有针对性地进行考核。经过各科室轮转与考核后，学生的护理操作技能水平又上了一个台阶。

4. **毕业前综合考核**　在护理专业学生实习结束，即将毕业的时间里，要对学生进行全面的技能考核，尤其突出整体护理能力的考核。考核内容应将临床知识、操作技能和情感态度融为一体，旨在对学生的专业理论水平、操作技能水平、沟通能力和分析解决问题能力等做出综合评价。

二、临床护理能力评价的种类与方法

1. **观察法**　是通过观察学生在平常工作中的临床护理行为表现做出评价，可了解学生的技能水平、沟通能力和工作态度等。一般由学生所在科室的带教老师或护士长负责实施，可采用轶事记录、检核表和等级评分表等工具，对护理学生在工作中的自然表现进行及时、全面、客观的记录和评定。为保证评价效果，应事先设计合理的观察项目、记录要求及评分标准等。此外，对学生进行动态、长期和综合观察后才能做出比较准确可信的评价结果。

2. **床边考核法**　是临床护理技能考核常用的方法，常利用临床真实病例进行，一般在实习出科考核中实施。通常由考核组指定患者，考生需完成规定的护理项目，然后由考官结合考核提纲围绕临床病例进行适当提问，最后根据考生的具体表现做出评定。该方法可在真实临床情境中考查学生实际的护理操作能力、护患沟通能力和爱伤观念等，也可结合患者实际灵活考核学生的临床思维、问题判断及总体反应情况。但由于缺乏标准考试环境，考核项目受病种、患者、时间和地点等因素限制，易造成学生之间评价无绝对可比性。大批量学生考核时，难以选择充足的、满足考核要求的病例和考评教师。

Note:

3. **模拟考核法** 是应用模拟患者和模拟临床情境对学生进行考核的一种方式。模拟患者可以是学生自己扮演的患者或标准化病人(standardized patient,SP),也可使用人体模型或高仿真模拟人。考官事先根据考核目的创设贴近实际的临床模拟情境或案例,尽可能保证考核标准化。应对考核项目、要求和评分等进行统一规定,使考核相对客观。为提高考核有效性,需对模拟患者进行专门训练或调试,使之能准确表现出真实患者的实际问题。有时标准化病人也可作为评价者,参与对学生临床护理能力的考核。目前在国内外医学教育界得到广泛应用的是客观结构化临床考试(objective structured clinical examination,OSCE)。OSCE 由一系列模拟临床情境的考站组成,受试者在规定的时间内依次通过各个考站,逐一完成考核,并获得相应成绩,考核内容包括收集病史、辅助检查、诊断能力、决策能力、执行能力、沟通能力、动手操作能力、协作能力和职业态度等。

4. **综合评定法** 通常用于护理学生毕业考核。考官首先根据护理专业培养目标和有关护理学生临床护理能力的总体要求,拟定评价指标体系。由教师、临床护理专家组成评价小组,依据评价体系,综合采用定量与定性方法,对学生的临床护理能力做出综合评判,判断学生是否达到培养目标要求,可否准予毕业。该方法的优点是对学生的评价比较全面,缺点是组织比较费时费力。

三、影响临床护理能力评价的因素与控制方法

临床护理能力评价不同于对认知领域的评价,其评价过程与结果容易受到各种因素的影响,主要包括考官、学生和评价考核方法。

1. **考官** 考官的主观因素对临床护理能力的部分评价方法影响较大,因此考官应不断提高自身素质:一是提升自身业务水平,如果考官自身的临床能力不强、护理操作不正规,则很难对学生做出正确的评价;二是考官对评价工作要认真负责;三是考官保证做到客观公正。

2. **学生** 影响评价的主要因素是学生对将要考核内容的准备程度,以及评价时的心理状态,这与认知领域的考核基本一致。但在临床护理能力考核中,学生通常面对一名考官或一个考核组,往往会由于紧张而失去水准,致使考核不能很好地反映学生临床护理能力的实际水平。学生在考核前应对考核内容准备充分,对护理技能熟练掌握;考官在考核前应稳定好学生情绪,考核中适当鼓励,使学生保持从容镇定。

3. **评价考核方法** 不同考核方法所得结果的可靠性、有效性和客观性是不同的,各有优缺点。例如,床边考核法使用的病例虽经考官精心挑选,但患者的配合程度、病情的轻重程度、需进行何种护理操作都难绝对平衡,上述差异性可能会影响考核结果。在模拟考核法中,由于部分真实患者的临床表现无法在模拟患者身上真实再现,会使得考核内容有一定的局限性。考核者应针对不同考核方法的特点,扬长避短,对缺陷处尽量采取控制措施予以弥补,使其影响减少到最低。此外,选择间断性评价还是连续性评价的方法,对于学生临床护理能力的评价结果也有一定影响。间断性评价往往有时段上的抽样误差,连续性评价可以克服这个缺陷,但需投入更多的时间和精力。

第四节 教师教学质量评价

作为一门实践性很强的学科,护理学教师的教学工作不仅包括课堂教学这一基本教学组织形式,还包括临床实践教学这一关键环节。因此,护理教师教学质量的评价应包括课堂教学质量评价和临床实践教学质量评价两个主要部分。

一、教师教学质量评价指导思想

对护理学专业教师的教学质量进行全面科学评价,首先要明确以何种教学价值观作为指导思想。目前素质教育、创新教育和以人为本的教育理念已深入人心,在护理教学中,应逐步实现以下转变:①课堂教学目标从强化应试转变为提高学生素质;②临床教学目标从单一技能训练转变为综合能力

Note:

培养;③以教材为本转变为以学生发展为本;④从强调学习结果转变为对学习过程和成效都重视;⑤从重视信息的单向传递转变为信息的多向交流;⑥从重视单纯知识和技能转变为重视对知识与技能的整合应用。

二、教师教学质量评价内容

教学质量评价主要包括5部分内容,一般包括教学目标、教学态度、教学内容、教学方法和教学效果等。

1. **教学目标**　教学目标是开展教学工作的出发点,应着重评价教学过程中目标是否具体和适当,学生是否明确教学目标,以及本次教学是否达到目标等;教师是否按照护理课程计划或临床教学计划中规定的基础理论和基本技能要求,循序渐进地进行教学;是否在传授知识与训练技能的基础上着重培养学生的综合素质与临床决策能力,达到培养目标及课程目标的要求。

2. **教学态度**　教学态度是做好护理教学工作、完成教学任务的前提,应评价教师能否做到忠诚教育事业,热爱教学,教风良好,治学严谨,主动承担教学任务;是否根据教学目标的要求,认真备课,结合实践,改革教学;是否了解教学情况,因材施教,教书育人;教风是否真诚、热情、民主,是否能为人师表。

3. **教学内容**　教学内容是保证教学任务完成的关键,应评价教师能否完成护理课程计划和临床教学计划规定的"三基"任务;是否根据不同教学层次,合理选择教学内容并做到重点突出;是否要求明确,概念准确,内容正确,操作规范;是否立足教材和人才培养方案,注重理论联系临床护理实际,适当反映专业前沿进展等。

4. **教学方法**　教学方法是完成教学任务的重要手段,应主要评价教师能否启发学生思考,发现、分析和解决问题,并注重能力培养;是否因材施教,既照顾多数,又注重个别指导;是否使用现代化教学手段,优化组合多种教学方法。同时应注意评价教学过程中师生双向交流情况,观察教师能否调动学生主动学习的积极性。

5. **教学效果**　教学效果是根据一定教学目的和任务,对教学双方的效果进行评价。应主要评价教学能否达到预定的目的要求及程度;绝大多数学生是否能理解和掌握教学内容;教学是否有利于培养学生的能力等。

将以上内容分解为具体指标,设计为评定量表的形式,对各指标赋予权重,每一指标通常有优、良、中和差4个评价等级。对不同年资的教师进行评价时应采用不同量表,以表示对不同年资护理学教师教学的不同要求。

三、教师教学质量评价途径与方法

(一) 评价途径

教师教学质量评价有多种途径,主要是专家评价、同行评价、学生评价和自我评价等。一般采用2种以上途径同时进行,所得评价结果可互相补充、互相参照,使结果更为客观、科学和可靠。

1. **专家评价**　是指专家组对被评教师所做的评价。这种评价影响较大,有一定的权威性。主要通过听课、检查教案和召开座谈会等形式,了解教师的教学质量,并做出评价。一般由学校教务部门或教学考评中心选择热爱教学、有教学经验的专家教授组成考核组。正式评价前考核组应对评定量表中的指标进行学习讨论,统一认识。评价时由考核组成员独立填写评定量表。

2. **同行评价**　由护理教研室、课程组或学校及医院内的其他教师对某教师进行的评价。同一教研室或课程组的教师相互之间比较了解,对本学科的课程标准、学术动态,以及师生的背景情况较为熟悉,容易组织和做出恰当的判断。同行评价有利于教师之间的相互学习交流,有利于提高护理学师资队伍的整体水平,但应注意避免"文人相轻"消极因素的影响。

3. **学生评价**　学生评教是评价护理学教师教学质量的主要依据之一。教学的对象是学生,因此

Note：

学生对教师的教学质量最有发言权。通过学生对教师的评定,可以反映教师的受欢迎程度和师生间关系,以及教师的教学艺术是否符合学生要求。但由于学生主要是从个人学习角度评价教学,缺乏对教学目标、内容及方法的整体了解,其评价结果可能存在一定误差,需与其他评价对照,参考使用。

参评学生人数不应过少。工作人员应在评价前向学生说明评定量表的含义,要求学生正确对待。学生可在教师一次教学结束或某门课程全体教师教学结束之后进行评价。

4. 自我评价 即护理学教师对自身教学活动的评价,也是教师教学质量评价的一个主要途径。根据评价内容和指标,教师对自身教学工作进行自我认识和自我改进。将教师由被评者转变成主动参与者有利于达到改进教学的目的。护理学教师按照评价标准写出教学质量总结报告,实事求是地进行自我评价,可表现出教师本人的自我认识。

由于4个方面的评价各有侧重,所以在对教师教学质量评价时往往综合采用上述途径。一般同时采用2~3种途径,做出综合评价,各途径的权重有所不同。如采用4种途径进行评价,其权重建议为:专家评价0.25、同行评价0.20、学生评价0.45、自我评价0.10;如采用3种途径,建议权重为:自我评价0.20、专家评价0.40、学生评价0.40。

（二）评价方法

目前国内几乎所有院校教师教学质量评价都采用评价等级量表(或称评价表)来进行。评价人员(至少3人)根据教师授课情况在评价量表相应指标上打分,然后将量表汇总、分析,并得出评价结论。对评价指标体系的量化,一般有两种方法,一是对指标直接赋值;二是对指标先做定性描述(如很好、较好、一般、较差、差,或 A、B、C、D、E 等),再对不同级别的定性描述赋予量值。第二种方法由于简单易行,又便于统计处理,已被广泛采用。

知 识 链 接

五类金课建设参考标准

"两性一度"是中国金课的建设标准,即高阶性、创新性、挑战度。线下金课要求课程内容具有规范性、思想性、科学性、先进性、目标导向性、适当性、多样性,课程教学设计具有高阶性、创新性、挑战度,同时对课程团队、教学支持、应用效果与影响有具体要求。线上金课要求课程内容具有规范性、思想性、科学性、先进性、安全性、适当性、多样性,课程教学设计具有合理性、方向性、创新性,同时对课程团队、教学支持、应用效果与影响有具体要求。线上线下混合式金课的建设标准是上述两类课程标准的有机结合。虚拟仿真金课要求实验内容具有规范性、思想性、科学性、先进性、安全性、目标导向性,实验教学设计具有方法性、真实性,同时对实验教学团队和实验教学支持有具体要求。社会实践金课要求内容具有创新性、先进性,形式具有思想性、合法性、多样性,同时对团队和支持有具体要求。

（于海容）

思 考 题

1. 某校要对护理学专业三年级学生开设一门新课程——护理专业英语,开课前教师对所有参课学生进行了一次小测验。有同学对于此次在课前进行的测验表示困惑,你能帮助教师给同学们做出解释吗?

2. 本学期期末考试中,学生王某护理学基础课程考试成绩85分,健康评估课程考试成绩89分,她认为自己后一门课程的成绩优于前一门课程。这种看法合适吗? 为什么?

3. 护理教育学课程考试结束后,某班全体学生考试成绩呈负偏态分布,这说明了什么? 如何对

Note:

此次考试质量做进一步分析?

4. 请你作为成人护理学课程负责人,拟定一份用于评价学生此课程学习成效的评价方案。此课程目标包含知识、技能和情感态度多个方面。根据课程目标,你会选择哪些学生学习成效的评价方法?

5. 请根据本章所学知识,编制不同类型试题各 2 道,并给出试题答案。

6. 评价护理学生临床护理能力的方法有哪些? 评价结果会受哪些因素影响?

7. 如果请你作为学生评价某位护理学教师的课堂教学质量,你准备从哪些方面评价?

Note:

URSING

第十一章

护理教育学理论的实践应用

11章　数字内容

教 学 目 标

- 识记：
1. 能概括护理教育和健康护理教育的关系。
2. 能总结健康护理教育设计中常用的学习理论。
3. 能复述健康护理教育设计中常用的教学原则。
4. 能运用自己的语言正确解释下列概念的含义：医院中的健康护理教育；社区中的健康护理教育；家庭中的健康护理教育。
5. 能简述健康护理教育评价的几种类型，举例说明具体内容。
- 理解：
1. 能根据本书所学护理教育理论，在实践中进行健康护理教育。
2. 能运用本章所学知识，针对某一个特殊人群，拟定一份健康护理教育计划。
- 运用：
能认识到护理教育在健康中国建设中的重要作用，自觉在护理实践中应用护理教育理论。

护士是全球卫生保健体系中的重要力量,在全民健康方面发挥着重要作用。在健康中国背景下,护士角色内涵和职能正在发生着巨大的变化,其中一个重要变化就是在疾病护理基础上不断强化健康护理,在医院护理基础上不断强化社区护理、家庭护理和自我护理,这就需要大力提升护士的教育能力,突出护士在新时代健康工作中的引领作用。在护士角色多元化发展过程中,护理教育的实践应用范围也随之扩展。本章以护理教育学理论在健康护理教育中的实践应用为例进行介绍。

第一节　概　述

随着社会发展进步和人民健康意识的提升,以患者和社会大众为服务对象,利用护理学和健康教育学基本理论与知识开展的健康护理教育活动,在护理工作中具有越来越重要的地位和作用。在人民健康成为优先发展的国家战略背景下,护理教育与健康教育互为联系,相互促进,以培养合格的新时代护理人才和满足人民群众健康需求为共同目标。

一、健康教育视角的护理教育

随着科学技术的迅速发展,人民的物质和精神文化需求日益增长,护理教育如何适应现代科学和现代医学的最新进展,培养出新时代护理人才,是社会对护理教育提出的新要求,也是护理教育面临的新挑战。

新时代护理教育不仅需要学校教育,也需要面对"完善终身教育体系、建设学习型社会",可见,更广阔的社会教育理应是新时代护理教育的拓展方向;同时,承担护理教育的院校肩负着为社会服务的重要职能,健康护理教育是实现这一职能的主要方面。因此,护理教育需转变教育理念,创新教学与学习形式,提高护理学生的健康护理教育能力,最终落实到提升社会大众的健康素养。

二、护理教育视角的健康教育

健康教育(health education)是指以健康相关理论为指导,通过传播、教育、干预等手段,帮助个体和群体促进健康意识、掌握健康知识和技能、提升健康素养、改变不健康行为,以及建立有益于健康的行为和生活方式的活动及其过程。健康教育的核心是健康行为的养成。

护理教育视角的健康教育就是健康护理教育,可以认为健康护理教育是针对特定人群,具有明确的教育目标,通过教育者和教育对象之间的双向互动,使教育对象获得健康护理相关知识、技能,形成健康行为,提升健康素养的过程。

新时代健康护理教育以健康为中心,通过促进健康社会环境因素的改变,增强教育对象对自身健康的责任与效能,强化健康赋权,树立"个人是自身健康第一责任人"的理念,使其主动从合适的资源途径获取科学的健康知识、改善健康生活方式,这与护理教育中的"学生中心""学生主体"也是一致的,教育的目的就是要帮助学生成为一名终生学习者。

三、护理教育和健康教育的关系

《"健康中国2030"规划纲要》和2016年召开的全国卫生与健康大会,都强调要把以治病为中心转变为以人民健康为中心,提升全民健康素养。在推进健康中国建设进程中,护士作为健康教育工作的主力军肩负着重要使命。因此,在健康视域下,护理教育和健康教育有着不可分割的内在联系。

健康教育对护理教育提出了新要求,要求护理教育继续加强与社会的联系,加强人才培养与社会服务的联系,强化大健康理念,深化健康护理教育内涵。在党的十九大报告提出的"为人民群众提供全方位全周期健康服务"背景下,如何培养出更多能为实现健康中国战略而奋斗的护理专业学生是护理教育的最终目标。

护理教育为健康教育提供了新可能,健康教育的核心是促进教育对象健康行为的养成,这一过程是通过教育来实现的,教育理念、方法、实施和评价等教育的核心要素,也是健康教育的重要因素。因此,护理教育教学理念的转变与提升,护理教学、学习和评价方法的改进与实施,为健康护理教育注入了新的活力。

第二节　护理教育学理论在健康护理教育设计中的应用

健康护理教育设计是指在健康护理教育实施前,对健康护理教育对象进行评估、制订教育目标、遵循教学原则和设计健康护理教育方案的过程,健康护理教育设计是进行健康护理教育的前提和基础。护理教育学中的概念、理论与方法可以很好地指导健康护理教育设计。本节将基于健康护理教育方案的设计,运用前述护理教育学相关理论知识,分别阐述健康护理教育设计中的教育对象的评估,教育目标的制订、教育方案的设计。

一、健康护理教育对象的评估

(一)健康护理教育对象的学习需求评估

评估教育对象学习需求是开展健康护理教育的第一步,是建构健康护理教育内容的逻辑起点和基本要求,也是健康护理教育目标达成的前提条件和评价依据。首先,通过全面收集并分析教育对象生理、心理、社会、文化和精神等健康相关数据,了解教育对象的健康需求以及需求的优先级排序,建立符合教育对象需求的健康护理教育诊断,确定健康护理教育的重点内容;其次,评估满足教育对象需求的教育时机,确定实施健康护理教育的最优时间;最后,对现有人力资源(健康护理教育工作人员等)、物质资源(可用设备、场地等)、政策资源(项目支持、财政支持等)以及信息资源(健康护理教育材料、可用网络等)等进行合理判断,确定健康护理教育资源的可及性,并判断与教育对象需求的契合度。

根据健康护理教育的场所不同,例如家庭、社区、医院等,健康护理教育的对象有所区别,教育对象的学习需求也各异。例如在家庭健康护理教育中,根据影响家庭整体健康状况的常见因素,教育对象的学习需求通常涉及以下内容:家庭卫生环境、针对孕产妇和婴幼儿的优生优育、健康生活方式、意外伤害和急救处理、针对患者或老年人等家庭脆弱人群的健康护理教育。在社区健康护理教育中,根据社区教育的重点人群,如儿童和青少年、妇女、老年人等,评估其不同健康护理教育需求,包括:儿童和青少年的学习需求包括卫生习惯、常见病、性健康、心理健康等;女性的学习需求,如青春期、妊娠期、围产期和哺乳期、更年期等不同阶段生理健康需求,以及常见疾病的传播途径、自我检查方法和早期筛查相关知识等;老年人的学习需求包括常见疾病防治知识、基本自我保健技能等。

(二)健康护理教育对象的个人特征评估

健康护理教育的效果是以教育对象的内部条件为中介,在教育对象身上产生作用的,只有当健康护理教育活动契合教育对象的发展状态和心理特征,唤起教育对象的学习兴趣,诱发教育对象的认知兴趣,健康护理教育才会有效,进而发展教育对象的知识和技能。因此,在进行健康护理教育时,要充分考虑教育对象的年龄发展阶段与心理特征,智力能力的水平、倾向与潜在能力,选择和组织相应的健康护理教育内容与方法。

评估教育对象的个人特征,还包括评估教育对象的学习态度、学习动机、教育经历和学习能力等方面,识别建立健康行为到实施及持续健康行为过程中的影响因素,以了解教育对象的需求与学习基础之间的差距。例如针对尚未接受自身病情、还处于心理调整期的肿瘤患者,在健康护理教育活动前,首先需要了解患者是否已经做好学习的准备,态度如何,是否有兴趣和动机了解疾病相关知识,当患者调整好情绪后,再进行健康护理教育才能发挥其作用。针对妇女、儿童、老年人、残疾人、流动人口等特殊人群,还需重点评估其是否有教育困难,以便使用多种策略开展符合其特点的健康护理教育活动。

Note:

二、健康护理教育目标的制订

全面了解教育对象的健康护理教育需求后,应与教育对象以及相关利益部门共同商讨、确定健康护理教育目标,教育目标是教育对象通过健康护理教育后知识、思想和行为改变的表现,既是教育对象接受教育后预期达到的目的和效果,也是实施教育计划的行为导向。针对教育对象不同的健康护理教育需求和知识能力基础,建立不同内容、不同层级的健康护理教育目标。

目标通常包括总体目标和具体目标,总体目标表现的是宏观、理想的未来愿景,具体目标必须是明确、切实可行、科学可测的,这是实施健康护理教育计划和评价健康护理教育效果的依据。健康护理教育目标既不能过高,引起教育对象的畏难情绪,又不能过低,不符合教育对象的实际情况,影响最优效果的实现。

根据布卢姆目标分类体系,健康护理教育目标可以分为认知目标、情感目标和动作技能目标。下面将以造口患者围手术期健康护理教育目标的制订为例,呈现特定疾病患者认知、情感、动作技能领域的目标制订。

(一)认知领域的目标制订

认知是指人们获得知识、应用知识或信息加工的最基本心理过程。认知领域的目标主要涉及知识的学习与思维的发展等。针对围手术期的造口患者,可以在评估的基础上制订认知领域的目标,包括3方面①造口相关基础知识:知道消化系统和泌尿系统解剖、生理结构,陈述造口手术的操作过程;②造口护理相关知识:复述造口袋系统的组成,包括完好的皮肤屏障、造口底盘和造口袋、造口附件用品,正确识别常用的造口护理产品,认识到造口护理对降低并发症发生率的作用;③造口术后相关知识:说出造口术后活动和饮食的注意事项,列举造口手术后生活方式的调整等。

(二)情感领域的目标制订

情感与态度中的内向感受、意向具有协调一致性,是态度在生理上较复杂而又稳定的评价和体验。情感领域的目标层次反映了价值观的内化与形成过程。造口患者在围手术期情感领域的目标包括3方面①注意并接受特定事件:接受护士对于造口袋更换的示范,接受造口对人际关系、亲密关系的潜在影响,改变对造口手术的偏见,表达使用造口袋的自我感受;②表达意愿或主动参与:表现出寻求术后造口护理知识的意愿,表现出对造口认知及自我护理的意愿,尝试在护士指导下护理造口周围皮肤,主动向护士了解有关造口袋自我护理的知识;③价值体系的形成并内化:未因排便习惯发生改变表现出自我意象的紊乱,住院期间对自我护理造口的能力有信心,出院时对重返工作岗位充满信心,出院时对重新融入社会充满期待,表现出对出院后社区延续护理的信任。

(三)动作技能领域的目标制订

动作技能领域主要涉及骨骼和肌肉的使用、发展和调适。关于围手术期的造口患者在动作技能领域的目标,可以分为针对患者的动作技能领域的目标和针对照顾者的动作技能领域的目标两类。①针对患者的动作技能领域的目标:持续至出院时患者学会独立护理造口袋的相关技能,学会观察造口并及时发现异常情况,正确护理造口周围皮肤,按规范要求更换造口袋,能够在正确的时机倾倒造口袋,学会如何倾倒造口袋,熟练使用造口相关用物,正确实施造口灌洗,术后早期下床进行功能锻炼;②针对照顾者的动作技能领域的目标:持续至出院时照顾者学会正确更换造口袋,能够在正确的时机倾倒造口袋,学会如何倾倒造口袋,熟练使用造口相关用物,正确为患者进行造口灌洗。

三、健康护理教育方案的设计

设计健康护理教育活动的具体方案,是实现健康护理教育目标的前提条件,即根据对教育对象健康护理教育诊断的优先级排序,考虑教育对象的学习特点,进行相应的方案设计,包括基于学习理论设计相应的教育策略,确定指导教育内容与教育方法选择的原则体系等。

Note:

（一）学习理论应用枚举

健康护理教育既是引导人们自愿采取健康行为而设计的学习机会,也是帮助人们达成知行合一的实践活动,其核心是不健康行为的改变和健康行为的养成,而人的行为变化并非简单的知识传递就可以完成,要想获得满意的效果,健康护理教育必须有科学理论作为指导。与护理教育相关的理论包括如何促进教育对象学习的理论,因此,运用学习理论指导健康护理教育实践,促进教育对象的学习进而改变行为,是健康护理教育科学有效的重要保障。

1. **行为主义学习理论的应用** 行为主义学习理论认为人的行为是教育对象对环境刺激所做出的反应,并强调刺激、强化等在行为塑造中的作用。根据行为主义学习理论,学习过程是有机体在一定条件下形成刺激与反应的联系从而获得新经验的过程,将该理论运用于健康护理教育时,我们可以把教育对象需要形成的健康行为作为教育结果,通过给予教育对象一定的刺激以促进其反应,以及运用各种类型的强化,如正强化和负强化,来塑造或增强教育对象的正向行为。

护士小林将要对一名糖尿病患者孙女士进行胰岛素注射的健康护理教育,她计划运用行为主义学习理论中的正强化和负强化,帮助孙女士形成并增强正确的注射行为。每次当孙女士能完整地复述相关知识或正确地完成注射行为时,小林都采取表扬、赞赏、奖励等正强化方式,而当小林发现因家庭成员过度干涉可能影响了孙女士的学习行为,例如有其他家庭事务挤占患者的学习时间等,就会采用消除或减少这种不利影响因素的负强化方式,最终,通过积极愉悦的刺激塑造了孙女士的合理反应,大大提升了孙女士正确完成注射行为的概率,帮助孙女士减少因注射行为本身产生的不良并发症。

2. **认知学习理论的应用** 认知学习理论认为人是一个信息加工的系统,把人的认知心理过程看作是信息加工的过程,包括信息的收集、加工、储存和需要时提取加以运用的过程。根据奥苏贝尔的认知同化说,新知识的学习必须以已有的认知结构为基础,积极主动地从已有的认知结构中,提取与新知识最有联系的旧知识,以形成新的知识结构。因此,在进行健康护理教育前,护士首先要了解教育对象的知识基础,其次帮助他们分析新的健康知识与已有知识之间的关系,从而架构起两者间的联系,促进教育对象进行有意义的学习。

李先生是一名肺癌术后患者,护士小郭将要对其进行功能锻炼的健康护理教育,小郭根据认知学习理论,先全面分析了李先生在术前已经掌握的促进肺功能锻炼的有关知识和技能,并在此基础上,重点设计如何教会李先生在术后的特殊情况下运用这些知识与技能。例如经过评估,小郭了解到李先生在术前已经清楚理解有效咳嗽的作用,因此在术后阶段,小郭将护理教育重点放在教会李先生如何在保护伤口的情况下进行有效咳嗽。近年来,认知负荷理论在健康护理教育领域中也得到一定的运用,在上述案例中,小郭通过精心设计健康护理教育方案,例如合理安排教育时间、内容和顺序,由少渐多、由易至难,依次解决有效咳嗽、引流管护理、床上肩关节活动、腹式呼吸、术后营养等问题,尽可能减少李先生在学习过程中因健康护理教育设计不当而引起的外部认知负荷。

3. **社会学习理论的应用** 在健康护理教育中应用社会学习理论,重点在于充分利用榜样的作用对教育对象进行引导,首先需要选择适合的榜样,挑选与患者有相同健康问题的人,如同为孕妇、吸烟者、糖尿病患者等,且年龄相近,有相同知识背景、生活经历、风俗习惯等,同时挑选的人的行为对于教育对象来说具有可及性,不能过于理想化;其次,鼓励教育对象在自身的疾病治疗和康复过程中,观察榜样的示范行为,同时把这种行为以符号的形式表象化,保持在长时记忆中,并转换成适当的行为再现出来;最后,教育对象能否经常表现出示范行为要受到外部强化、自我强化和替代性强化等因素的影响,护士应合理使用强化,给予教育对象积极的鼓励和及时肯定的评价。在此过程中,根据自我调节的作用,帮助教育对象设立目标、进行自我评价,从而引发动机不断调节自身行为,以达到最好的学习效果。

护士小张在血液透析中心工作,为了充分挖掘患者群体中宝贵的教育资源,小张计划采用同伴教育方式对透析中心的患者进行健康护理教育,因为每个血液透析中心都会有一些在各方面指标都控制得较好的"肾友",首先,小张组织年龄相仿,生活习惯、文化程度相近的患者们建立同伴互助小组,引导小组成员去发现挑选出来的作为榜样的"肾友"有哪些良好的自我管理行为,包括如何有效限制液体摄入、如何进行血压管理、如何进行血管通路的护理等,树立自我管理的典范与标杆。同时,鼓励小组内的患者相互讨论交流、相互"评比"督促,并和家属一起帮助每一位患者设定阶段性目标,如干体重目标、控水目标等,并督促患者通过自我调节尽可能接近目标。

4. 转化学习理论的应用　根据转化学习的4个阶段,即触发事件、批判性反思、理性对话和重新整合,当个体在经历触发事件以后,如突发重病、亲人不顺等,会进行批判性反思,对自我进行反思和检验,更新自我的意识结构;随后,与他人进行对话交谈、相互交流,理解新观点,此阶段就是护士进行健康护理教育的重要阶段,通过恰当的健康护理教育形式与方法,如同伴教育、谈话法等,帮助患者及家属理解疾病知识和所需技能,在此过程中,护士要以教育对象为主体,营造主动思考、理性对话的学习情境,最终帮助教育对象将新观点或新经验重新融入现实生活。

小刘是医院肿瘤科的一名护士,最近遇到了一位刚被诊断为肿瘤、对生活失去信心的年轻患者小张,患者文化程度较高,但此时患者面临的心理困境阻碍了进一步治疗,于是小刘尝试用转化学习理论对其进行健康护理教育,以克服患者的心理问题,帮助他正视疾病。小刘抓住"突发肿瘤疾病"这一可能引发转化学习的诱因,鼓励小张对自身已有经验进行批判性反思,小刘通过提供各种信息帮助小张建立一种信念:肿瘤并非完全的不治之症,可以根据具体情况做个性化治疗,以获得较长的生存期和较好的生活质量,从而使小张逐步产生认知的改变;继而小刘与小张进行深度交流,帮助他打破思维困境,获得关于肿瘤的新观点或新认知;最后,小刘帮助小张将这些新获得的知识与技能付诸自身疾病治疗与康复过程中。

（二）教学原则应用枚举

好的设计是健康护理教育方案成功的一半,虽然健康护理教育没有一成不变的教学方法,但是均有规律可循,根据教学与学习过程中存在的客观规律,制订相应的教学原则并遵循,是健康护理教育方案设计中重要的一环。以下列举几条适用于健康护理教育的教学原则,将这些原则应用到实际工作中可以提升健康护理教育的质量与效果。

1. 科学性原则　科学性原则是进行健康护理教育的基础,健康护理教育要传播经过实践检验证明是科学的知识和方法。在选择和确定健康护理教育材料内容时,应避免仅凭借个人经验,或者缺乏循证依据,可以参考相关领域的最佳证据总结、国家或行业标准、最新研究文献等,做到概念准确、内容可靠、论证严密,以保证健康护理教育的有效性。例如,在进行阿尔茨海默病预防与控制的健康护理教育时,可以参考《中国阿尔茨海默病一级预防指南》(中国痴呆与认知障碍诊治指南写作组,2020)、最新版《轻度认知障碍临床指南》(美国神经病学学会,2018)等当前最新的指南,以增强教育内容的科学性与权威性。

2. 理论与实践相结合原则　在健康护理教育过程中运用理论与实践相结合的原则,应在理论基础上联系实践进行教学,包括联系教育对象已有的生活经验、知识、能力、兴趣、品德的实际,联系疾病知识在教育对象生活实践中运用的实际,以使抽象的疾病知识易于被教育对象所理解、记忆、吸收和转化,从而正确解决健康护理教育中直接经验与间接经验、感性知识与理性知识、讲与练、学与用、言与行的关系。同时,充分考虑健康护理教育内容与形式的可行性,以及在临床情境中的适宜性,确保教育对象的参与。例如在为患者进行健康护理教育时,要善于打比方,以患者生活中常见的事物作为类比,将理论知识与生活实践相结合,便于患者理解。当一位糖尿病患者发生心肌梗死需要做心脏支架手术时,家属对治疗过程不了解,护士可以将血管比作车道:因为糖尿病病变占据了两根血管,使得

Note:

原本的三车道变成了一车道,手术的目的就是要尽量拓宽车道,使血液可以畅通。

3. 系统性与循序渐进性相结合原则 在健康护理教育中,系统性原则是指按照疾病知识的逻辑体系和教育对象认识发展、知识掌握顺序进行,把知识排成一个整体,不能颠倒或省略,使教育对象系统地掌握战胜疾病的基本知识和基本技能;循序渐进原则是指根据疾病种类、所处阶段和治疗时期等,针对性、阶段性选择健康护理教育的内容,在教育时不要跳跃前进,遵守从已知到未知、从易到难、从简到繁、由近及远等规则。另外,要区别主次,分清难易,详略得当地教学,做到突出重点,突破难点,保证教学质量。例如,在策划医院健康护理教育内容时,可以遵从按时间顺序的不同时间点和地点,包括候诊、门诊、入院、特殊检查、手术、出院、随访等各环节的健康护理教育等,尽可能涵盖所有内容。另外,应根据患者实际情况,选择其中的几个作为重点教育内容。

4. 量力性原则 量力性原则又称"可接受原则",在健康护理教育中,量力性原则要求从教育对象的学习基础、认识发展的时代背景和可能性出发,使健康护理教育的任务、内容、方法和组织形式为教育对象所接受。贯彻这一原则,要准确了解和估计教育对象的接受能力和智力、体力发展水平,恰当地由简单到复杂、由具体到抽象、由部分到整体地进行健康护理教育。例如当一个健康护理教育项目在某个社会系统中传播时,系统内成员根据个体的社会经济地位、个性特征、文化及价值观、信息接收渠道及接受能力等,会表现出不同的接受进度,此时,护士应根据各类人群的接受情况进行相应教学设计,并充分发挥一部分先行者在系统内积极的示范作用。

5. 巩固性原则 理解是巩固知识的基础,在健康护理教育传授知识的同时,护士应根据教育对象的文化水平和认知能力,用通俗的语言,如类比生活中的事例,让教育对象有所侧重地深刻理解疾病知识,留下清晰的印象,以牢固掌握所学知识。在患者已经掌握健康知识进而形成所需行为后,仍需通过建立支持性环境,继续加强支持,不断强化,防止复原到原来的行为状况。例如实施一项针对高血压患者的健康护理教育项目,通过与患者一起制订行动计划,从而鼓励患者改变不良的生活方式。当患者能够接受并建立健康的生活方式后,护士仍需要定期随访,解决患者在改变不良生活方式中遇到的问题,对患者的正确行为给予鼓励与肯定,以维持有益行为。

第三节 护理教育学理论在健康护理教育实施中的应用

健康护理教育实施是指将健康护理教育方案落实于具体行动中的过程,通常也称为干预,即在护理对象原有生活方式的基础上加入特定的影响,使发生有益于其健康的行为与生活方式变化。护理教育学中的概念、理论与方法可以有效地指导健康护理教育的实施。本节将基于健康护理教育方案的实施,运用前述护理教育学相关理论知识,分别阐述不同地点和人群健康护理教育方案的实施和效果评价。

一、健康护理教育方案的实施

（一）医院中的健康护理教育

医院中的健康护理教育是在医院环境中对患者本人以及家属开展疾病预防、治疗和康复教育,使其能积极应对潜在的和现存的健康问题,恢复并维持健康的过程。

某医院的心脏科护士,需要针对冠心病患者设计并实施一个健康护理教育项目,护士基于融合传统纸质媒体、网络教育平台、新媒体的全媒体健康护理教育概念,结合口头语言教学法和书面语言教学法,开展了有效的健康护理教育。具体措施包括集中讲座,展板宣传,医院闭路电视设置健康护理教育频道,医院网站开设健康护理教育专区,针对住院期间注意事项和出院后的复诊程序发放纸质图文资料,开通微信公众号、建立微信群进行奖励式互动等,结果发现,患者信息获取能力、交流互动能力、经济支持意愿和健康素养均有显著提升。

（二）社区中的健康护理教育

社区中的健康护理教育主要是引导和促进社区居民自觉树立健康意识，积极应对潜在和现存的健康问题，提高自我、家庭和社区保健能力和健康水平。

以社区糖尿病患者健康护理教育为例。护士小李是某社区护士，需要针对社区内的糖尿病患者进行胰岛素注射教育，根据患者年龄特点及技能学习需求，小李采用了亲身实践教学法，即通过教育者的直观教学和教育对象的实践操作进行健康护理教育，采用演示法、操作法和练习法等具体方法，每次教学人数控制为5~8人，在教学场所上保证有充足光线。小李先分解示范注射步骤，讲解注射要点，患者同步进行模仿练习，小李再依次分步骤指导患者操作，最后由患者自主练习并独立完成全过程，通过亲身实践实现从做中学。在现场学习结束后，小李又发放了精心设计的书面教育材料，以利于患者巩固和强化知识。该方法的优点是通过教育对象的直接参与，学习相关技能，教育者可以直观评价教育对象的学习效果，但是对学习场地和人数有一定要求，小规模教学开展效果较好。

（三）家庭中的健康护理教育

家庭中的健康护理教育是通过教育塑造健康家庭，包括家庭环境卫生健康，使家庭成员具有良好健康素养，并尽可能维持较高的健康水平。

一名76岁男性患者数月前因反复咳嗽、气喘，加重一天入院治疗，被诊断为慢性阻塞性肺疾病，经治疗后好转出院，患者遵医嘱需在疾病缓解期进行长期家庭氧疗以改善疾病症状。护士结合口头语言、书面语言和直观形象等多种教学方法为患者及家属进行健康护理教育。采取演示配合语言讲解示范操作流程：打开流量表调节氧流量，检查管道通畅无漏气后湿润鼻导管前端带氧插入，戴好双腔鼻导管，检查鼻孔或耳郭有无压迫，避免固定过紧，维持低流量（1~2L/min）吸氧，每天15小时以上。同时，告知患者及家属，鼻导管每周更换1次，湿化液每日更换并用含氯消毒液消毒，每周1次。对于家庭氧疗中的重要注意事项，护士进行了口头与书面的特别强调，例如患者吸氧过程中家属要注意观察患者的脉搏、血压、精神状态、皮肤颜色等，湿化液避免使用自来水，用氧期间严格注意用氧安全：防火、防热、防油、防震，随时查看氧气表等。

（四）特定人群的健康护理教育

1. 老年人 对老年人进行健康护理教育时，要关注老年人异常的生理、心理及性格变化特点，如有的老年人性格强硬，固执急躁，有的老年人性格软弱，孤独自卑等，应注意因势利导、顺势而为。根据老年人的年龄和文化程度等，在健康护理教育时多采用口头语言教学法，即通过口头语言方式向教育对象传授健康护理教育知识，形式有谈话、讲座、入户指导等。这些方法能够在较短时间内向教育对象传授大量的知识，灵活性强，不易受到时间和地点的限制，但在运用时，如何发挥语言艺术是教育起效的关键。护士小张要对一名髋骨骨折的患者李大妈进行出院前健康护理教育。小张在开始教学前，先与李大妈拉家常以切入话题、激发其学习动机；在语言设计上力求通俗易懂、有条理性，并列出要点或口诀便于李大妈记忆，例如"三不"（不过度负重、不做盘腿动作、不坐矮板凳）、"四避免"（避免重体力活动和跑步等髋关节大范围剧烈运动、避免髋关节内收内旋位时从坐位变为站立位、避免在双膝并拢双足分开情况下身体向术侧倾斜取物、避免在不平整或光滑的路面上行走）。同时，小张在讲解时注意手势配合，语速适中，适当停顿，与李大妈有目光接触，实时观察，从李大妈表情中判断其能否听懂。教学结束前，小张向李大妈提问并请其复述重点内容，以评价教学效果。

2. 妇女 针对妇女的健康护理教育包括对处于不同时期的妇女应采取有针对性的健康护理教育，如对青春期少女进行月经初潮、经期护理相关知识教育；对妊娠期妇女进行妊娠生理、营养、休息等保健知识教育；对围产期和哺乳期妇女进行围产期生理和心理卫生知识教育；对更年期妇女进行更年期生理、心理及社会适应的健康护理教育。一项结合团体产前保健模式和线上孕妇学校的健康护

Note:

理教育项目,将有相似背景的孕妇组成一个团体,建立虚拟社区等,定期组织线上线下的专题讲座、视频学习与小组讨论,通过学习群组的方式相互激励、分享信息、互相帮助,达到获得健康知识和信念等目的,结果表明这些措施有效缓解了教育对象的妊娠压力,提升了教育对象的自我效能和顺产率。

3. **儿童**　对儿童进行健康护理教育时,应尊重儿童的身心发展特点,了解儿童的心理变化规律,激发儿童的好奇心和探究兴趣,培养儿童积极的合作能力,可以设计实物直观或模象直观等直观形象教学法,让儿童直接感知事物形象进行学习。其中,实物直观包括演示实物、实地参观等,模象直观包括观察和演示各种图片、图表、模型、幻灯和视频等。一名急性上呼吸道感染的 7 岁患儿,于 4 天前出现发热,自测体温最高 39℃,偶有咳嗽、头痛,无流涕、气急气喘、呕吐腹泻,后因咳嗽加剧、痰液增多入院。针对此患儿,护士采用图片、动画、实物演示等方式进行健康护理教育,增加趣味性,吸引患儿的注意力,以增强健康护理教育效果。例如用各种食物模型和运动图片告诉并鼓励患儿多吃清淡易消化饮食,多喝水并及时补充维生素 C,适当参加户外活动,同时避免过度劳累及再次受凉;制作小视频教育患儿及家长要减少去公共场所活动,避免交叉感染,根据气温变化增减衣物,防止受凉。通过直观教学的方式给患儿以真实感,使其直接获得感性认识,教育效果较好。

4. **急性传染病患者**　针对急性传染病潜伏期短、病程进展迅速、传播扩散快的特点,可基于新媒体的理念与方式进行健康护理教育。新媒体健康护理教育的主要终端形式有数字广播、移动电视、手机、平板电脑等,其中手机等即时通信工具已成为传播的主要途径,包括微信公众号推送、微视频、微课、视频公开课等新方法。新冠肺炎疫情期间,对于集中隔离治疗患者或居家隔离观察人员,新媒体健康护理教育发挥了重要作用。援鄂护士小姚疫情期间在一家方舱医院工作,针对方舱医院患者的健康需求和医院的实际情况,小姚与其他护士一起建立了方舱医院健康护理教育平台。入住该方舱医院的患者,可以通过手机扫描二维码进入健康护理教育微信平台,及时获取并学习相关知识与技能,包括新冠肺炎常见症状的自我护理、常用检查和治疗的注意事项、呼吸操、休息与营养、有效防护、压力舒缓等,内容丰富,涉及患者从入院到出院的所有环节,形式多样,有图片、文字、视频,还有留言互动版块,方便护士及时回答患者疑问。

5. **慢性非传染病患者**　对社区慢性非传染病患者进行症状监测、饮食营养、合理用药、情绪调控等自我管理知识与技能的健康护理教育,可以提高患者的自我护理能力。一项为提升冠心病患者心脏康复锻炼依从性的健康护理教育项目,基于同伴教育(peer education)的理念,通过同伴之间的信息交流、经验分享、情感共鸣,引起榜样效应,实现健康护理教育目标。护士制订的方案包括同伴培训知识体系、培训形式、康复指导监督原则、考核内容 4 个部分。其中,同伴培训知识体系包括:对同伴教授患者心脏康复运动评估模式、运动康复程序、营养干预、戒烟干预、心理干预、用药管理等,最后经研究发现,该模式能够有效提高冠心病患者心脏康复锻炼依从性,且至少能延长至干预的 3 个月内,同时能够有效改善患者的生命质量。

二、健康护理教育效果的评价

评价是对健康护理教育计划是否科学、健康护理教育目标是否达成、健康护理教育效果是否取得进行客观评判的过程。健康护理教育评价通过收集真实而完整的信息,对健康护理教育方案的设计、实施和效果进行评估,并与预定的标准或其他健康项目进行比较,描述和解释方案的规划、执行过程和成效,为调整策略提供依据,评价贯穿于健康护理教育全程。

根据评价在整个健康护理教育活动中所起的作用和实施的时间点,可以将其分为诊断性评价、形成性评价和总结性评价。评价的方法包括直接观察、口头测试、书面测试、问卷调查、个体访谈等。

（一）健康护理教育的诊断性评价

健康护理教育中的诊断性评价,是指在健康护理教育实施之前,评价教育对象已有的认知、情感

Note:

和技能水平,以及基本的教学条件,目的是了解教育对象的健康知识基础和准备状况,以判断其是否具备实现当前教育目标的可能性以及所需教学条件,以采取针对性的教育措施。例如,对于一位患慢性阻塞性肺疾病 20 余年的中年男性患者,在进行健康护理教育的诊断性评价时,护士应了解该患者关于疾病已有的知识基础和学习准备度,如患者是否已戒烟,掌握了哪几种肺功能锻炼方法,能否正确使用气雾剂,是否知道饮食注意要点等,以设计出满足该患者知识起点和学习风格的教育方案。

（二）健康护理教育的形成性评价

健康护理教育中的形成性评价是指在健康护理教育实施过程中,对教学各阶段的计划及具体实施过程进行评价,目的是及时获得有价值的信息,发现问题并加以改进,以便调整健康护理教育的设计与实施。

1. 健康护理教育方案评价　形成性评价侧重于对方案本身的评价,目的是评价方案的科学性、整体性、参与性和可及性等,具体涉及:教育目标是否全面合理、明确可行;教育内容是否符合教育对象需求,是否科学、具有先进性;教学方法和媒体选用是否多样化,是否符合教育对象个性特征等。另外,了解方案实际运行情况,发现方案实施中的问题,及时调整完善方案计划。

2. 教育对象学习成果评价　形成性评价侧重于教育对象的信息反馈,及时了解并强化教育对象的学习成果,为下一步教学改进提供参考。在实施健康护理教育过程中,作为专业人员,护士熟知各种检查、治疗和护理等知识,容易站在指导者角色,认为患者只要听到就会记住,因此,有时尽管实施了健康护理教育,但效果常难以保证,特别是某些高龄患者。针对这种情况,可以采用定时提问、要求复述等方式进行强化,让患者或家属说出需要重点掌握的要点以及自己的理解和看法,以评价患者和家属是否真正理解健康护理教育的内容。

教育对象学习成果评价还应落到实处,例如学到了什么、完成了什么、改变了什么。护士要学会转换提问方式,从教育对象角度提出问题,例如,静脉输注头孢他啶时,如果直接询问患者头孢他啶的副作用有哪些,患者可能难以回答,可以询问:您知道使用这种药物后多久不能饮酒,为什么不能饮酒?这样不仅可以增强患者对注意事项的记忆,还可以引起患者重视。总之,在健康护理教育过程中,护士要及时判断教育对象的学习成果是否达成,若没有达到或者只是达到一部分,则要与教育对象一起讨论以发现存在的问题,以便修订计划、改进教育方案。

针对新媒体或全媒体健康护理教育,形成性评价的方式更加多样灵活,可结合线上知识测试与问卷调查、线下口头问答与行为观察等。此外,目前一种基于移动端的智能健康教育系统正在被国内部分医院使用,该系统采用先进的移动学习行为分析技术,可以对患者和家属在移动端的学习情况进行算法分析,对其学习行为进行跟踪管理,以规划下一阶段学习。

（三）健康护理教育的总结性评价

健康护理教育中的总结性评价是指在相对完整的健康护理教育活动结束后,评价健康护理教育的成效,目的是对健康护理教育目标的实现程度、教育对象整体效益做出价值判断或优劣甄别。

1. 效应评价（impact evaluation）　效应评价是指对教育对象因健康护理教育项目引起的相关行为及其影响因素的变化进行评价。主要内容包括健康知识、信念、价值观、自我效能、行为意向等倾向因素;卫生服务、健康资源可及性等促成因素;家庭支持、社会支持等强化因素;健康相关行为是否发生改变以及改变程度等。例如,对于肺癌等呼吸系统疾病,患者成功戒烟是一个重要的健康护理教育目标,待患者出院时,经过住院期间的健康护理教育,患者已经充分认识到吸烟对疾病治疗与恢复的危害,并成功戒烟,这项教育目标就顺利完成。

2. 结局评价（outcome evaluation）　结局评价是指健康护理教育项目干预对教育对象健康状况以及生活质量等效果的总结性评价。主要内容包括生理健康状况指标、心理健康状况指标、住院时间缩短和经济效益提高等卫生经济学指标,以及健康护理教育满意度、生存质量指标、生活质量指标

Note:

等。例如健康护理教育满意度,包括教育对象对健康护理教育实施内容与形式的满意度,如健康护理教育时机、内容、场所、方式,健康护理教育实施者语言表达能力和沟通技巧等。结局评价指标较多,具体选择哪些指标作为结局的评价标准,可以考虑与患者疾病最直接相关的指标。

(嵇　艳)

思 考 题

1. 什么是健康护理教育?用自己的话说一说护理教育和健康护理教育的关系。
2. 健康护理教育中涉及的学习理论主要有哪些?并简述学习理论在健康护理教育中的应用。
3. 阐述健康护理教育设计中常用的教学原则有哪些。
4. 健康护理教育的教学方法有哪些?请结合 2 型糖尿病患者的健康护理教育具体阐述。
5. 健康护理教育评价方法主要有哪些?分别有哪些优缺点?

NURSING

中英文名词对照索引

W

X

Y

［1］ 姜安丽,段志光.护理教育学［M］.4 版.北京:人民卫生出版社,2017.

［2］ 侯淑肖,谢阿娜.我国护理学本科教育改革研究进展［J］.中国护理管理,2020,20(7):971-974.

［3］ 周滢,李峥,周晨曦,等.美国护理工程学教育的发展与现状,解放军护理杂志［J］,2020,37(6):58-61.

［4］ "健康中国 2020"战略研究报告编委会."健康中国 2020"战略研究报告［M］.北京:人民卫生出版社,2012.

［5］ 冯克诚.布卢姆目标分类和掌握学习思想与论著选读［M］.北京:中国环境科学出版社,2006.

［6］ L·W·安德森等.学习、教学和评估的分类学:布卢姆教育目标分类学(修订版)［M］.皮连生,主译.上海:
华东师范大学出版社,2008.

［7］ 王道俊,郭文安.教育学［M］.7 版.北京:人民教育出版社,2016.

［8］ 孙宏玉,范秀珍.护理教育理论与实践［M］.2 版.北京:人民卫生出版社,2018.

［9］ 赵伍,李玉峰,鲁定元.新编教育学教程［M］.北京:中国计划出版社,2007.

［10］ 虞国庆,漆权.高等教育学［M］.南昌:江西高校出版社,2008.

［11］ 姜安丽.《护理学类教学质量国家标准》解读:教育计划［J］.中华护理教育,2019,16(01):12-15.

［12］ ［德］诺尔特·M.西尔,［荷］山尼·戴克斯特拉.教学设计中课程、规划和进程的国际观［M］.任友群,杨蓓玉,
王海芳,等译.北京:教育科学出版社,2009.

［13］ 孟艳君,孙建萍,王丽,等.桑代克学习理论在《护理管理学》教学中的应用［J］.护理研究,2017,31(08):
1016-1018.

［14］ 鲍文丽.班杜拉社会学习理论对成人教育发展启示［J］.中国成人教育,2017(04):15-17.

［15］ 陈可涵,宁丽.转化式学习理论在护理教育中的应用进展［J］.中华护理教育,2019,16(08):636-640.

［16］ 陈琦,刘儒德.当代教育心理学［M］.3 版.北京:北京师范大学出版社,2019.

［17］ 孙克强.社会心理学［M］.5 版.天津:南开大学出版社,2016.

［18］ 范秀珍.教育心理学与护理教育［M］.北京:人民卫生出版社,2011.

［19］ 申健强,李雄,胡贵勇.实用教育学［M］.成都:西南交通大学出版社,2017.

［20］ 张东良,周彦良.教育学原理［M］.北京:北京理工大学出版社,2017.

［21］ 肯·贝恩.如何成为卓越的大学教师［M］.明廷雄,彭汉良,译.北京:北京大学出版社,2014.

［22］ 顾明远,孟繁华.国际教育新理念(修订版)［M］.北京:教育科学出版社,2020.

［23］ 皮连生.教育心理学［M］.4 版.上海:上海教育出版社,2011.

［24］ 崔香淑,李强.护理教育学［M］.北京:科学出版社,2018.

［25］ 祝娉婷,张菁.护理教育学［M］.北京:科学出版社,2018.

［26］ 李雪群,张富强,钟展华.虚拟实境技术在无偿献血应急演练中的应用［J］.中国输血杂志,2019,32(11):
1200-1202.

［27］ 崔德花,官庆妮,马云春.护理学基础教学中反思教学法对高职护生评判性思维能力的影响［J］.包头医学院

学报,2020,36(3):65-67.

[28] 史瑞芬.论"课程思政"视域下的护理专业课程教学改革[J].中华护理教育,2019,16(1):586-589.

[29] 刘献君.个性化教育模式探索[J].高等教育研究,2020,41(1):1-8.

[30] 教育部高等学校教学指导委员会编.普通高等学校本科专业类教学质量国家标准(下)[M].北京:高等教育出版社,2018.

[31] 郭洪瑞,冯惠敏.刍议高校通识教育质量文化[J].湖北社会科学,2020(7):141-148.

[32] 孙宝志.医学教育改革创新成效评价的国际新方法:贡献分析及其应用[J].医学与哲学,2021,42(10):55-58,72.

[33] 陈明学,郑锋.发展性教师教学质量评价的创新与实践[J].中国大学教学,2017(5):78-80,88.

[34] 王姗姗.刍议高等教育质量文化[J].教育探索,2011,(7):21-23.

[35] 戴亚端,林丽媛,郭进华,等.团体产前保健联合线上孕妇学校在高龄初产妇健康教育中的应用[J].中华护理教育,2020,17(9):803-808.

[36] 范丽琦,李春,杨小芳,等.互联网思维全媒体健康教育对冠心病患者康复中的效果评价[J].中国健康教育,2020(8):751-754.

[37] 傅华主编.健康教育学[M].3版.北京:人民卫生出版社,2017.

[38] 李春玉,王克芳主编.健康教育[M].北京:北京大学医学出版社,2015.

[39] 毛越,徐剑锋,陈昊天,等.同伴教育对冠心病患者心脏康复锻炼依从性的影响[J].中国实用护理杂志,2020,36(30):2348-2353.

[40] 司龙妹,刘飞,张佩英,等.造口患者围手术期健康教育的最佳证据总结[J].中华护理杂志,2021,56(3):452-457.

[41] 余金明,姜庆五.现代健康教育学[M].上海:复旦大学出版社,2019.

[42] 黄光扬.教育测量与评价[M].2版.上海:华东师范大学出版社,2012.

[43] BECCARIA L,KEK M Y C A,HUIJSER H,2018. Exploring nursing educators' use of theory and methods in search for evidence based credibility in nursing education[J]. Nurse Education Today,2018,65:60-66.

[44] AGRA G,FORMIGA N S,OLIVEIRA P S D,et al. Analysis of the concept of Meaningful Learning in light of the Ausubel's Theory. Revista Brasileira de Enfermagem,2019,72(1),248-255.

[45] DICK W,CAREY L,CAREY J O. The Systematic Design of Instruction[M]. 8th ed. Boston,MA:Pearson,2015.